Johannes Randolf

CRAWLING FITNESS

Bibliografische Information der Deutschen Nationalbibliothek:
Die Deutsche Nationalbibliothek verzeichnet diese Publikation in der Deutschen Nationalbibliografie. Detaillierte bibliografische Daten sind im Internet über http://d-nb.de abrufbar.

Für Fragen und Anregungen:
info@rivaverlag.de

Originalausgabe
1. Auflage 2018

Nymphenburger Straße 86
D-80636 München
Tel.: 089 651285-0
Fax: 089 652096

Redaktion: Anke Wellner-Kempf
Umschlaggestaltung: Pamela Machleidt
Umschlagabbildungen:
Bildnachweis: Alle Bilder von Hongwei Tang außer Betonhintergrund shutterstock/I.Friedrich, S. 10 iStock/Lorado, S. 11 iStock/gilaxia, S. 13 iStock/Artranq, S. 14 iStock/gilaxia, S. 16, 19 iStock/decade3d, S. 18, 32 iStock/PeopleImages, S. 22 iStock/Wavebreakmedia, S. 23 iStock/BraunS, S. 25 iStock/Neustockimages, S. 46 iStock/fizkes, S. 157 iStock/andresr
Layout: Jürgen Katzenberger
Satz: Daniel Förster, Belgern

Druck: Firmengruppe APPL, aprinta Druck, Wemding
Printed in Germany

ISBN Print 978-3-7423-0502-2
ISBN E-Book (PDF) 978-3-7453-0037-6
ISBN E-Book (EPUB, Mobi) 978-3-7453-0038-3

Weitere Informationen zum Verlag finden Sie unter
www.rivaverlag.de
Beachten Sie auch unsere weiteren Verlage unter www.m-vg.de.

Johannes Randolf

CRAWLING FITNESS

Das Ganzkörpertraining für Kraft, Koordination und Beweglichkeit

riva

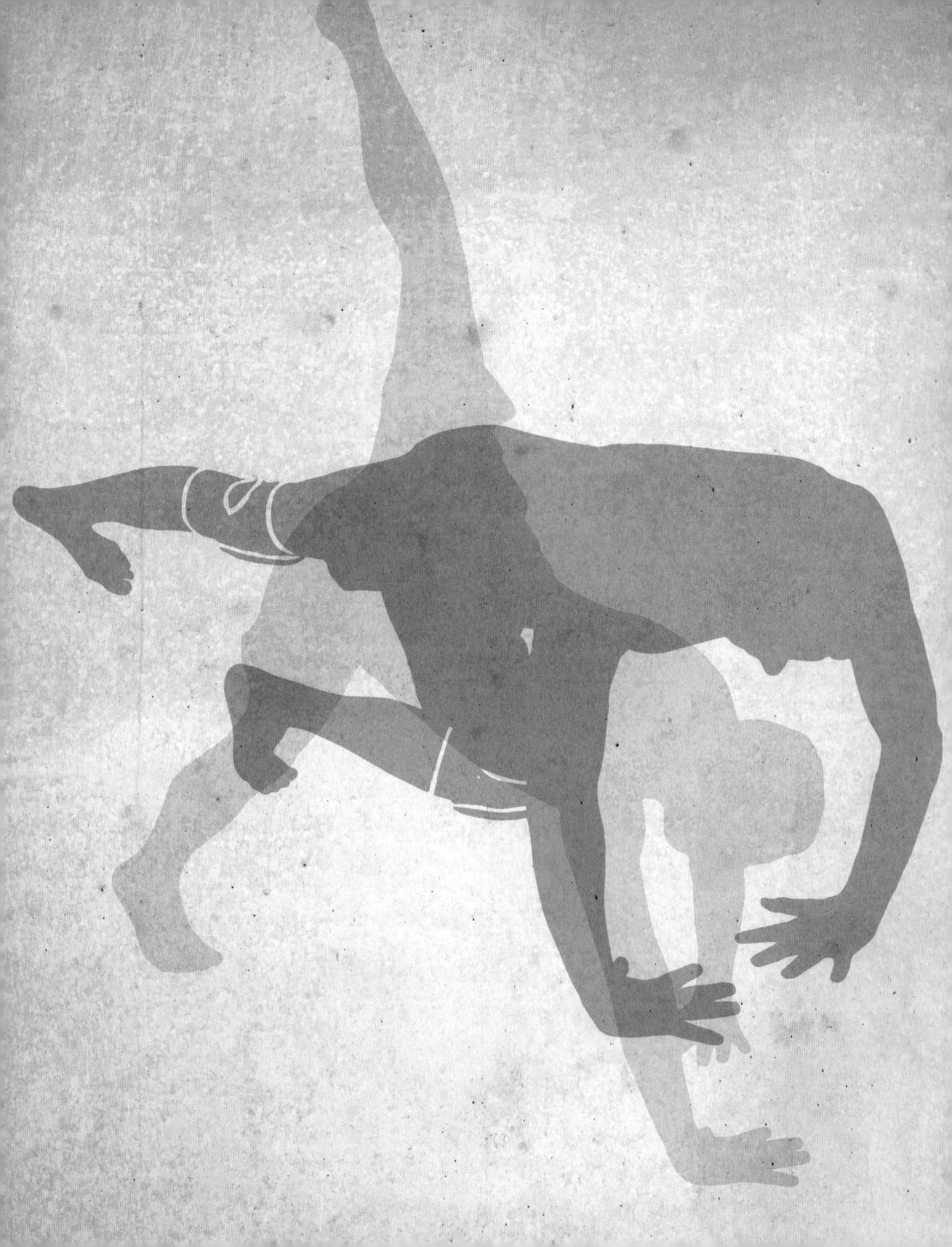

INHALT

VORWORT

VON DER MUCKIBUDE IN DIE KRABBELSTUBE?

»Crawling, also Krabbeln – ernsthaft?« Diese Frage wurde mir in den letzten beiden Jahren immer wieder gestellt, meist gepaart mit einem verwunderten bis mitleidigen Blick. Dass hinter Crawling weitaus mehr steht als nur Krabbeln, eröffnet sich verständlicherweise nicht jedem sofort. Die verwunderte Frage kann ich also durchaus verstehen, weshalb ich Ihnen meinen Weg zum Crawling beschreiben möchte.

In meinem ersten Beruf war ich zeitgenössischer Bühnentänzer. Das ist eine Kunstform des Tanzes, die nichts mit Ballett zu tun hat, sondern eine Weiterführung des modernen Tanzes ist. Im zeitgenössischen Tanz gibt es ein Element, das Floorwork heißt. Bei dieser Bewegungsform rutscht, robbt, gleitet und krabbelt man über den Boden und praktiziert auch akrobatische Elemente etwa aus dem Breakdance. Diese Disziplin ist während meiner aktiven Laufbahn zu meiner Passion geworden. Die Affinität zu Bewegungen, die man nahe am Boden ausübt, hat mich seither nie verlassen.

Dann erlitt ich eine schlimme Verletzung am Knie, die mir das Tanzen im Stehen völlig unmöglich machte. Da ich jedoch weiterhin bewegungshungrig war, gab ich mich nicht damit geschlagen, plötzlich nicht mehr tanzen zu dürfen, und konzentrierte mich in erster Linie auf das Floorwork. Ich experimentierte, forschte und erfand zahlreiche Übungen und Bewegungssequenzen auf allen Vieren, die es mir ermöglichten, auch ohne den Tanz topfit zu bleiben.

Rasch bemerkte ich, dass ich durch das Crawling meine muskulären Defizite, die mein Körper entwickelte, abbauen konnte. Ich bekam eine zunehmend symmetrisch arbeitende Muskulatur und wurde so insgesamt fitter. Ich erhielt mir meine Flexibilität, während ich meine Kraft im gesamten Körper verbessern konnte. Als ich nach der Verletzung wieder auf die Bühne zurückkehrte, tanzte ich besser als zuvor.

Seit dem Ende meiner aktiven Bühnenlaufbahn habe ich es mir zum einen zur Aufgabe gemacht, meine Tanzerfahrung an Tanzstudenten der Anton Bruckner Privatuniversität in Linz weiterzugeben. Zum anderen stelle ich mein Wissen in den Dienst meines zweiten Berufs: der Physiotherapie. Hier bin ich immer gefordert, attraktive Übungen zu entwickeln, die die Patienten motivieren, konsequent zu trainieren. Nach langem Forschen, Probieren und Entwickeln ist ein ausgereiftes Fitnesstraining entstanden, das ich an meine Patienten weitergeben kann und als erfrischende Abwechslung zum normalen Übungsprogramm nutze. Es wird sehr gut angenommen und die Patienten zeigen sich ebenso begeistert davon wie ich es bin.

Im Tanzunterricht ist das Floorwork nach wie vor ein zentrales Element meiner Arbeit. So lag es nahe, Crawling auch mit meinen Tanzstudenten zu erproben. Tänzer machen beim Training die gleichen Fehler, die auch Nicht-Tänzern unterlaufen. Beispielsweise trainieren sie am liebsten das, worin sie ohnehin schon gut sind, um darin noch besser zu werden. Wie die meisten Menschen haben auch sie eine stärkere und eine schwächere Seite und trainieren unbewusst die stärkere intensiver als die schwächere. Die so entstehende Asymmetrie in der Muskulatur und daraus resultierende Verschiebungen im Bewegungsapparat können ihnen Probleme bereiten. Auch Tänzer leiden mitunter an Nackenverspannungen und Rückenschmerzen.

Die Studenten meiner Crawling-Versuchsgruppe belegten an der Uni alle das Fach »Zeitgenössischer Bühnentanz« und waren im dritten oder im vierten Studienjahr. Das Fach erfordert akrobatische Fertigkeiten, unter anderem, weil es wie erwähnt Elemente aus dem Breakdance enthält. Das bedeutet, dass die Studenten einen größeren Anteil ihrer 650 Muskeln einsetzen als Menschen, die beruflich viel sitzen oder stehen, aber auch als viele Hobby- und Leistungssportler. Doch ich wusste, dass auch sie beim Crawling-Workout Muskeln und Muskelketten trainieren würden, von denen sie gar nicht gewusst hatten, dass sie existierten. Zu Beginn belächelten sie das Training auf allen Vieren, doch ich zeigte ihnen gleich Übungen für Fortgeschrittene, die sie schon nach fünf Minuten spüren ließen, wie anspruchsvoll Crawling ist. Als sie mir am Tag danach auf der Treppe begegneten, quälten sie sich wegen ihres Muskelkaters jaulend die Stufen hinauf. Der Muskelkater verwandelte sich schnell in Kraft und Stabilität. Bereits nach vier Tagen berichteten sie mir, was ich erwartet hatte: Ihr Oberkörper fühlte sich stabil und gut trainiert an, ebenso ihre Beine, denn beim Crawling für Fortgeschrittene berühren die Knie nicht den Boden, was eine Herausforderung für Oberschenkel und Waden darstellt. Ein Student erzählte mir, dass seine lang anhaltenden Rückenschmerzen verschwunden waren.

Wenn auch Sie an einem Training interessiert sind, das Sie zwar fordert, aber auch jede Menge Spaß macht, dann sind Sie beim Crawling genau richtig. Auch Sie werden schon nach wenigen Trainingseinheiten von deutlich mehr Kraft und Stabilität profitieren. Ich wünsche Ihnen dabei viel Vergnügen!

Johannes Randolf

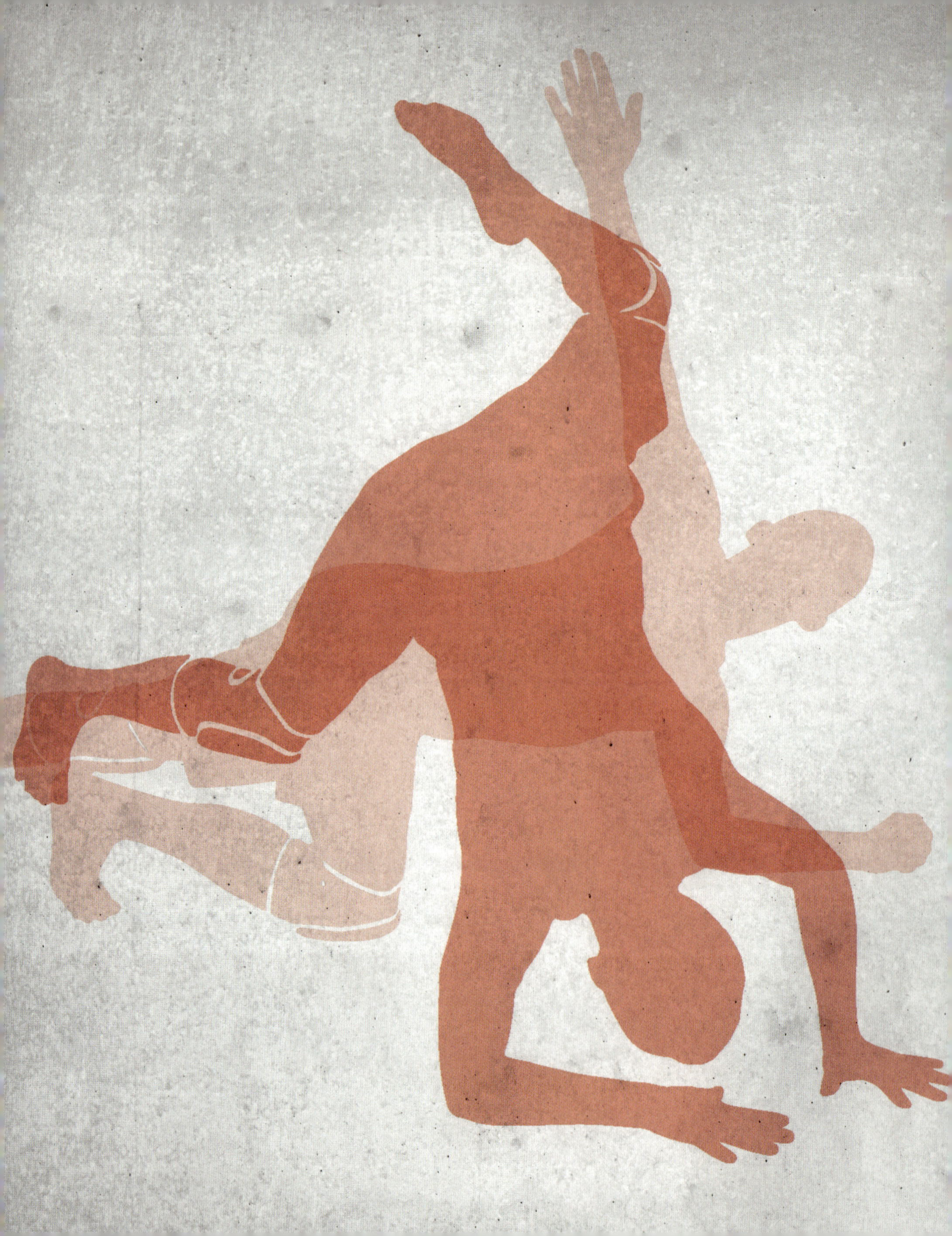

Crawling – hocheffizientes Functional Training

Functional Training hat in den letzten Jahren sehr viel Interesse auf sich gezogen und es haben sich zahlreiche Workouts und Methoden dazu entwickelt. Ich begrüße diesen Trend sehr und bin davon überzeugt, dass dies die beste und effizienteste Art ist, den Körper zu trainieren – insbesondere, wenn man mit dem eigenen Körpergewicht arbeitet und keine zusätzlichen Geräte einsetzt. Crawling ist in meinen Augen eine ideale Trainingsmethode, die sich überall ausführen lässt und alle Elemente eines effizienten Workouts berücksichtigt: Kraft, Koordination, Beweglichkeit, Gleichgewicht und Geschmeidigkeit.

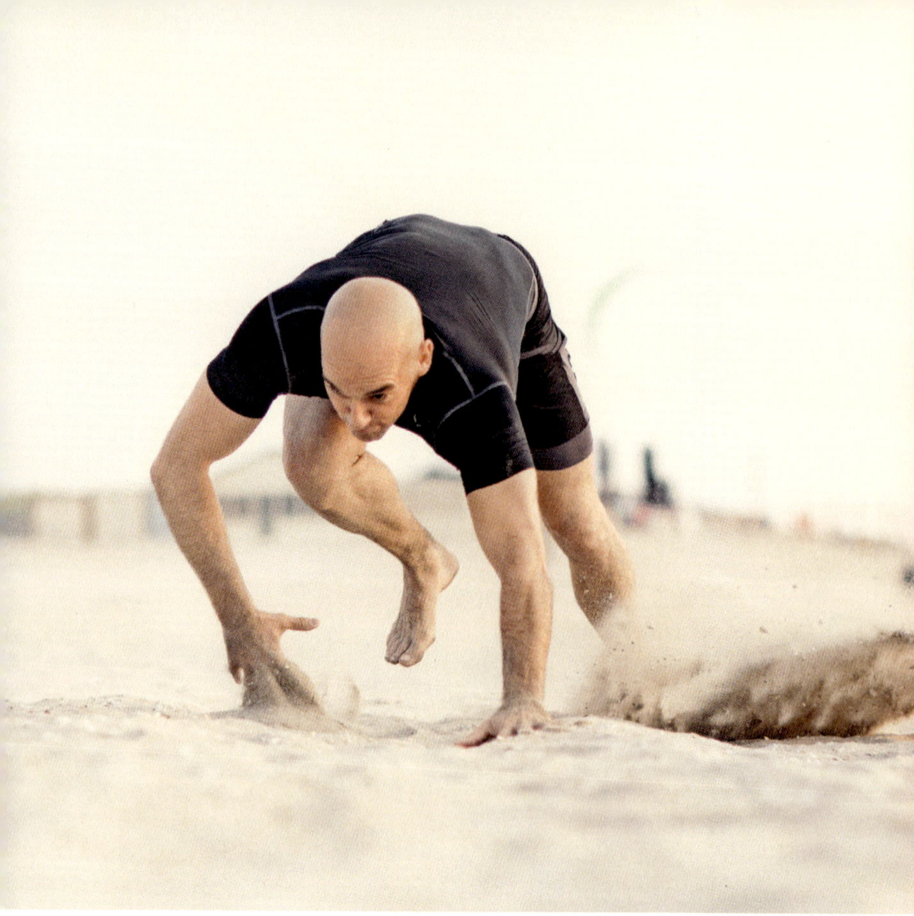

Crawling ist mehr als einfach nur Krabbeln, es ist ein hocheffizientes Fitnesstraining.

DREIDIMENSIONAL TRAINIEREN

Das Crawling-Workout ist mehr Entdeckung als Erfindung. Denn es ist im Grunde nichts Neues. Es vollzieht vielmehr die natürlichen, von der Evolution durch entsprechende genetische Programmierung vorgesehenen Bewegungen nach, die wir im Laufe unserer Entwicklung durchmachen. Was ist denn nun so besonders am Crawling, dass es sogar für Profisportler eine Herausforderung darstellt?

Die Übungen werden im Vierfüßlerstand ausgeführt. Sie belasten damit viel mehr unserer rund 650 Muskeln als gängige Übungen. Viele davon kommen selbst in der täglichen Bewegungs- und Trainingsroutine von Tänzern und Leistungssportlern nicht zum Einsatz. Dabei fordern sie automatisch beide Körperseiten gleichermaßen. Mit seinen dreidimensionalen, immer in Bewegung stattfindenden Übungen ist das Crawling-Workout eine der ganzheitlichsten, funktionellsten und somit auch effizientesten Trainingsmethoden, die ich kenne. Warum, möchte ich im Folgenden noch etwas genauer erklären.

Eine Besonderheit des Crawlings ist die Dreidimensionalität der Übungen. Während bei zweidimensionalem Training isolierte Muskeln durch repetitive Übungen einseitig belastet und gekräftigt werden, stehen beim dreidimensionalen Training ganze Muskelketten und damit das Zusammenspiel der einzelnen Muskeln im Vordergrund. Beim Crawling trainieren wir dreidimensional, da alle Bewegungen durch die Position im Vierfüßlerstand stets Ober- und Unterkörper einbinden und es sich nie um isolierte Bewegungen, sondern um komplexe Bewegungsabläufe handelt, und das bei einem ständigen Links-Rechts-Wechsel.

Dem allgemeinen Verständnis nach soll ein Workout unseren Körper stark und gesund machen und erhalten. Dem stimme ich grundsätzlich zu. Doch unser Bild von einem starken und gesunden Körper ist verbesserungsfähig. Wir denken dabei zu sehr an eine schlanke Statur und an möglichst große Muskelkraft, sichtbar durch eine gut definierte Muskulatur. Deshalb steht bei der Wahl des Workouts Krafttraining in einem Fitnesscenter ganz oben auf der Liste. Das ist durchaus löblich, nur hat es in seiner zweidimensionalen Form einige ganz offensichtliche Nachteile.

Wenn Sie sich den Anblick eines laufenden oder schwimmenden Bodybuilders vor Augen halten, wird Ihnen auffallen, dass da etwas nicht stimmt. Denn die in zweidimensionalem Training aufgebaute Muskulatur ist sozusagen nicht alltagstauglich. Sie macht eher unbeweglich und lässt den muskelbepackten Athleten unbeholfen wirken, wenn er sich bewegt – ganz abgesehen von lästigen Begleiterscheinungen, die das zweidimensionale Training haben kann, wie etwa Entzündungen der Sehnenscheiden oder der Achillessehne. Im Zuge meiner Arbeit als Physiotherapeut habe ich auch schon viele

Zweidimensionales Krafttraining ist kein funktionelles Training.

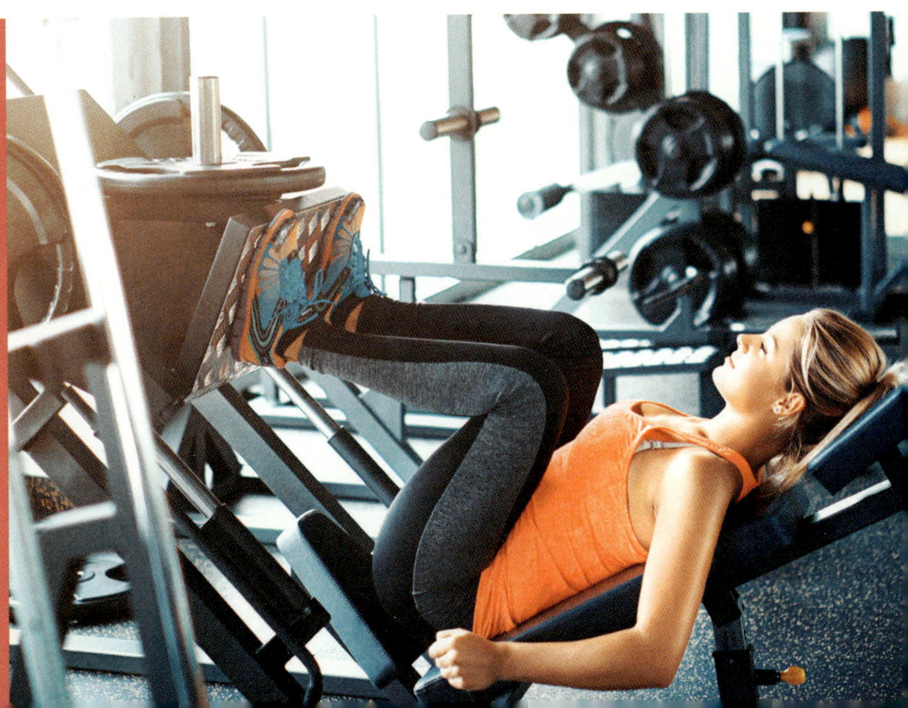

ausgesprochen muskulöse Patienten mit Rückenschmerzen und Bandscheibenvorfällen behandelt. Beides kann ebenfalls infolge verminderter Beweglichkeit durch zweidimensionales Krafttraining auftreten.

Das Training an Geräten in einem Fitnesscenter hat den weiteren Nachteil, dass wir unbewusst meist jene Muskeln stärker trainieren, die ohnedies schon kräftig sind, etwa die des rechten Beins, das oft kräftiger ist als das linke, und so ein bestehendes Ungleichgewicht der Muskulatur noch verstärken statt auszugleichen. Sportwissenschaftler und Ärzte haben deshalb viel Forschung in die Verbesserung von Fitnessgeräten investiert, doch deren Grundproblem lässt sich nicht beheben: Die damit möglichen Übungen bleiben meist zweidimensional, während unsere Bewegungen, schon wenn wir nur jemandem die Hand geben, dreidimensional sind. Daher müssen wir auch dreidimensional trainieren, wenn wir unseren Körper kräftigen und unsere Beweglichkeit verbessern wollen.

Das Gleiche gilt für Trainingsformen, bei denen wir auf Fitnessgeräte verzichten und stattdessen mit unserem Körpergewicht zweidimensional trainieren. Auch Liegestütze oder Sit-ups werden unserem Körper mit seinen vielseitigen Möglichkeiten und seinem Anspruch auf variantenreiche Belastung nicht gerecht.

» Um stark zu sein, brauchen unsere Muskeln neben ihrer spezifischen Belastung Impulse, die wir ihnen weder innerhalb unserer täglichen Bewegungsroutine noch bei zweidimensionalem Fitnesstraining geben. Letzteres lässt Sie vielleicht gut aussehen, ist aber weder normal noch funktionell, sondern widerspricht im Gegenteil der Natur unserer Muskeln. Diese sind dafür gemacht, in Abstimmung miteinander zu arbeiten, in sogenannten Funktionsketten. Diese Ketten gilt es beim Training einzusetzen. «

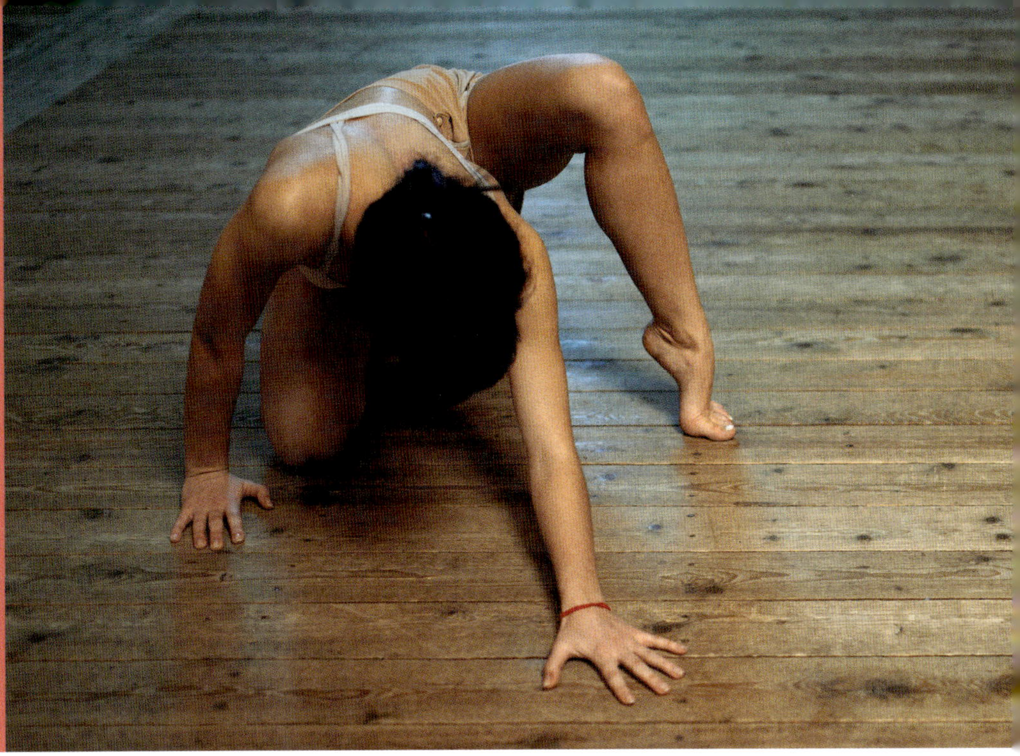

Geschmeidig wie eine Tänzerin sollten wir alle sein.

GESCHMEIDIGKEIT: WICHTIGER TEIL EINES GUTEN TRAININGS

Vielleicht denken Sie immer noch: wozu dreidimensional trainieren? Ein ausgeprägter Bizeps, ein schönes Sixpack, ein straffes Gesäß und muskulöse Beine, mehr will ich gar nicht. Ich frage Sie aber: Fühlen Sie sich denn auch geschmeidig?

Der Duden definiert geschmeidig als biegsam, weich und dabei voller Spannkraft; mit gelenkigen Gliedern und daher sehr gewandt; mit kraftvollen und anmutigen Bewegungen. Haben Sie das Gefühl, dass all das eher auf Tänzer und elegante Tiere, etwa Panther, zutrifft, aber nicht auf Sie? Damit sind Sie nicht allein. Dabei sollten wir uns eigentlich alle geschmeidig bewegen können und uns so fühlen, denn Geschmeidigkeit ist eine Eigenschaft, die alle gesunden Menschen haben könnten. Sie ist das Ergebnis gut koordinierter und gut zusammenspielender Muskeln und Muskelketten, die wir durch dreidimensionales, variantenreiches Training wie Crawling erwerben. Geschmeidigkeit bedeutet, dass der Bewegungsapparat effizient und schonend benutzt wird, da alle Muskeln elastisch und nicht verkürzt sind. So werden die Gelenke nicht überanstrengt, nur entsprechend der Anatomie belastet und Probleme oder Schmerzen vermieden. Das führt auch zu einem harmonischen Bewegungsablauf.

Beim Crawling bekommen unsere Muskeln und Nerven bereits durch die um 90 Grad gedrehte Position aller Körperteile, durch die sich unser Körper ständig in einer ungewohnten Umgebung neu behaupten muss, neue Impulse. Gleichzeitig lässt Crawling auch kein asymmetrisches Training zu: Durch den ständigen Rechts-Links-Wechsel trainieren wir automatisch beide Seiten gleich intensiv.

KRÄFTIGUNG VON MUSKELN UND MUSKELKETTEN

Wie gut sich Crawling zur Kräftigung unserer Muskeln und Muskelketten eignet, erlebte ich, als ich während meiner Karriere als Tänzer eine Verletzung erlitt. In einer Vorstellung sprang mir ein Kollege auf den Rücken. Das war zwar Teil der Choreographie, doch hatte ich in diesem Moment keinen stabilen Stand und mein linkes Knie gab nach. Das Ergebnis waren ein Kreuzbandriss, ein verletzter Knorpel und ein kaputter Meniskus.

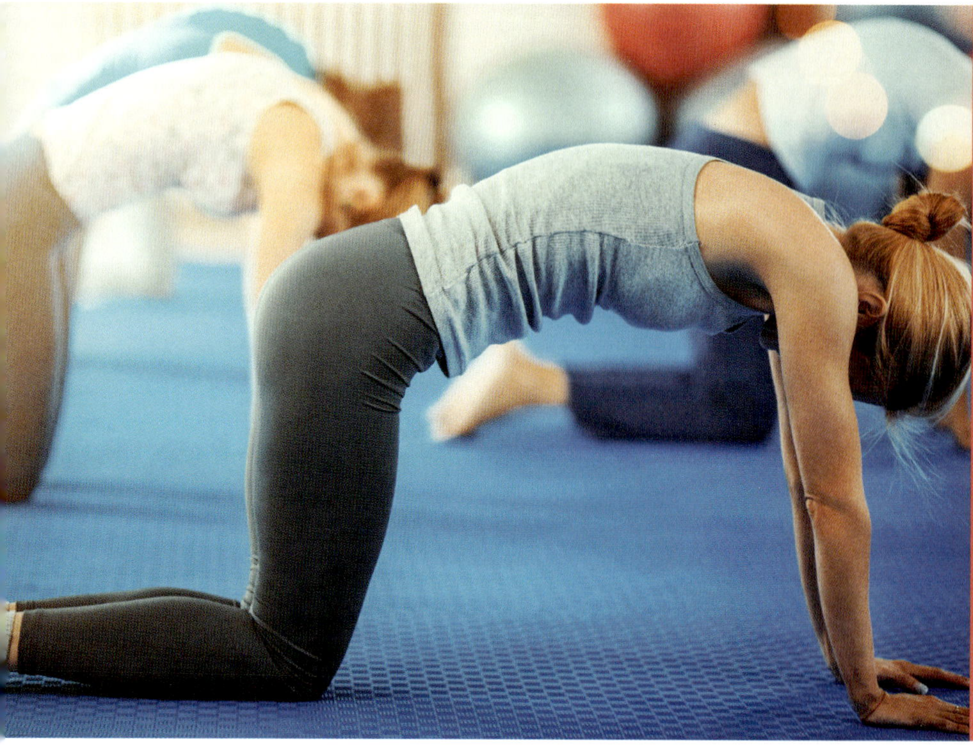

Crawling ist ein funktionelles Training für die Muskeldiagonalen und kräftigt vor allem den Rücken.

Da ich weiter trainieren wollte, mein Knie aber nicht belastbar war, dachte ich mir Übungen aus, die ich auf allen Vieren durchführen konnte. Ich baute dabei auf der Bodenarbeit des zeitgenössischen Tanzes auf. Bei dieser Arbeit entwickeln Tänzerinnen und Tänzer, ausgehend vom Vierfüßlerstand, Bewegungskombinationen und -phrasen. Bei diesem bodennahen Training spürte ich nicht nur, wie viele Muskeln ich gleichzeitig aktivierte und welche positiven Auswirkungen dies auf meinen Rücken hatte, ich gelangte auch zu einigen neuen Erkenntnissen: beispielsweise, dass der Vierfüßlerstand im Yoga, Pilates und anderen Körpertrainingskonzepten schon immer eine wichtige Rolle gespielt hat und dass das bestimmt kein Zufall ist.

Ich begann, über das Thema zu recherchieren, und stieß auf den Chirurgen Rudolf Klapp. Er hatte bereits zu Beginn des vorigen Jahrhunderts eine Trainingsmethode entwickelt, die als »Klappsches Kriechen« bekannt wurde. Er empfahl sie vor allem Patienten, die an einer Skoliose, einer seitlichen Verkrümmung der Wirbelsäule, litten. Das Klappsche Kriechen kräftigte den Rücken und war zur Zeit seines Entdeckers recht verbreitet. Erst als sich schulmedizinische Behandlungsformen von Rückenschmerzen durchsetzten, verlor es an Bedeutung. Dass es aus dem Lehrplan der Physiotherapie verschwand, ist bedauerlich.

Ich kehrte jedenfalls nach meinen verhältnismäßig schweren Verletzungen dank meines Vierfüßlertrainings ziemlich rasch auf die Bühne zurück und erinnere mich, wie einer meiner Kollegen mir verwundert zur Begrüßung auf die Schultern klopfte und mich fragte, woher ich auf einmal einen so starken Rücken hätte. Nicht zufällig hatte der Vierfüßlerstand meinen Rücken gekräftigt – eine Beobachtung, die auch meine Tanzstudenten nach unserem Crawling-Workout bei sich machten. Denn wollen wir auf allen Vieren die richtige Position halten, ist der Rücken ständig gefordert. Er muss permanent arbeiten, um nicht einzusinken. Zusätzlich profitiert der Rücken von der Kräftigung zweier wichtiger Diagonalen, die ich im nächsten Abschnitt erkläre.

KRÄFTIGUNG DER MUSKELDIAGONALEN

Für einen rundum stabilen und geschmeidigen Körper sind zwei Funktionsketten besonders wichtig: die jeweils vorn und hinten von der linken Schulter zum rechten Bein und von der rechten Schulter zum linken Bein verlaufenden Diagonalen. Doch gerade sie kommen im Alltag meist zu kurz – und verkümmern. Teil dieser Funktionsketten ist der breite Rückenmuskel (lat. Musculus latissimus dorsi), der von der Schulter abwärts zur Wirbelsäule verläuft. Er ist häufig schwach, weil wir im Sitzen unsere Schultern schlaff nach vorn fallen lassen. Als Folge davon entstehen Nacken- und Rückenschmerzen. Die davon betroffene Diagonale beginnt an der Rückseite des linken Beines und zieht über das Gesäß hinauf zur rechten Schulter. Dieselbe Kette verläuft spiegelbildlich auch von der rechten Beinrückseite hinauf zur linken Schulter.

Der Latissimus ist der oberste Muskel dieser diagonalen Kette. Er ist für die Haltung der Schultern zuständig und schützt den gesamten Rücken. Bei einem schwachen oder sogar inaktiven Latissimus fehlen der Lendenwirbelsäule und der Schulter die Stütze. Denn an der Lendenwirbelsäule überkreuzen sich die beiden Diagonalen und stabilisieren die Lendenwirbel und die Bandscheiben. Ist nur eine der beiden Diagonalen nicht hundertprozentig aktiv, geht das auf Kosten der Bandscheiben.

Ihre Degeneration oder sogar ein Bandscheibenvorfall sind vorprogrammiert. Trainieren wir diese Diagonalen jedoch, bauen wir vor allem an ihren Kreuzungspunkten, im Rumpf, Kraft auf. Viele Fitnesstrainings unterschätzen die Bedeutung der Muskeldiagonalen. Wichtig ist ein schöner, starker Rumpf jedoch nicht nur, weil er die Wirbelsäule wie beschrieben schützt, sondern auch, weil er unseren Körperschwerpunkt bildet.

Der Musculus Latissimus dorsi, Teil der wichtigen diagonalen Muskelverbindung auf der Rückenrückseite, wird durch Crawling intensiv trainiert.

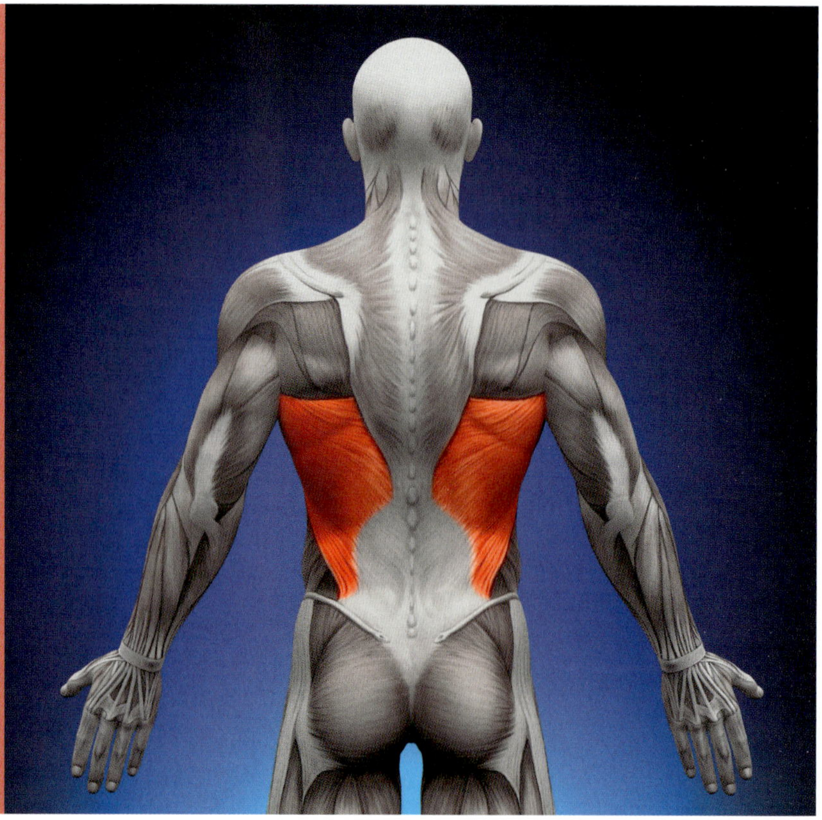

Ist er gut trainiert, sind wir wendig und flexibel. Auch sind wir dann gut auf plötzliche Herausforderungen vorbereitet, etwa wenn wir stolpern, und zu schnellen körperlichen Reaktionen in der Lage. Bei so gut wie jeder Sportart, egal ob Golf, Tennis oder Joggen, profitieren wir von einem kräftigen Rumpf.

> Gut trainierte diagonale Muskelketten ermöglichen schnelle körperliche Reaktionen.

KRÄFTIGUNG DES OBERKÖRPERS

Unsere tägliche Bewegungsroutine aktiviert vor allem die Beine, weil Gehen eine der wenigen Bewegungen ist, die wir noch nicht ganz durch technische Hilfsmittel ersetzt haben. Der Oberkörper kommt hingegen im Alltag zu kurz. Ganz anders beim Crawling. Durch die Bewegung auf allen Vieren und die entsprechende Gewichtsverlagerung sind neben den Schultern auch die Arme und der gesamte Oberkörper in jeden Bewegungsablauf integriert. Dabei stellt vor allem die ungewohnte Belastung der Schultern und der Arme für Crawling-Anfänger eine große Herausforderung dar.

KRÄFTIGUNG DER BEINE

Vielleicht denken Sie, dass die Beine beim Crawling zu kurz kommen, weil unser Gewicht dabei auf Arme und Beine verteilt wird. Doch vor allem in der Version für Fortgeschrittene sind die Beine vielfältigen, vorwiegend ungewohnten und deshalb umso nutzbringenderen Belastungen ausgesetzt. In der Crawling-Version für Einsteiger dürfen die Knie als Stütze für den Körper noch auf dem Boden abgesetzt werden. Doch im Training für Fortgeschrittene, wie es beispielsweise meine Tanzstudenten absolvieren, werden die Knie angehoben, und das ist die zweite große Herausforderung des Crawlings.

Als Physiotherapeut möchte ich an dieser Stelle darauf hinweisen, wie wichtig ein variantenreiches Beintraining für unsere Hüft- und Kniegelenke ist. Die Zahl der Menschen, die an Degenerationen in diesen Bereichen leiden, steigt durch die immer gleiche

Belastung von Hüften und Knien beim Treppensteigen, Laufen, Gehen und vor allem Sitzen stetig an. Nur ein dreidimensionales Training der Beine kann die Gelenke schützen und sie in die Lage versetzen, den Oberkörper schmerz- und verletzungsfrei zu tragen.

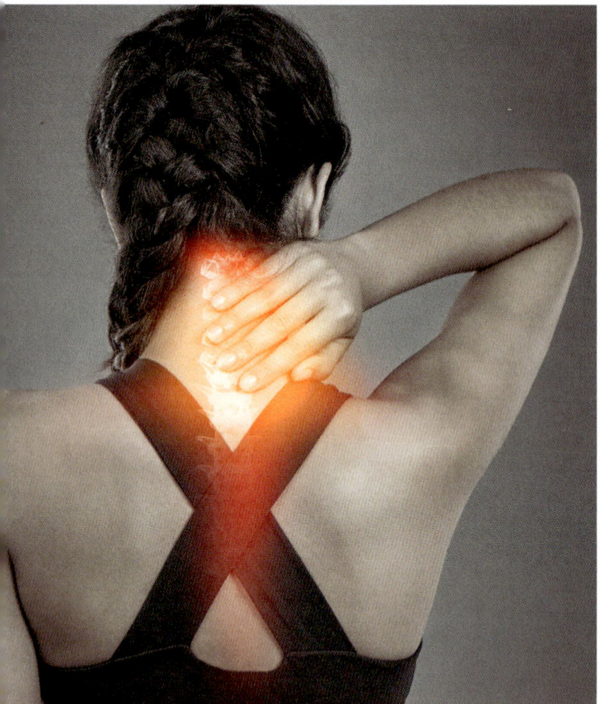

Wegen der alltäglichen Belastung ist der Nacken häufig eine Schmerzzone – mit Crawling können diese Beschwerden ausgeglichen werden.

KRÄFTIGUNG DER HALS- UND NACKENMUSKULATUR

Viele Menschen sehen den Hals als einen Problembereich. Sie finden ihn zu dick, zu dünn oder zu schlaff oder leiden an Nackenverspannungen und suchen im Internet nach Möglichkeiten, ihn zu trainieren. Dort findet man jedoch nur wenige Übungen, die allesamt repetitiv und eindimensional sind. Für die Halswirbelsäule, neben der Lendenwirbelsäule der zweite sensible Bereich unserer Wirbelsäule, ist das besonders problematisch. Viele geben diese Übungen zum Glück rasch wieder auf, weil sie davon Schmerzen bekommen. Beim Crawling hingegen trainieren wir den Nacken und den Hals ganz automatisch mit jeder Übung mit. Denn solange wir auf allen Vieren den Kopf in der richtigen Position behalten, werden die Hals- und Nackenmuskeln auf die richtige Weise gefordert.

KRÄFTIGUNG DER TIEFENMUSKULATUR

Beim Crawling machen wir ständig unwillkürliche stabilisierende Bewegungen, um nicht umzufallen. Vor allem wenn wir den Kopf wenden, um nach hinten zu schauen, aber keinen optischen Anhaltspunkt haben, muss unser Körper sich kontinuierlich neu justieren. Die Muskulatur, die wir dabei trainieren, ist die sogenannte Tiefenmuskulatur, im Fachjargon auch intrinsische Muskulatur genannt. Wir sehen sie nie, weil sie die unteren Schichten der Muskulatur bildet. Beispielsweise ist sie dafür zuständig, unsere Gelenkköpfe korrekt in der Gelenkpfanne zu führen. Je besser sie trainiert ist, desto

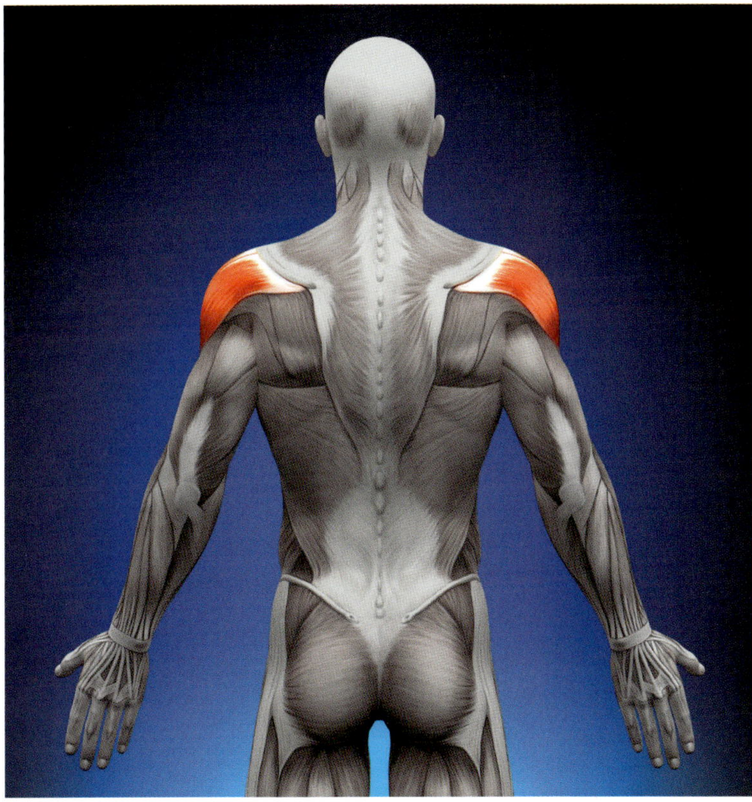

Die Schultermuskulatur wird beim Crawling funktionell trainiert, was vor Verletzungen und Abnutzungserscheinungen schützt.

geschmeidiger sind unsere Bewegungen, desto weniger muss unser Körper kompensieren und desto gesünder bleiben unsere Gelenke.

Genauso wenig, wie Sie je einen Ihrer intrinsischen Muskeln gesehen haben, haben Sie wahrscheinlich je einen ihrer Namen gehört. Am ehesten kennen Sie vielleicht die Rotatorenmanschette, anhand derer ich exemplarisch darlegen möchte, wie wichtig das Training der Tiefenmuskulatur ist, das das Crawling leistet.

Die Rotatorenmanschette besteht aus einer Gruppe von insgesamt vier Muskeln im Schulterbereich, die alle vom Schulterblatt zum Oberarmkopf ziehen, das Schultergelenk kappenförmig umgeben und, von außen betrachtet, vom Deltamuskel verdeckt sind. Die Aufgabe der Rotatorenmanschette besteht darin, den Oberarmknochenkopf in der Gelenkpfanne des Schulterblatts zu halten. Weil diese Gelenkpfanne sehr flach ist, verfügt das Schultergelenk über eine extrem hohe Beweglichkeit auf mehreren Bewegungsebenen und in der Drehachse. Ist die Rotatorenmanschette schwach, führt das zu klassischen Schulterbeschwerden, etwa der berüchtigten Kalkschulter. Kann die

Manschette das Schultergelenk nämlich nicht mehr stabilisieren, schickt der Körper den härtesten Baustein dorthin, der ihm zur Verfügung steht, um diese Aufgabe zu übernehmen, nämlich Kalk. Regelmäßig ausgeführtes Crawling-Workout sorgt hingegen für kräftige Schultern und ist generell durch das Training der Tiefenmuskulatur ein Koordinationstraining, das die Gelenke gesund hält.

VERBESSERUNG DER KOORDINATION

Neben Ausdauer und Kraft gilt die Koordination als die dritte motorische Grundfähigkeit. Koordinieren bedeutet, verschiedene Elemente aufeinander abzustimmen. Unter Bewegungskoordination verstehen wir alles, was der Steuerung von ziel- und zweckgerichteten Bewegungen dient. Dabei geht es um das geordnete Zusammenwirken von Informationsaufnahme über unsere Sinne und die Weiterleitung der Information an unser Nervensystem und unsere Muskeln, die Bewegungen ausführen. In einem gut koordinierten Körper, wie er sich durch das dreidimensionale Crawling-Training heranbildet, läuft sozusagen alles rund. Wir sind zu vielfältigen, auch spontanen Bewegungen fähig, die sich durch große Geschmeidigkeit auszeichnen. Es gibt keine Blockaden und Reibungsstellen, an denen im Laufe der Zeit Probleme entstehen könnten.

VERBESSERUNG DER BEWEGLICHKEIT

Beim Crawling mobilisieren wir nicht nur die Wirbelsäule, sondern zum Beispiel auch die Achillessehne oder besser gesagt die Muskeln, deren Ansatz am Knochen die Achillessehne darstellt. Das ist gerade für Frauen interessant, die gern hohe Schuhe tragen, denn durch das ständige Verkürzen der Wadenmuskulatur durch die hohen Absätze verlieren der Unterschenkel und auch das Sprunggelenk ihre natürliche Beweglichkeit. Der Abrollvorgang beim Gehen ist gestört und so kommt es unweigerlich zu unphysiologischen Ausgleichsbewegungen, die wiederum Schmerzen nach sich ziehen können. Vor allem aber mobilisieren wir beim Crawling die Hüftgelenke. Das ist besonders von Bedeutung, da auch sie, wie die Wirbelsäule, durch häufiges und langes Sitzen stark belastet werden. Infolge langen Sitzens verkürzt sich der Hüftbeuger, was zu einer sogenannten Beckenverkippung führen kann. Das Becken befindet sich dann nicht mehr in seiner anatomisch vorgesehenen und für das perfekte Zusammenspiel der Muskeln erforderlichen Position.

Als Folge dieser Verkippung können Probleme in der Lendenwirbelsäule, der Halswirbelsäule und den Schultern auftreten. Zudem sind unsere Hüften häufig einseitig belastet, weil die meisten von uns ausgeprägte Rechts- oder Linksfüßer sind. In Kombination mit der Verkippung stellt das für die Hüften eine fatale Belastung dar. Vielen Menschen werden von den Schulmedizinern dann Hüftprothesen aus Keramik oder Titan eingesetzt, die das Problem jedoch nicht lösen. Denn ändern wir unsere Bewegungsabläufe nicht, setzen sich dieselben Probleme auch mit einer neuen Hüfte fort, allenfalls an einer anderen Stelle, zum Beispiel im Knie oder in der Leiste. Denn es gilt die Grundregel:

> »Wenn Muskeln gegen Knochen kämpfen, gewinnen immer die Muskeln.«
>
> *Dr. George Goodheart, amerikanischer Chiropraktiker und Begründer der angewandten Kinesiologie*

Bei kontinuierlicher Fehlbelastung ziehen unsere Muskeln unsere Knochen immer wieder in die gleichen Fehlstellungen, bis es weh tut.

Beim Crawling in verschiedenen Variationen, einschließlich der im Folgenden als »Flow« beschriebenen Übungen, mobilisieren Sie Ihre Hüftgelenke in immer neuen Stellungen. Dabei koordinieren, trainieren und dehnen Sie die gelenknahe tiefliegende (intrinsische) Muskulatur perfekt. Dasselbe gilt natürlich auch für die sichtbaren großen Muskeln rund um das Hüftgelenk. Indem das Crawling sehr ungewöhnliche Bewegungen und Positionen einsetzt, wird Ihr gesamter Körper nicht nur stabiler, sondern auch beweglicher.

MOBILISIERUNG DER WIRBELSÄULE

Die Wirbelsäule ist das Hauptbetätigungsfeld bei meiner täglichen Arbeit als Physiotherapeut. Etwa siebzig Prozent meiner Patienten kommen wegen Beschwerden in der Lenden-, Brust- oder Halswirbelsäule zu mir und vermutlich geht es den meisten anderen Physiotherapeuten ebenso. Deshalb möchte ich bei der Erklärung, inwiefern das Crawling der Wirbelsäule nutzt, etwas weiter ausholen.

Ursache für die zahlreichen Wirbelsäulenbeschwerden, die die Patienten an uns Physiotherapeuten herantragen, ist, dass die tägliche Belastung der Wirbelsäule nicht ihrer

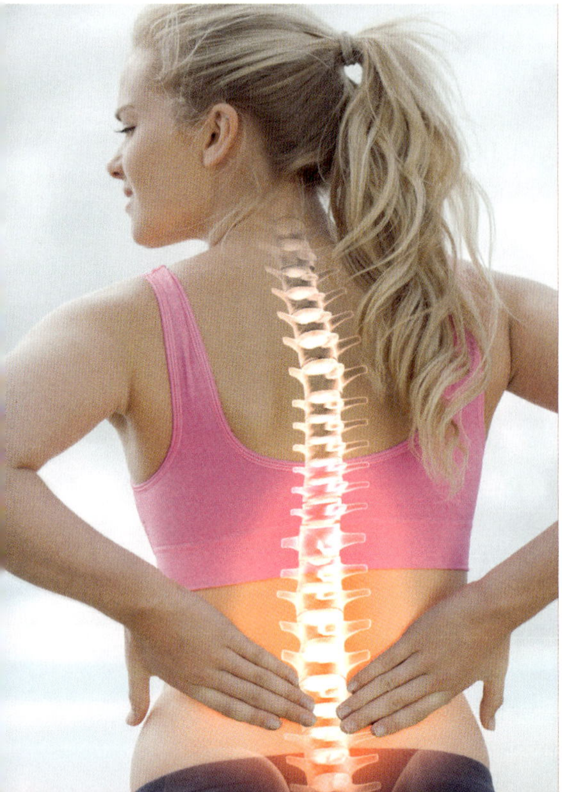

Crawling wirkt dort, wo heutzutage die meisten Beschwerden auftreten: an der Wirbelsäule.

Belastbarkeit entspricht. Unsere Körperhaltung überfordert sie und garantiert damit ihre frühzeitige Abnutzung mit den daraus resultierenden Beschwerden. Aber wie kann das sein? Rückenschmerzen treffen nicht nur Menschen, die ihr Leben ohne Rücksicht auf ihre Gesundheit führen, sondern auch solche, die im Rahmen der Vernunft nur tun, was ihr Alltag von ihnen fordert. Warum spielt ihre Wirbelsäule dabei nicht mit?

DIE EVOLUTION DER WIRBELSÄULE

Als ich über diese Fragen nachzudenken begann, wurde mir zunächst bewusst, dass kein Tier Bandscheibenprobleme hat, zumindest keines, das nicht wegen Überzüchtung mit einem degenerierten Bewegungsapparat zur Welt gekommen ist. Als Nächstes wurde mir klar, dass sich auch unsere Vorfahren auf allen Vieren fortbewegt haben. Evolutionär betrachtet haben wir uns sogar viel länger auf vier als auf zwei Beinen bewegt. Welcher Schluss lässt sich daraus ziehen?

Je intensiver ich mich mit dem Thema befasste, desto logischer wurde für mich, dass einer von zwei Ursachen der vielen Wirbelsäulenbeschwerden ein evolutionäres Dilemma zugrunde liegen könnte, dass nämlich unsere Wirbelsäule nicht wirklich für den aufrechten Gang geschaffen ist, jedenfalls noch nicht.

> »Aus Sicht der Evolution könnte die Aufrichtung des Menschen einfach zu schnell gegangen sein. Sie hatte vielleicht noch nicht genug Zeit, alle Wirbelkörper und Bandscheiben dafür zu optimieren.«

Zwar begannen unsere Vorfahren bereits vor vier Millionen Jahren, den aufrechten Gang allmählich vorzubereiten, und bereits vor etwa zwei Millionen Jahren setzte die Phase unserer Aufrichtung ein. Das klingt, als hätte die Evolution viel Zeit gehabt, die Wirbelsäule an die neue Anforderung anzupassen. Doch leider stimmt das nicht. Denn während dieser langen Zeit benutzten unsere Vorfahren weiterhin ihre vier Gliedmaßen, wie beispielsweise die heutigen Schimpansen. Sie gingen, liefen und griffen mit allen Vieren.

Zur entscheidenden Belastungsveränderung für die Wirbelsäule kam es erst in der letzten und eigentlichen Phase unserer Aufrichtung von vier auf zwei Beine. Wann sie stattfand, ist wissenschaftlich nicht restlos geklärt. Mehr wissen wir darüber, wie lange sie gedauert hat. Denn eine Zwischenstufe, etwa ein Wechsel von vier auf drei und dann erst auf zwei Beine, war nicht möglich. Die endgültige Aufrichtung kann also nur übergangslos und rasch erfolgt sein.

Offenbar zu rasch für die Wirbelsäule, auf deren Bandscheiben die Schwerkraft unversehens deutlich stärker einwirkte als zuvor. Zur besseren Abfederung und Ausbalancierung unseres Körpergewichts veränderte sie sich von einer einfach nach oben gekrümmten Säule zu einer doppelt gekrümmten. Besonders die Krümmung in der Lendenwirbelsäule und die Form der Lendenwirbel scheinen aber noch fehlerhaft zu sein, ebenso wie die Belastbarkeit der Bandscheiben. Unsere Lendenwirbelsäule und unsere Bandscheiben haben praktisch keine Chance, innerhalb unserer Lebenserwartung fehlerfrei zu funktionieren.

Krabbeln ist ein wichtiger Teil unserer Entwicklung.

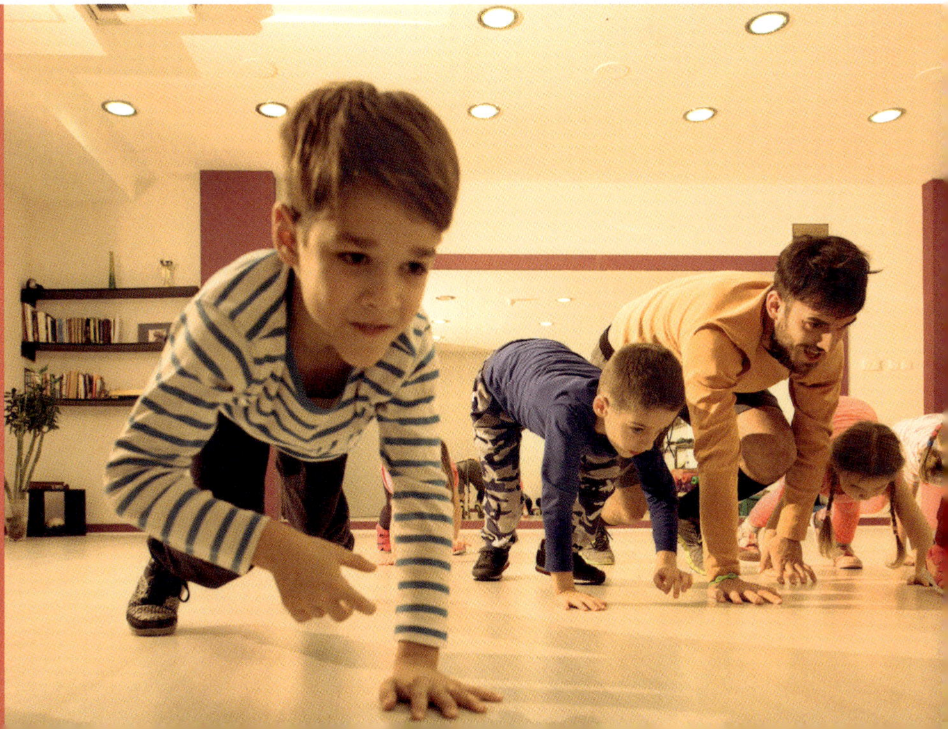

Tatsächlich gibt es Hinweise darauf, dass die Evolution der Wirbelsäule noch nicht abgeschlossen ist. Vielmehr könnte sie gerade vor einem Sprung stehen. Forscher vermuten, dass sich die Wirbelsäule evolutionär so verändern wird, dass sie nur noch eine große Krümmung in der Brust- und Lendenwirbelsäule hat, einfach weil wir die zweite Krümmung für unseren Lebensstil und unsere Art zu sitzen und zu stehen nicht mehr brauchen. Spannend ist diese These allemal.

» Auf alle Viere, in ihre evolutionäre Ausgangsposition zurückzukehren, muss sich für die Wirbelsäule anfühlen, wie nach langer Zeit wieder nach Hause zu kommen. «

Die zweite Hauptursache für die Häufigkeit von Wirbelsäulenproblemen sind ein paar Ideen des modernen Menschen, die in den Geschichtsbüchern allesamt als große Fortschritte gepriesen werden, die die Wirbelsäule aber sozusagen auf dem falschen Fuß erwischten. Dazu gehört die Idee, sesshaft zu werden. Das Wort »sesshaft« allein deutet die Probleme schon an. Bevor die Menschen sesshaft wurden, waren sie als Nomaden ständig in Bewegung. Unsere Bewegungsabläufe waren variantenreich wie die der heutigen Naturvölker und unser Blick war nach vorn und nach oben gerichtet. Klettern, Laufen, all das forderte und förderte die Beweglichkeit und Geschmeidigkeit.

Doch als die Menschheit vor etwa 10 000 Jahren sesshaft wurde, fing die einseitige Belastung des Bewegungsapparats an. Die Menschen begannen, Häuser zu bauen und Felder zu bestellen. Doch für eine permanent vorgebeugte Haltung ist die doppelt gekrümmte Wirbelsäule definitiv nicht gemacht. Die Wirkung der Schwerkraft auf die schon durch die bloße Aufrichtung viel stärker belasteten Bandscheiben erhöht sich in dieser Haltung noch weiter.

Als die Menschheit viel später auf die Idee der Digitalisierung kam, bedeutete dies für die Wirbelsäule den regelrechten Supergau. Denn seit es Computer gibt, sitzen wir fast den gesamten Tag lang mit nach vorn und unten gebeugtem Kopf. Dadurch befindet er sich permanent außerhalb unserer Körperachse. Normalerweise sollte der Kopf senkrecht über der Wirbelsäule stehen, sodass der Schwerpunkt unseres Kopfes auf der Lotlinie unserer Körpermitte liegt. In dieser Position könnten unsere

Nackenmuskeln ihn mit relativ wenig Muskelspannung in Balance halten. Ist unser Kopf jedoch dauerhaft nach vorn geneigt und sein Schwerpunkt somit außerhalb der Lotlinie, beansprucht das unsere Nackenmuskeln wesentlich stärker. Das Resultat sind chronische Nackenverspannungen, die häufig sogenannte Spannungskopfschmerzen auslösen. Zudem hat diese Fehlstellung der Halswirbelsäule negativen Einfluss auf den Rest der Wirbelsäule sowie den gesamten Bewegungsapparat.

BEWEGUNGSARMUT

Zu dieser Fehlhaltung kommt, für die Wirbelsäule ebenso ungünstig, unsere dank vieler technischer Erfindungen ermöglichte fortschreitende Bewegungsarmut. Der englische Satz »Use it or loose it« bekommt in diesem Zusammenhang schwerwiegende Relevanz. Denn eine Zelle, die sich nicht bewegt, stirbt ab, und um unsere Zellen zu bewegen, müssen wir unseren Körper bewegen. Um nur ein Beispiel zu nennen: Dank der Rückfahrkameras in unseren Autos müssen wir uns beim Rückwärtsfahren nicht mehr nach hinten drehen. Wenn wir das dann nach einer Weile wieder versuchen, etwa weil wir uns im Urlaub einen billigen Mietwagen genommen haben, funktioniert das nicht mehr ohne Schmerzen.

Mit der fortschreitenden Digitalisierung der Welt steuern wir zunehmend auf die absolute Bewegungslosigkeit zu. Spätestens, wenn wir mit großen Brillen auf der Nase im Liegestuhl liegen und in virtuellen Welten leben und arbeiten, wird es so weit sein. Wenn wir dieser Entwicklung nicht bewusst gegensteuern, werden wir uns bald schon in jungen Jahren wie Greise bewegen.

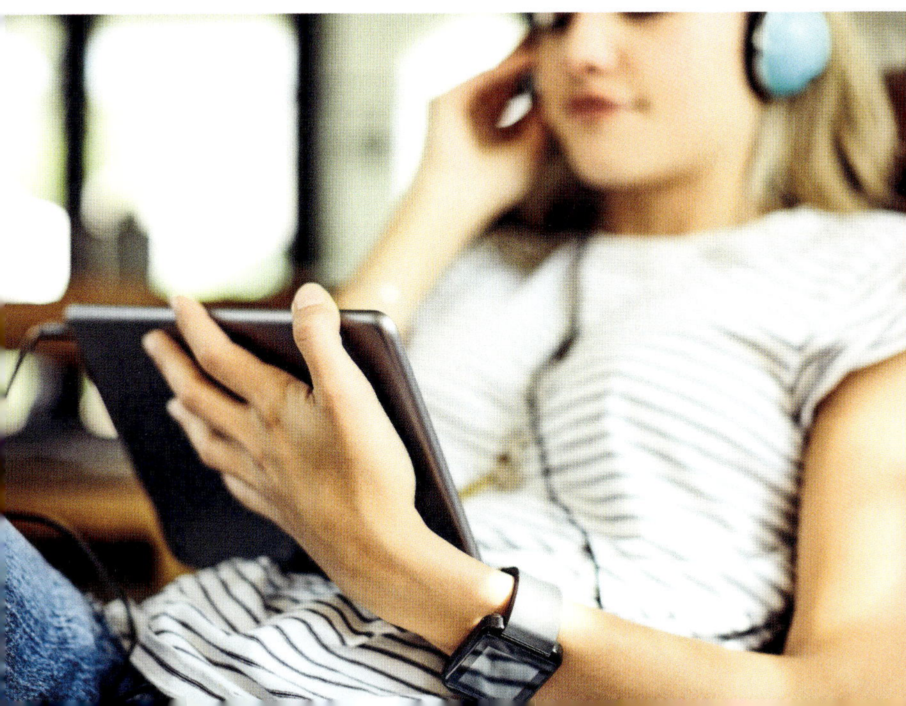

Die Bequemlichkeit, die sich durch technische Errungenschaften mehr und mehr verbreitet, geht häufig auf Kosten der Gesundheit unserer Wirbelsäule.

Der Verlust der Beweglichkeit bringt den Verlust der Stabilität mit sich. Werden die Wirbelsäule und die Gelenke steifer, haben wir weniger Möglichkeiten, ausgleichende Bewegungen durchzuführen. Mit einem beweglichen Körper können wir uns abfangen, wenn wir stolpern – mit einem unbeweglichen stürzen wir. Besonders wichtig für unsere Stabilität im aufrechten Gang ist die Beweglichkeit der Wirbelsäule. Je beweglicher die einzelnen Wirbel sind, desto besser können wir auf unerwartete Irritationen reagieren. Ist die Wirbelsäule steif, fallen wir bei jeder Irritation um wie ein Brett.

STABILITÄT DURCH MOBILITÄT

Die Auswirkungen der Bewegungsarmut schleichen sich ganz unauffällig in unser Leben ein. Lange merken wir nicht, wie die ganz alltägliche, aber eben grundfalsche Belastung unserer Wirbelsäule zu Problemen führt. Denn unser Körper ist geduldig. Er schafft es eine Zeit lang, unsere Fehlbelastungen auszugleichen und unseren Bewegungsmangel zu kompensieren. Doch irgendwann tauchen wie aus dem Nichts Rückenschmerzen auf. Die Wirbelsäule wird dabei nie in ihrer Gesamtheit starr, sondern nur in bestimmten Bereichen, typischer Weise im unteren Teil, der Lendenwirbelsäule. Dann müssen die anderen Wirbel das ständige Justieren und Ausbalancieren übernehmen, bis die Bandscheiben diese Zusatzbelastung irgendwann nicht mehr aushalten. Wir wundern uns, woher die Schmerzen auf einmal kommen, weil wir ja nur das Gleiche getan haben wie immer. Uns ist nicht bewusst, dass unser ganz normales Leben für unsere Wirbelsäule schon eine Folter darstellt.

Versäumnisse der Schulmedizin

Die Schulmedizin lässt uns mit diesen Schmerzen meist im Stich. Denn so herausragend viele Errungenschaften der Schulmedizin sein mögen, so begrenzt ist doch ihr Blick auf die Gesamtheit des Menschen und die in seinem Körper wirkenden Zusammenhänge. Die Schulmedizin vermag bei lebensrettenden Maßnahmen und operativen Eingriffen Großartiges zu leisten. Doch sie enttäuscht, wenn es »nur« um die Verbesserung der Lebensqualität geht. Menschen mit Beschwerden, die sich nicht mit den klassischen Methoden der Schulmedizin heilen lassen, weil sie weder lebensbedrohlich sind noch einer operativen Therapie bedürfen, lässt sie meist allein, denn ihre Möglichkeiten beschränken sich auf die folgenden Methoden:

- **Operation**
- **Schmerzstiller**
- **Entzündungshemmer**
- **Medikamente, die Beschwerden reduzieren, deren Ursache jedoch nicht beheben**

Ich legte der Schulmedizin von Beginn meiner Laufbahn als Physiotherapeut einen zentralen Fehler zur Last, und mein wachsendes Wissen bestätigte mich in meiner Ansicht: Was den Menschen ausmacht, nämlich dass in seinem Körper alles mit allem verbunden und er selbst ein Gesamtkunstwerk ist, das sieht sie nicht.

Bei Schmerzen konzentriert sich die Schulmedizin nur auf den Ort des Schmerzes und bemüht sich, ihn zu reduzieren. Handelt es sich nicht um eine lebensbedrohliche Krankheit, verwendet sie kaum Zeit auf die Beantwortung der Frage, was diesen Schmerz auslöst.

Besonders deutlich wird die Unzulänglichkeit der Schulmedizin bei Beschwerden, die, ohne Folgen eines Unfalls zu sein, den Bewegungsapparat betreffen und die sie als »chronisch« oder »degenerativ« einstuft. Solche Beschwerden beinhalten mehr oder weniger alles, was Orthopäden nicht operieren und womit ihre Patienten dann zu uns Physiotherapeuten kommen. Dass solche Beschwerden häufiger werden, lässt sich den Statistiken aller industrialisierten Länder entnehmen. Hinzu kommt die Dunkelziffer all jener Menschen, die sich so sehr an ihre Schmerzen gewöhnt haben, dass sie für sie zum Normalzustand geworden sind. Ich höre jedenfalls auf meine Frage nach Rückenschmerzen oft den Satz: »Ja klar, aber die hat doch jeder, nicht wahr?«

In diesem Zusammenhang gilt es zwei wichtige Dinge zu verstehen. Es handelt sich um zwei Erkenntnisse, die die Voraussetzung dafür sind, dass man Beschwerden welcher Art auch immer wieder loswird. Die erste Erkenntnis lautet:

»Schmerzen sind nicht normal.«

Schmerzen sind ein Zeichen des Körpers dafür, dass er von allein nicht in der Lage ist, in Balance zu kommen. Deshalb sind Schmerzen, so unangenehm sie auch sein mögen, eine gute Einrichtung des Körpers. Sie sind für ihn die einzige Möglichkeit, sich uns mitzuteilen und uns zu signalisieren, dass er Hilfe braucht. Er zeigt uns, dass wir entweder vom Falschen zu viel oder vom Richtigen zu wenig getan haben. Nackenverspannungen oder Rückenschmerzen begründen wir gerne damit, dass wir von etwas zu viel getan haben: etwa, dass wir zu viel gesessen haben oder gestanden sind oder zu viel und zu schwer gehoben haben.

Das mag oberflächlich betrachtet zutreffen, ist jedoch die vielleicht bequemere, aber falsche Sichtweise, nach dem Motto: Was können wir schon tun, wenn das Sitzen zu unserem beruflichen Alltag gehört? Mit einer solchen Haltung ist man schnell bereit, sich mit seinen Schmerzen abzufinden. »Der Job verlangt das nun einmal von mir, da kann man nichts machen«, sagen viele Patienten zu mir. Womit ich bei meiner zweiten Erkenntnis bin:

> Wir müssen Schmerzen als Zeichen dafür betrachten, dass wir vom Richtigen zu wenig getan haben.

Diese Betrachtung, die meinem Crawling-Workout zugrunde liegt, bietet Auswege aus der Schmerzfalle. Wir tun etwas von dem, was unser Körper braucht, nur eben nicht oft und lange genug. Jetzt sind wir nicht mehr passiv der Behandlung durch Therapeuten oder Ärzte ausgeliefert. Wir werden selbst Teil der Lösung, nehmen unser Wohlbefinden selbst in die Hand und können es selbst herstellen.

Zugegeben ist das eine unbequeme Sichtweise. Denn Eigenverantwortlichkeit ist unbequemer als Schmerzmittel zu nehmen und die Verantwortung für die eigene Gesundheit einem Arzt oder Therapeuten zu überlassen. So gesehen erfüllt die Schulmedizin im Grunde nur unsere Erwartungen: Sie soll uns von Schmerzen befreien, ohne dass wir selbst aktiv werden müssen. Doch leider funktioniert dies häufig nicht, sodass sich immer mehr Menschen die entscheidende Frage stellen:

> Wovon kann ich mehr tun, um wieder schmerzfrei zu sein?

Mobilisierung durch Crawling

Wenn Sie sich diese Frage wegen Rückenschmerzen oder anderen Probleme mit der Wirbelsäule stellen, sind Sie für das Crawling-Workout bereit. Erstmals dachte ich ernsthaft über das Crawling zur Mobilisierung der Wirbelsäule während meiner

Ausbildung zum Physiotherapeuten nach, als eine Patientin meinen damaligen Lehrtherapeuten zu sich rief, weil sie quasi bewegungsunfähig war und es nicht mehr zu uns in die Praxis schaffte. »Ich kann mich nur noch auf allen Vieren fortbewegen«, hatte sie am Telefon gesagt, und genauso fanden wir sie auch vor. Die Frau krabbelte durch ihre Wohnung – ein Bild, das sich mir einprägte und mir drei Fragen aufdrängte:

- **Warum spüren viele Patienten ihre Rückenschmerzen in dieser Position nicht mehr?**
- **Was genau passiert beim Krabbeln?**
- **Wie ließe sich das Krabbeln therapeutisch nutzen?**

Was mit der Wirbelsäule in der Waagerechten passiert, ist einfach erklärt: Der in der aufrechten Haltung durch die Schwerkraft verursachte Druck auf die Wirbelkörper und die Bandscheiben ist weg. Zudem nimmt die Wirbelsäule beim richtigen Crawling mit ihrer Krümmung genau die Position ein, die unsere Anatomie vorsieht, was ihr im Sitzen verwehrt ist. Wenn wir sie beim Crawling nun verschrauben, indem wir den Oberkörper gegen den Unterkörper verdrehen, hat das eine stark mobilisierende Wirkung auf die Wirbelsäule. Wer regelmäßig Crawling-Übungen ausführt, wird deshalb bald feststellen, dass ihm beispielsweise das Rückwärtsfahren im Auto auch ohne Rückfahrkamera wieder möglich wird, weil er sich wieder nach hinten drehen kann.

STIMULATION DES GEHIRNS

Sobald man ungewohnte neue Bewegungen erlernt, wird die Neuroplastizität des Gehirns aktiviert. Es werden neue Nervenbahnen gebildet und einzelne Nervenbahnen neu verknüpft. Das hat zur Folge, dass das Gehirn und somit das gesamte Nervensystem im wahrsten Sinne des Wortes wächst.

Crawling ist für die meisten Menschen eine völlig neue Bewegungsform und stellt somit eine neue Bewegungserfahrung dar. Die Koordination wird – wie oben beschrieben – trainiert und verbessert. In der Wissenschaft weiß man längst, dass Koordinationsübungen und sogenannte Überkreuzbewegungen die Konzentrationsfähigkeit verbessern. Dies wurde durch Jonglieren untersucht und bestätigt. Das Crawling hat eine ähnlich stimulierende Wirkung auf das Gehirn, da durch einen ständigen Wechsel von rechts nach links und umgekehrt sowie durch dreidimensionale Bewegungen die beiden Gehirnhälften (neu) miteinander vernetzt werden.

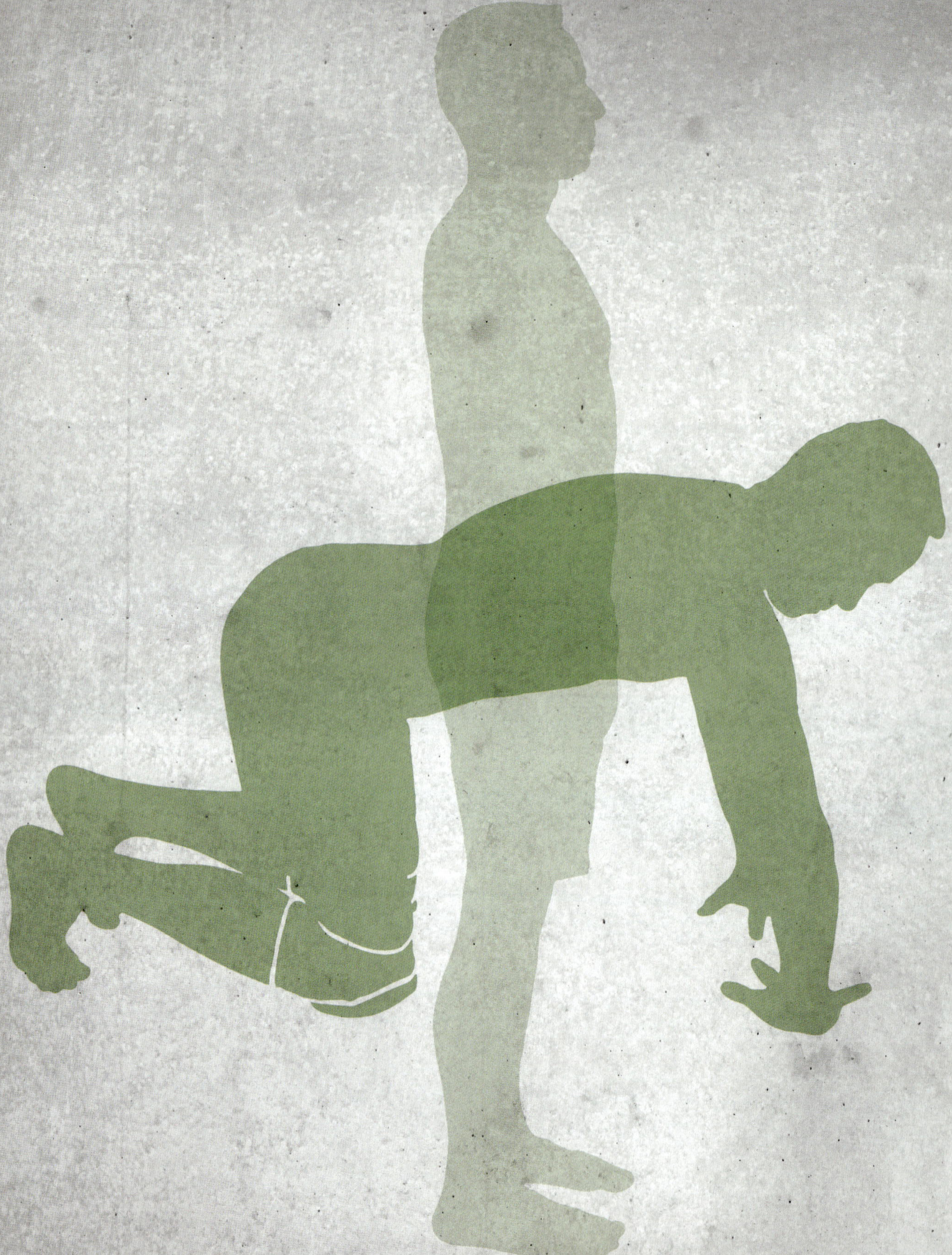

Vorbereitung auf das Crawling

Bevor Sie mit dem Crawling beginnen, müssen Sie sich mit den Grundlagen dieses Fitnesstrainings beschäftigen. Aspekte wie die Rolle der Körperhaltung sowie spezifische Handpositionen und Ausgangsstellungen sind wichtig, um Ihr Workout so effektiv wie möglich zu gestalten. Mit der richtigen Vorbereitung holen Sie das Beste aus den nachfolgenden Übungen heraus.

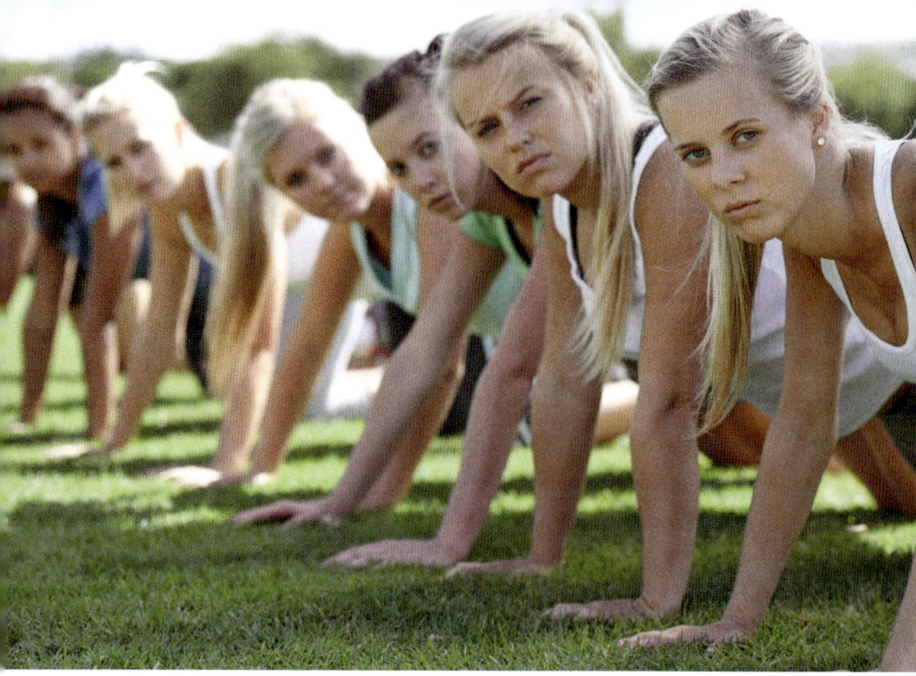

Ready, steady, go! Ob in der Gruppe oder allein – Crawling ist ein abwechslungsreiches Workout.

BEVOR SIE BEGINNEN

Crawling darf keine Schmerzen verursachen oder bestehende Schmerzen verstärken. Sollten Sie eine Übung als zu anstrengend empfinden und Schmerzen beispielsweise im Handgelenk spüren, suchen Sie sich eine weniger anstrengende Variante aus. Halten Sie unbedingt die jeweils beschriebenen Positionen von Hals-, Brust- und Lendenwirbelsäule ein. Nur so führen Sie die Crawling-Übungen richtig aus.

Es gibt einen großen Unterschied zwischen dem Crawling-Workout und anderen Trainingskonzepten. Im Crawling gilt es bei den meisten Übungen, die Lordose – die natürliche Krümmung der Lendenwirbelsäule nach vorn, also zum Bauch hin – und die Kyphose – die natürliche Krümmung der Brustwirbelsäule nach hinten – unbedingt beizubehalten. Bei anderen Trainingskonzepten wird die ganze Wirbelsäule über längere Zeit gerade gehalten. Das widerspricht allerdings ihrer natürlichen Krümmung und bringt Probleme mit sich. So ist etwa die Übung »Herabschauender Hund« aus dem Yoga für viele nicht ideal, weil dabei starker Druck auf die Brustwirbelsäule entsteht. Immer wieder kommen Yoga-Fans mit Beschwerden im Schulter-Nacken-Bereich zu mir.

Bevor es losgeht, sollten Sie unbedingt Ihren Körper und seine Fähigkeiten einschätzen und beim Training darauf eingehen. Dazu führen Sie zunächst eine Analyse Ihrer Körperhaltung durch. Anschließend erkläre ich Ihnen verschiedene Handpositionen, aus denen Sie beim Krabbeln wählen können, und zeige Ihnen die verschiedenen Ausgangsstellungen.

CRAWLING-AUSRÜSTUNG

Im Grunde brauchen Sie für das Crawling erst einmal gar nichts und Sie können einfach anfangen. Wenn Sie aber einmal auf den Geschmack gekommen sind, können Sie die Übungen mit den Tools noch weiter variieren. Ich selbst verwende immer Knieschoner, wenn die Knie am Boden abgesetzt werden, und empfehle dies auch Ihnen, insbesondere wenn Ihre Knie empfindlich sind. Die folgende Ausrüstung erleichtert Ihnen das Training.

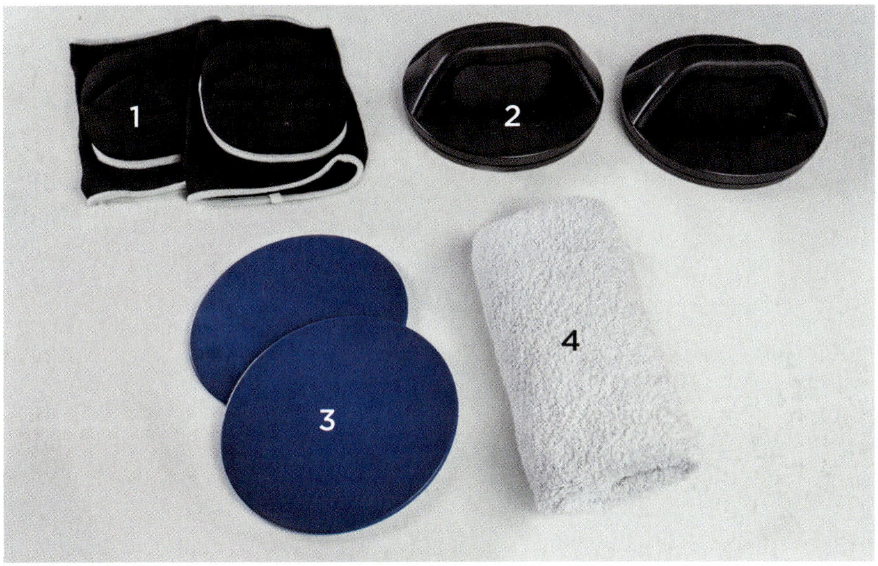

1 **Knieschoner:** Für den Anfang reichen Knieschoner.

2 **Liegestützgriffe mit gleitender Unterfläche:** Die Liegestützgriffe benötigen Sie nur, wenn die Belastung für Ihre Handgelenke zu groß ist. Sie brauchen sie für Übungen, bei denen Sie auf die Hände gestützt über den Boden rutschen.

3 **Sliding Pads:** Auch die Sliding Pads, wie sie im Yoga oder Pilates eingesetzt werden, benötigen Sie für Übungen, bei denen Sie auf die Hände gestützt über den Boden rutschen.

4 **Kleines Handtuch:** Das kleine Handtuch können Sie als Alternative zu Pads verwenden. Auch bei den Übungen im Unterarmstütz können Sie Ihre Unterarme auf einem Handtuch ablegen.

KÖRPERHALTUNG

Beim Crawling spielt die Körperhaltung eine wichtige Rolle. Ich werde Ihnen später (siehe Seite 41) noch erklären, wie Sie Ihre Haltung während des Trainings kontrollieren können. Aber bevor Sie auf alle Viere wechseln, nehmen Sie sich kurz Zeit, um Ihre persönliche Körperhaltung auf zwei Beinen zu analysieren. Betrachten Sie sich dafür im Spiegel oder auf einem Foto und vergleichen Sie Ihre Körperhaltung mit den folgenden Abbildungen.

Machen Sie sich keine Sorgen, falls Ihre Körperhaltung nicht dem Ideal entspricht, das die Natur für Sie vorgesehen hat – die meisten Menschen neigen zu einer Fehlhaltung. Damit Sie aber beim Crawling eine vorhandene Fehlhaltung nicht noch verstärken, sondern im Gegenteil Ihre Haltung verbessern, sollten Sie ein paar Punkte beachten.

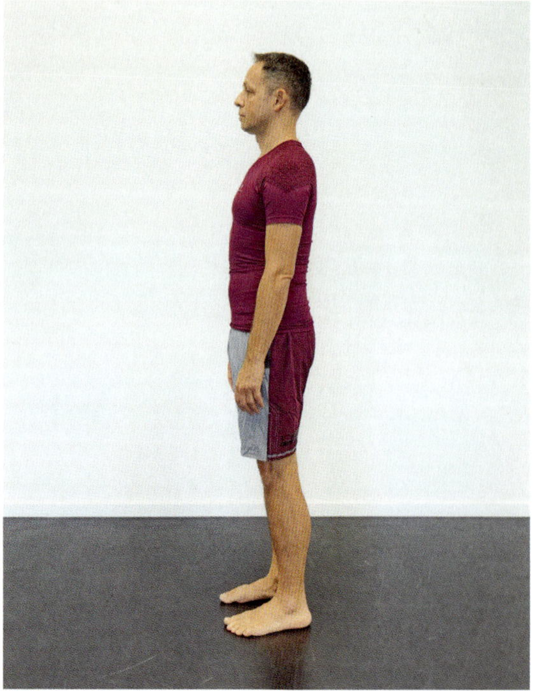

NORMALE KÖRPERHALTUNG

Bei der normalen Körperhaltung ist die Lotlinie gerade, das heißt, der Kopf, die Schultern und das Becken befinden sich in einer Linie. In dieser Haltung ist der Körper optimal ausbalanciert.

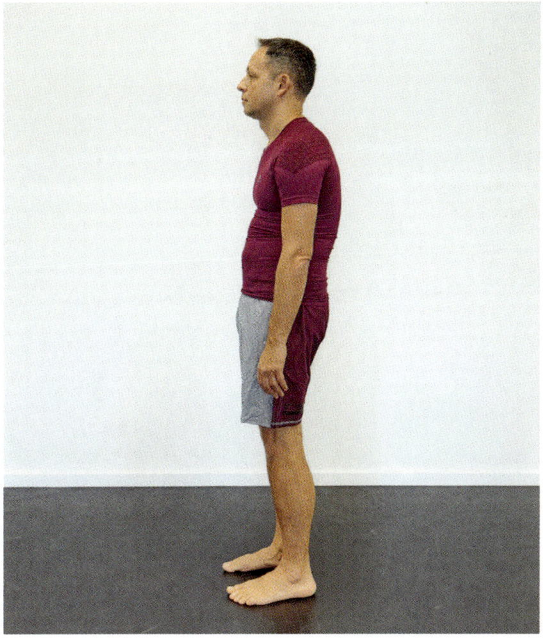

ERSTE FEHLHALTUNG

Diese Fehlhaltung ist bei vielen meiner Patienten aufgrund von langem Sitzen ausgeprägt. In dieser Haltung sackt der Körper in sich zusammen. Das Becken ist nach hinten gekippt, wodurch die Lendenwirbelsäule ihre natürliche Krümmung nach vorn verliert, die Brustwirbelsäule wird dadurch stärker nach hinten gekrümmt und die Halswirbelsäule neigt sich treppenartig nach vorn.

Achten Sie beim Crawling darauf, die natürliche Krümmung Ihrer Brustwirbelsäule beizubehalten und sie nicht zu stark nach hinten beziehungsweise nach oben zu wölben. Das ist vor allem zu Beginn eine Herausforderung, aber der Effekt des Trainings wird so viel größer sein.

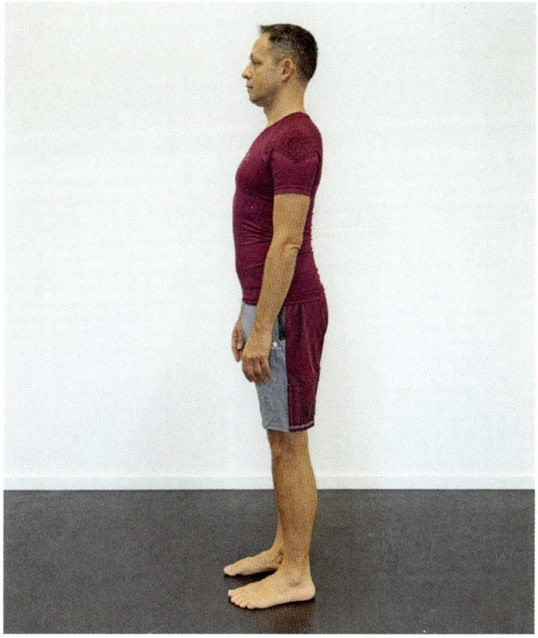

ZWEITE FEHLHALTUNG

Diese Fehlhaltung nehmen Sie dann ein, wenn Sie Ihre Haltung selbst korrigieren wollen und deshalb den Brustkorb besonders stark nach vorn drücken, nach dem Motto: Brust raus, Bauch rein. Die Brustwirbelsäule ist jetzt zu gerade und nicht mehr nach hinten gewölbt. Um das Gleichgewicht zu halten, kippen Sie automatisch das Becken nach hinten und verstärken dabei die Krümmung in Ihrer Lendenwirbelsäule. Das führt zu Schmerzen sowohl in der Brustwirbelsäule als auch in der Lendenwirbelsäule.

Achten Sie beim Crawling darauf, dass die Brustwirbelsäule nicht Richtung Boden einsinkt. Sie werden bald merken, wie sich Ihre Haltung dadurch verbessert.

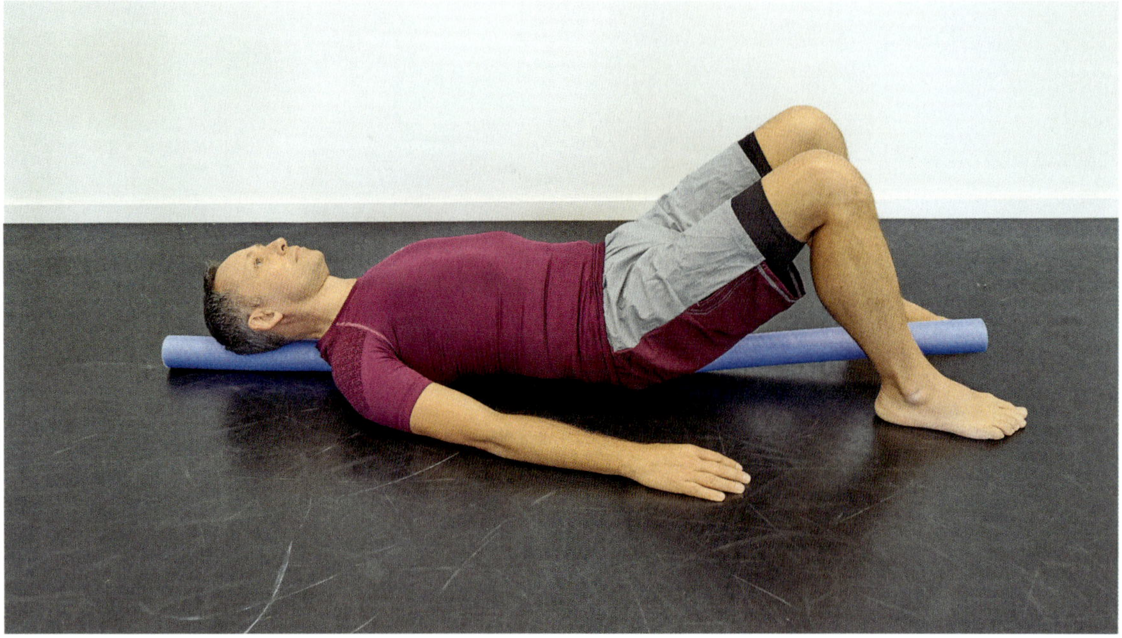

MOBILISIERUNG DER BRUSTWIRBELSÄULE

Wenn Sie zur ersten Fehlhaltung tendieren, sollten Sie Ihre Brustwirbelsäule vor dem Training mobilisieren. Dazu legen Sie sich fünf bis zehn Minuten lang der Länge nach auf eine Schwimmnudel. Die Knie sind dabei angewinkelt, um die Lendenwirbelsäule zu schützen. Die Schwerkraft übernimmt den Rest. Ihre Brustwirbelsäule ist nach der Mobilisierung bereit, Veränderung anzunehmen. Gleichzeitig entspannen sich Ihre Nacken- und Schultermuskulatur.

TIPP

Die Körperhaltung der meisten Menschen liegt zwischen diesen Extremen. Wenn Sie sich nicht sicher sind, zu welcher Haltung Sie tendieren, achten Sie beim Crawling einfach darauf, Ihre Wirbelsäule in der natürlichen Krümmung zu halten. Überprüfen Sie sich im Stehen und beim Crawling gelegentlich im Spiegel oder fragen Sie jemanden nach seiner Einschätzung.

HANDPOSITIONEN

Wenn Sie mit dem Training beginnen, werden Sie feststellen, dass die Handposition eine wichtige Rolle spielt, denn Ihre Hände tragen beim Crawling mehr Gewicht als sonst. Sie können zwischen den folgenden vier Handpositionen wählen.

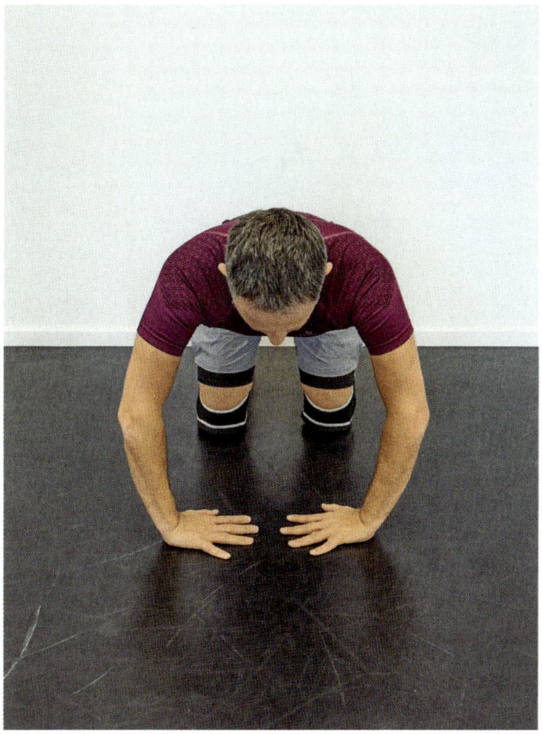

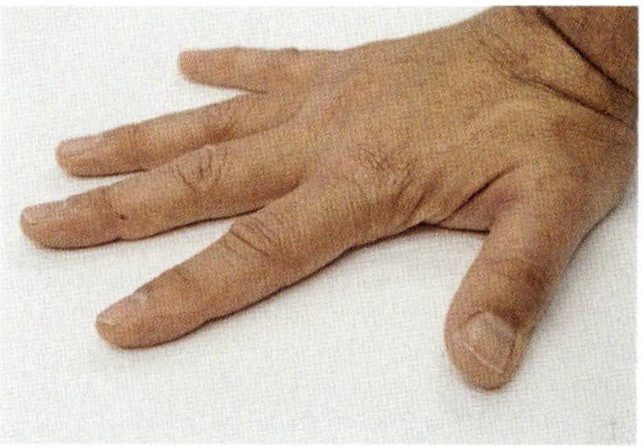

In der Basisposition darf die Hand nicht flach aufliegen.

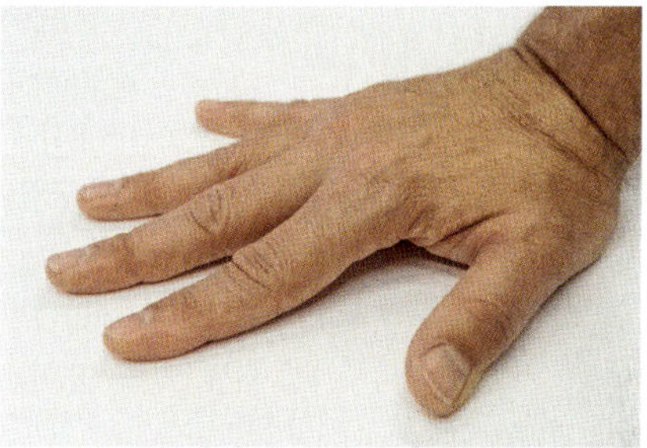

Die Hand sollte einen Hohlraum formen.

BASISPOSITION

Die Ellbogen zeigen nach außen und sind leicht gebeugt. Die Finger zeigen zueinander, die Fingerspitzen sind ungefähr eine Handlänge voneinander entfernt und die Handflächen formen jeweils eine »Höhle«. Da Ihre Hände beim Crawling ungewohnt viel Gewicht tragen müssen, aktivieren Sie in dieser Basisposition alle Ihre Handmuskeln, um Ihr Gewicht besser zu verteilen und Ihre Handgelenke zu schonen. Dazu legen Sie die Hände zunächst flach auf den Boden, drücken die Finger nach unten und ziehen sie leicht in Richtung Handballen, sodass sich die Fingerknöchel heben. Die Höhle, die dabei entsteht, sorgt dafür, dass die gesamte Handmuskulatur arbeitet und die Armmuskulatur sie dabei unterstützt.

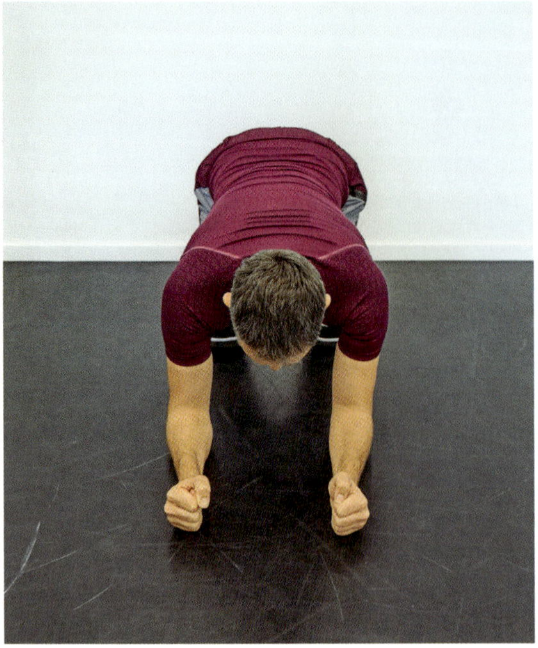

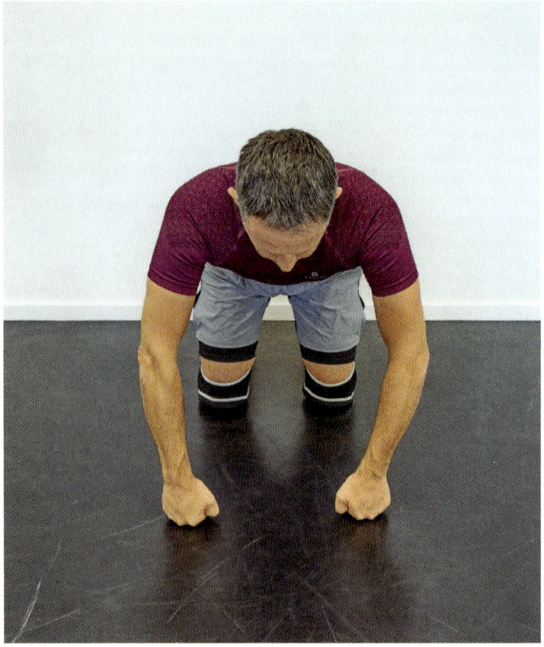

UNTERARMSTÜTZ

Für diese Position legen Sie Ihre Unterarme flach und etwas weniger als schulterbreit auf den Boden. So verteilt sich das Gewicht Ihres Oberkörpers auf einer größeren Fläche. Deshalb ist diese Variante ideal für Anfänger und Personen mit empfindlichen Handgelenken.

FAUSTSTÜTZ

Auch der Fauststütz schont die Handgelenke. Die Ellbogen zeigen nach außen und sind leicht gebeugt. Ihre Hände formen Fäuste, Ihr Gewicht ruht auf den Fingerknöcheln. Sie können auch sogenannte Liegestützgriffe (siehe Seite 33) zu Hilfe nehmen. Damit Ihre Handgelenke gerade bleiben, drehen Sie Ihre Hände dabei so, dass die Knöchel von Ihnen weggerichtet sind und die Finger zu Ihnen zeigen.

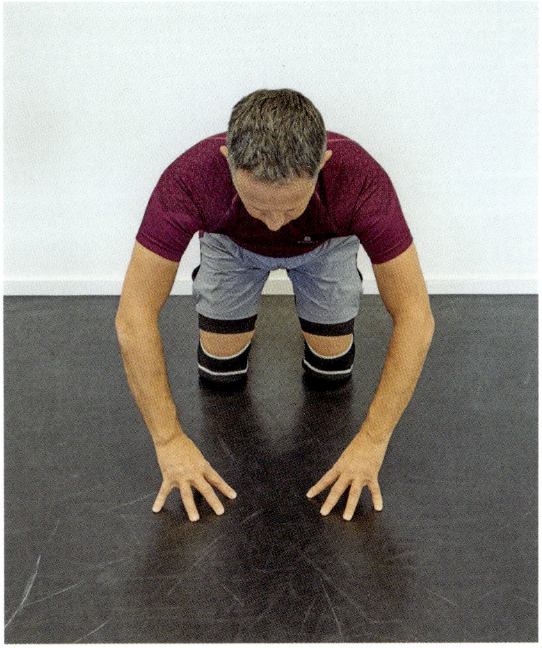

TIPP

Ich empfehle Ihnen, mit der Basisposition zu beginnen. Wenn Sie Ihre Handgelenke schonen möchten, wechseln Sie in den Unterarmstütz oder, wenn Sie sich schon etwas kräftiger fühlen, in den Fauststütz mit oder ohne Liegestützgriffen. Den Spidergriff empfehle ich erst nach einigen Wochen Crawling-Traninig.

SPIDERGRIFF

Dies ist eine fortgeschrittene Handposition beim Crawling. Voraussetzung dafür sind sehr gut trainierte Finger- und Handmuskeln. Die Handflächen berühren den Boden nicht, das ganze Gewicht ruht auf den Fingern. Die Ellbogen zeigen wieder nach außen und sind leicht gebeugt. Wenn Sie diese Handposition regelmäßig einsetzen, werden Sie bald bemerken, dass Ihre Finger, Hände und Unterarme kräftiger werden.

AUSGANGSSTELLUNGEN

Es gibt zwei Crawling-Ausgangsstellungen: die einfache Ausgangsstellung und die fortgeschrittene Ausgangsstellung.

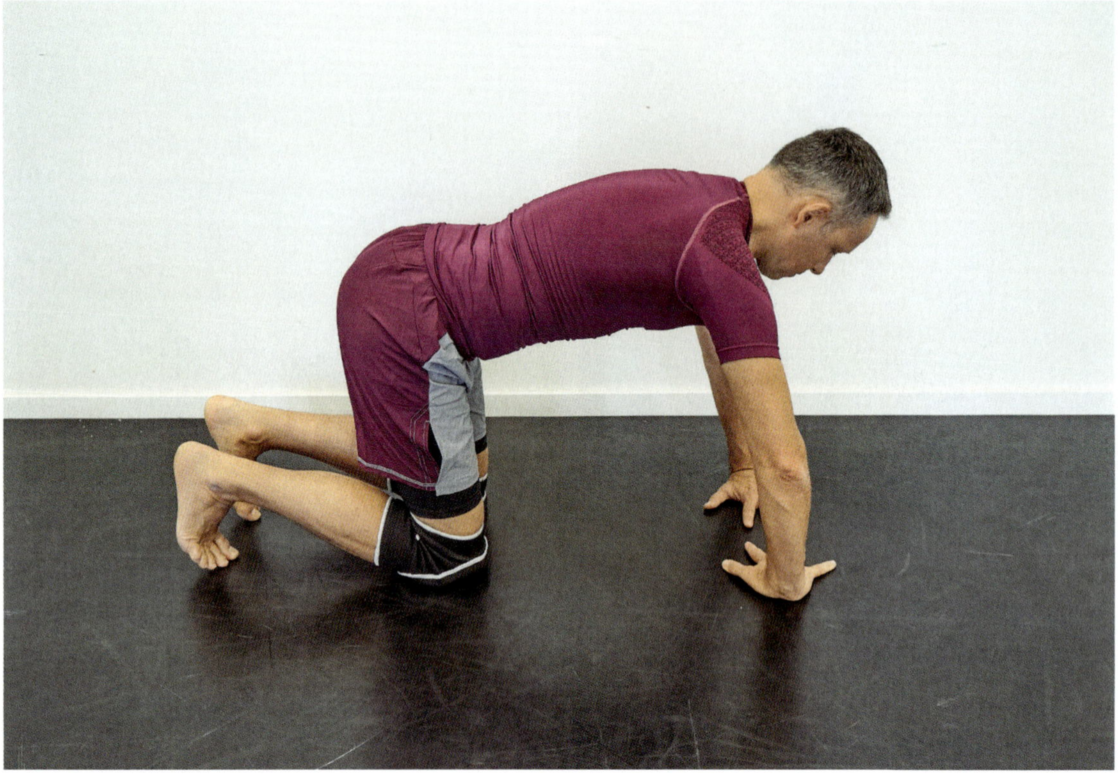

EINFACHE AUSGANGSSTELLUNG

1 Die Knie stehen hüftbreit auf dem Boden und sind idealerweise durch Knieschoner geschützt.

2 Wählen Sie eine Ihnen angenehme Handposition, beachten Sie auch die Beugung der Ellbogen.

3 Halten Sie Ihre Wirbelsäule in ihrer natürlichen Krümmung.

4 Unterstützen Sie die Lordose Ihrer Lendenwirbelsäule, indem Sie Ihre Bauchmuskulatur anspannen und das Schambein ein wenig Richtung Bauchnabel ziehen. Die Gesäßmuskulatur wird dabei automatisch angespannt.

5 Die Brustwirbelsäule ist ihrer natürlichen Kyphose entsprechend leicht nach oben gewölbt. Wenn Ihre Schulterblätter nicht hervorstehen, sondern am Rücken anliegen, machen Sie alles richtig. Die Halswirbelsäule bildet die natürliche Verlängerung zur Brustwirbelsäule, der Blick ist zum Boden gerichtet.

6 Nun können Sie, abgesehen vom Unterarmstütz, in jeder Handposition die Brustmuskulatur aktivieren, indem Sie die Ellbogen noch ein wenig stärker beugen beziehungsweise nach außen ziehen.

7 Stellen Sie die Füße auf, um die gesamte Fuß- und Beinmuskulatur zu aktivieren.

HINWEIS

Vor allem zu Beginn sollten Sie Ihre Haltung immer wieder im Spiegel kontrollieren oder sich helfen lassen. Wenn Sie während des Crawlings unsicher sind, ob Ihre Haltung noch stimmt, prüfen Sie, ob Ihr ganzer Körper angespannt ist, also das Schambein angezogen ist, die Schulterblätter angelegt, die Ellbogen angewinkelt, die Halswirbelsäule in der natürlichen Verlängerung der Brustwirbelsäule und die Füße in der einfachen Ausgangsstellung aufgestellt sind. Kein Körperteil soll durchhängen. Sollten Sie Schmerzen in den Händen verspüren, kontrollieren Sie, ob Sie die Höhlenposition noch einhalten und Ihre Ellbogen gebeugt sind. Wenn die Schmerzen anhalten, wechseln Sie in eine für Ihre Handgelenke angenehmere Position.

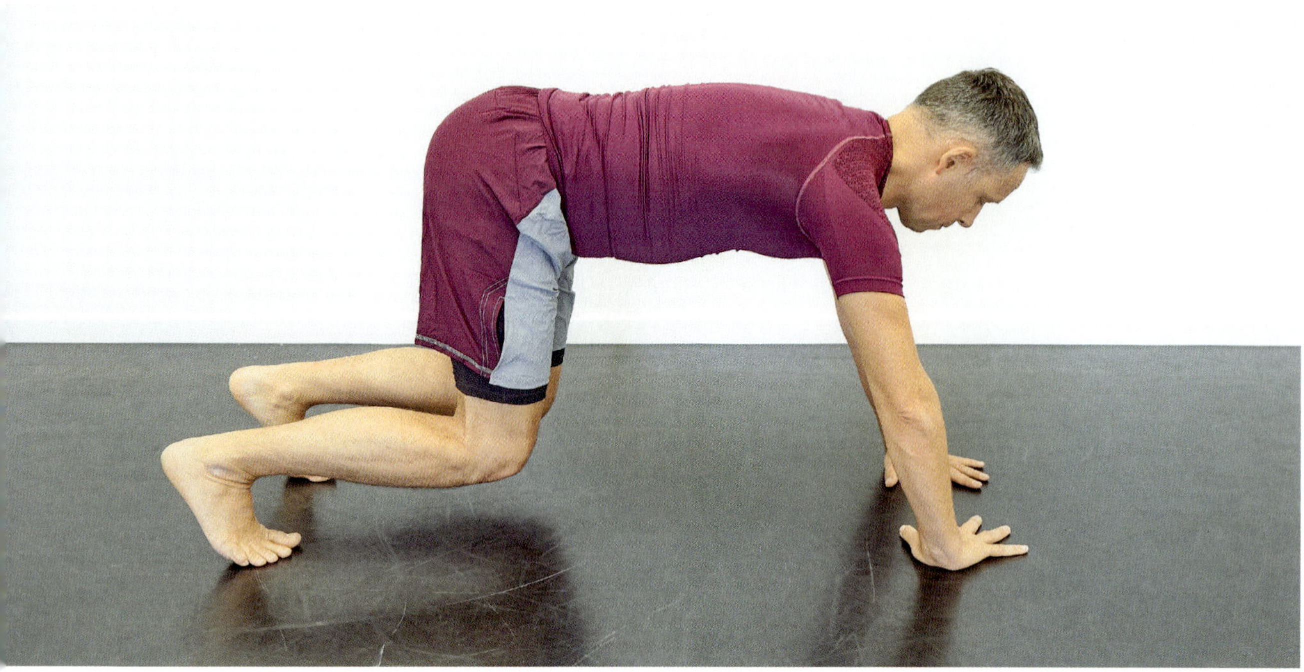

FORTGESCHRITTENE AUSGANGSSTELLUNG

1 Die Knie schweben über dem Boden. Auf diese Weise arbeiten die Beine mehr und die Oberschenkelmuskulatur sowie die Armmuskulatur sind stärker gefordert. Diese Position eignet sich auch für Personen mit Knieproblemen, da der Druck auf die Knie geringer ist.

2 Die Haltung des Oberkörpers ist die gleiche wie in der einfachen Ausgangsstellung.

3 Achten Sie auf die Anspannung der Lendenwirbelsäule, angelegte Schulterblätter, eine gestreckte Halswirbelsäule und die korrekte Handposition.

TIPP

Die meisten Übungen, die ich Ihnen zeige, können Sie auch mit abgehobenen Knien durchführen, wodurch sie deren Effekt erheblich steigern.

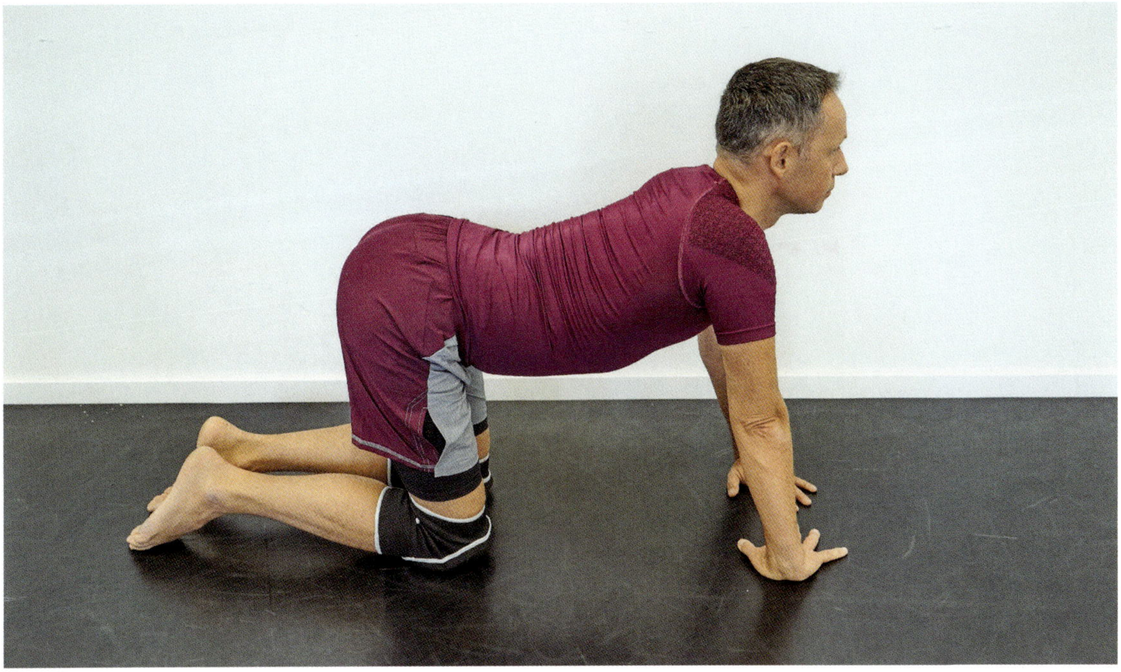

FALSCHE CRAWLING-STELLUNG

So sollten Sie es nicht machen: Die Wirbelsäule hängt passiv nach unten durch. Die Bauchmuskulatur ist nicht angespannt. Die Ellbogen sind nicht gebeugt und die Hände liegen flach auf. Die Schulterblätter stehen hervor. Der Kopf ist zu hoch und der Blick geht nach vorn. Die Füße sind nicht aufgestellt.

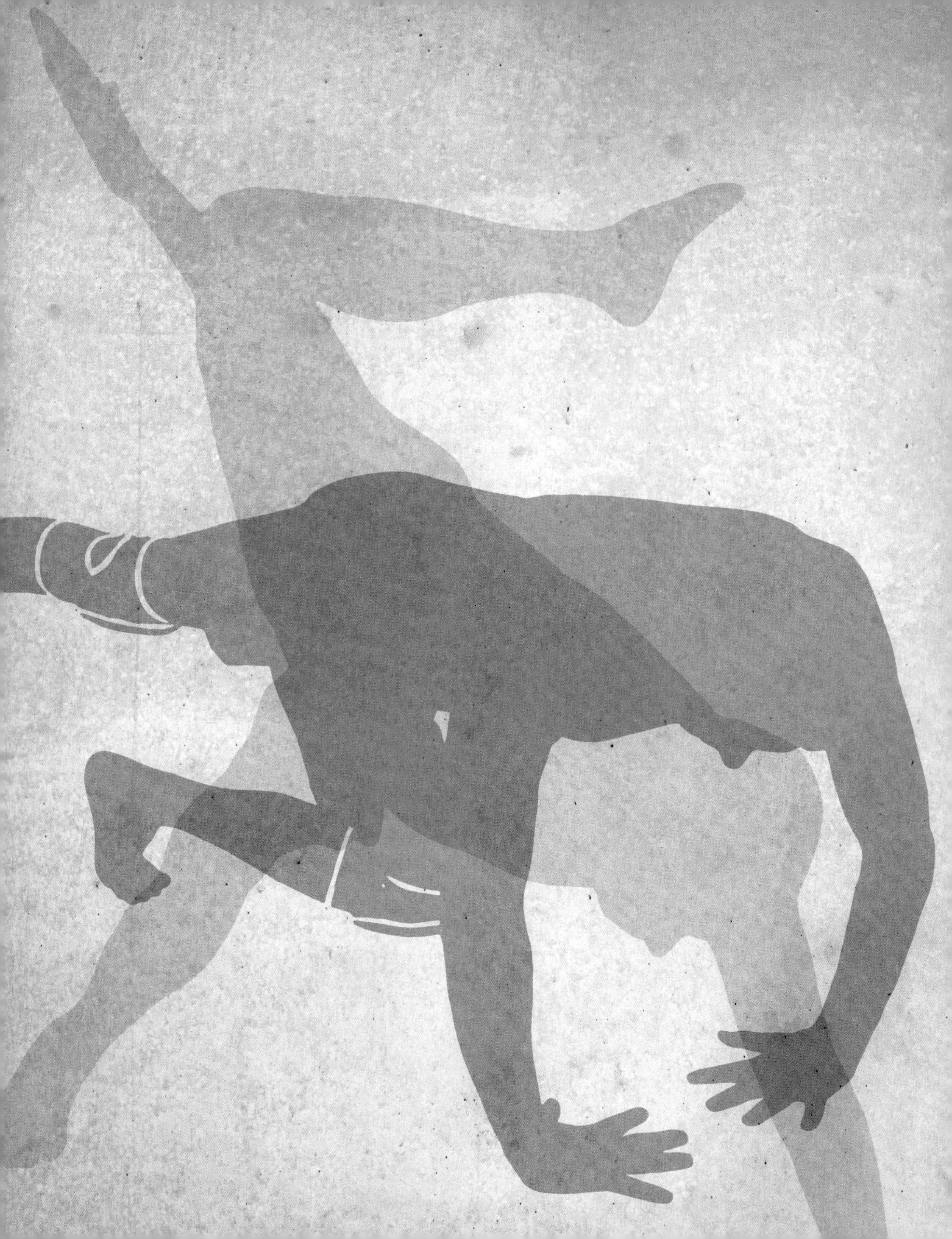

Ihr Crawling-Workout – Übungen und Trainingspläne

Die Crawling-Übungen sind mal mehr und mal weniger anspruchsvoll und werden mit und ohne Hilfsmittel ausgeführt. Wählen Sie aus dem großen Übungspool nach Ihren körperlichen Möglichkeiten und Vorlieben die Varianten aus, die Sie leicht und vor allem schmerzfrei ausführen können. Nehmen Sie sich dann Schritt für Schritt die nächst höheren Schwierigkeitsstufe vor. Trainingsprogramme helfen Ihnen bei der Planung Ihres Workouts.

TRAININGSAUFBAU

Crawling ist als Training einzigartig. Sie gleichen dabei die täglichen Fehlbelastungen aus und trainieren den ganzen Körper. Kein Muskel bleibt davon unberührt, auch wenn manche Übungen bestimmte Muskelpartien stärker beanspruchen als andere. Darüber hinaus verbessert das Crawling Ihre Koordination und Ihr allgemeines Wohlbefinden.

Ich beginne diesen praktischen Teil so, wie Sie Ihr Training beginnen sollten: mit dem Aufwärmen und Mobilisieren. Anschließend gebe ich Ihnen Beispiele für Übungen, mit denen Sie Ihren Körper vor dem Crawling vorbereiten, vor allem, wenn Sie es zum ersten Mal versuchen.

Wenn Sie sich ausreichend aufgewärmt, mobilisiert und vorbereitet haben, probieren Sie die ersten Crawling-Übungen aus und arbeiten Sie sich zu den fortgeschrittenen Übungen vor. Die Namen der Übungen kommen übrigens aus der Welt des Tanzes, deswegen sind sie auch in der dort gängigen Sprache Englisch gehalten.

Am Ende dieses Buches finden Sie zwei Sechs-Wochen-Trainingspläne, die ich für Sie erstellt habe. Diese können Ihnen auch als Orientierung dienen, falls Sie sich Ihr Trainingsprogramm selbst zusammenstellen möchten.

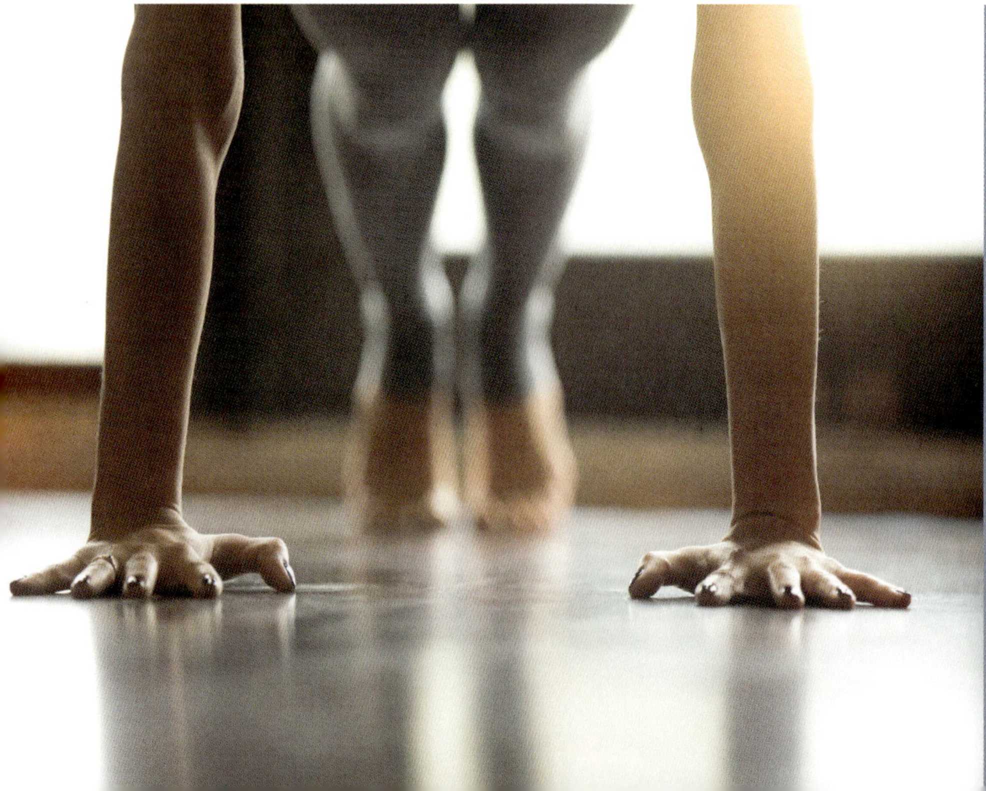

Wärmen Sie sich vor jedem Training auf und steigern Sie den Schwierigkeitsgrad der Übungen entsprechend Ihren Fähigkeiten.

AUFWÄRMEN

Planen Sie zu Beginn jeder Trainingseinheit zehn Minuten für das Aufwärmen ein und am Ende noch einmal sieben bis zehn Minuten für die abschließenden Übungen. Damit beugen Sie Verletzungsgefahr und Muskelkater vor.

TRINKEN SIE AUSREICHEND

Vergessen Sie auch nicht, schon vor und während des Trainings immer ausreichend Wasser zu trinken. Nur wenn Ihre Muskeln mit genug Wasser versorgt sind, sind sie überhaupt trainierbar. Die Flüssigkeit transportiert außerdem die Toxine ab, die beim Muskeltraining anfallen.

ATMUNG

Zu jeder Krabbelübung habe ich Ihnen Atemempfehlungen gegeben. Sie müssen sich nicht unbedingt von Anfang an daran halten, vor allem zu Beginn werden Sie sich lieber auf anderes konzentrieren. Aber spätestens in der zweiten Woche sollten Sie es versuchen, denn mit der richtigen Atmung können Sie die Wirkung auf die tiefliegenden Muskelgruppen, die für die Stabilität der Gelenke zuständig sind, verstärken.

Prinzipiell gilt für die Atmung: Während einer Streckung oder Rückbeugung haben Ihre Lungen mehr Platz als bei einer Krümmung, also sollten Sie dabei tief einatmen. Während einer Krümmung der Wirbelsäule nach vorn atmen Sie aus, dadurch können Sie Ihre Bauchmuskulatur auch in tieferen Schichten anspannen.

AUFWÄRMEN UND MOBILISIEREN

Vor jedem Crawling-Workout sollten Sie sich aufwärmen und Wirbelsäule und Gelenke mobilisieren. Sie werden sehen: Wenn Sie den Ablauf einmal kennen, dauert das Aufwärmen nur etwa zehn Minuten, aber dafür holen Sie für sich das Beste aus dem Workout heraus und vermeiden unnötige Schmerzen. Besonders wichtig ist, dass Sie die Hände und die Arme, bei fortgeschrittenen Variationen auch die Sprunggelenke ausreichend vorbereiten, da Sie diese mehr als sonst beanspruchen werden. Da wir beim Crawling mit der ganzen Muskulatur arbeiten, zeige ich Ihnen aber natürlich Übungen, die Ihren ganzen Körper aktivieren.

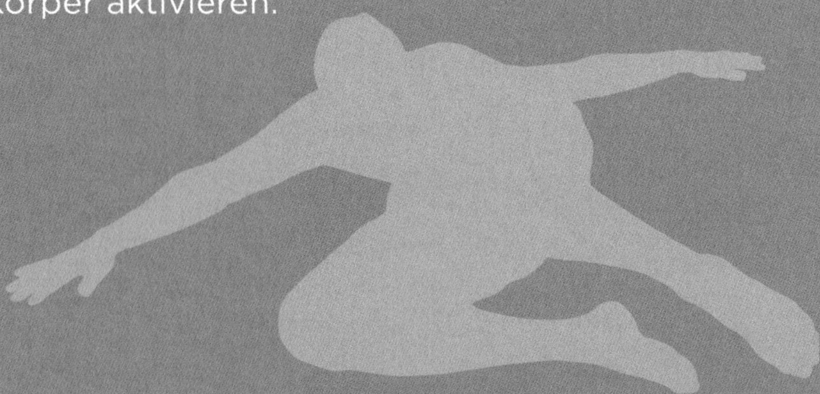

AUFWÄRMEN DER HANDGELENKE

1 Ballen Sie Ihre Hände zur Faust.

2 Kreisen Sie Ihre Handgelenke erst nach links, dann nach rechts. Um die Muskulatur richtig auf die kommende Belastung vorzubereiten, führen Sie das Kreisen nicht zur Lockerung aus, sondern langsam und mit viel Muskelspannung in Fingern und Handgelenk.

AUSRÜSTUNG
Keine

WIEDERHOLUNGEN
10 × in jede Richtung

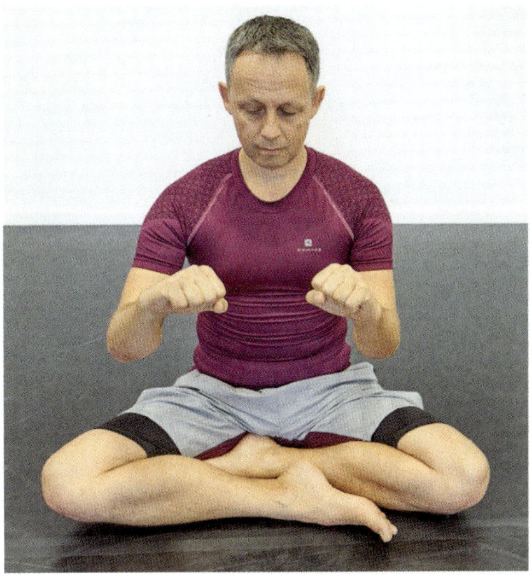

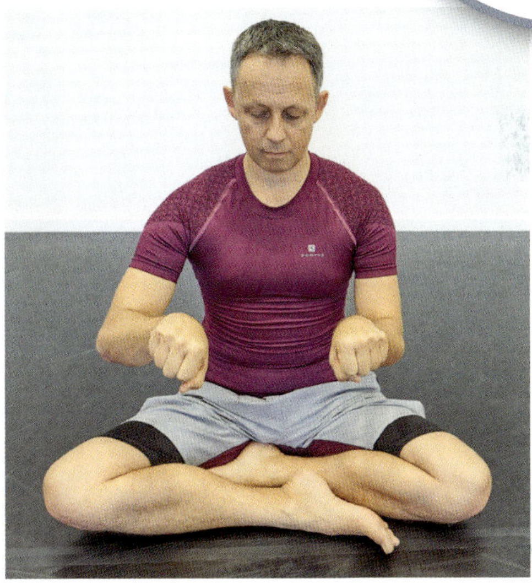

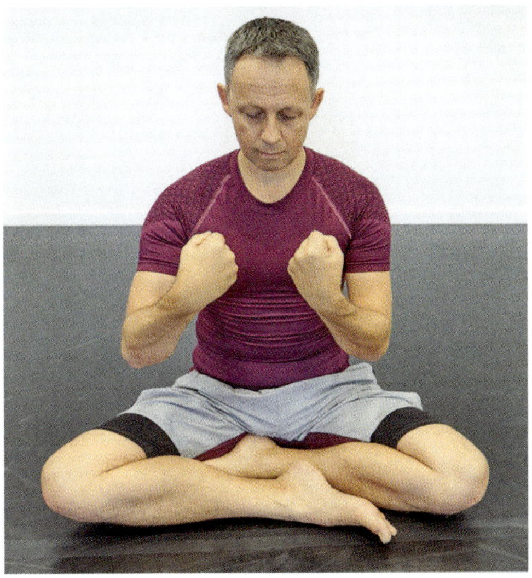

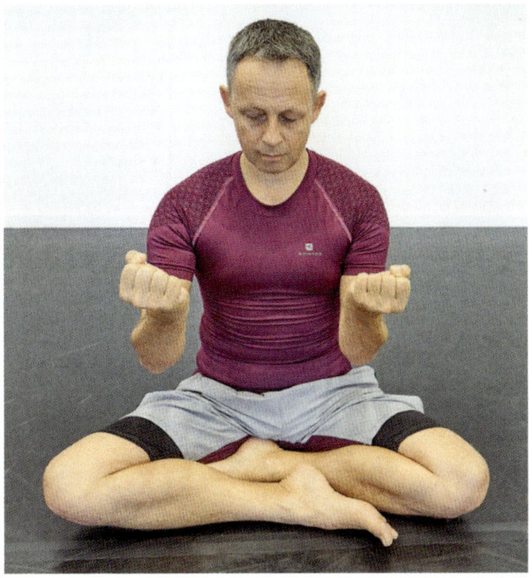

DEHNUNG DER SCHULTERPARTIE

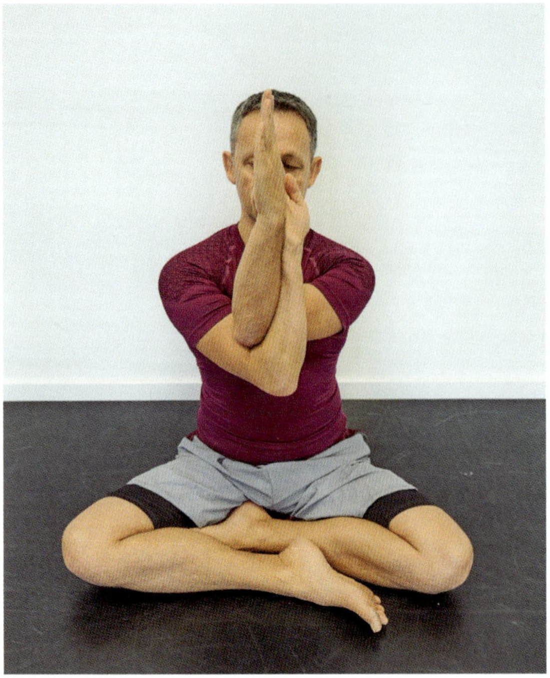

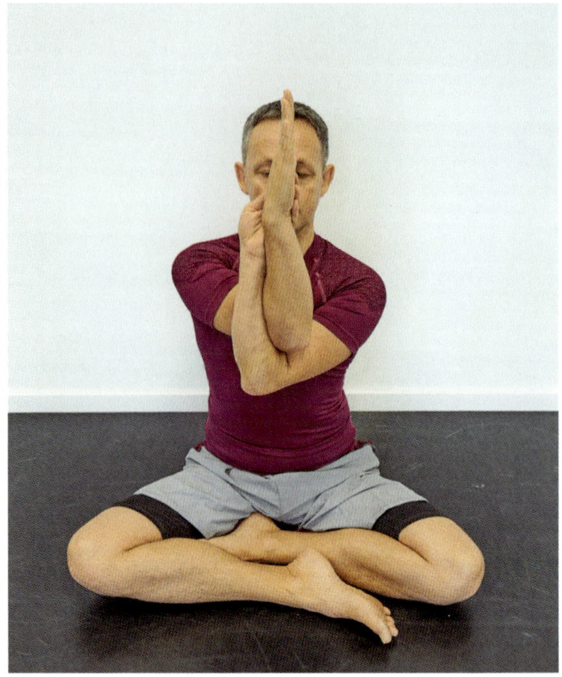

1 Kreuzen Sie Ihre Arme auf Brusthöhe, legen Sie die Ellbogen übereinander und die Finger der unteren Hand auf die Handfläche der oberen.

2 Halten Sie diese Position etwa 30 Sekunden lang. Dann wiederholen Sie die Übung mit dem anderen Arm.

AUSRÜSTUNG
Keine

WIEDERHOLUNGEN
30 Sekunden je Seite

DEHNUNG DER OBERARMMUSKULATUR

1 Strecken Sie zunächst den einen Arm vor dem Oberkörper zur anderen Seite und verstärken Sie mit der zweiten Hand die Dehnung.

2 Halten Sie diese Position etwa 30 Sekunden lang. Dann wiederholen Sie die Übung mit dem anderen Arm.

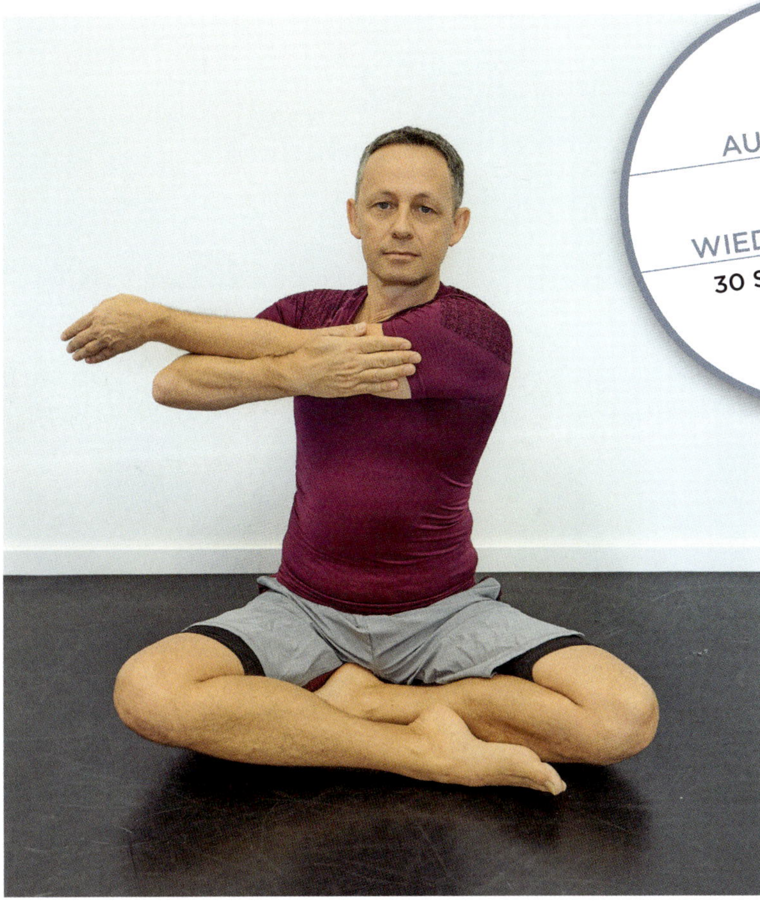

AUSRÜSTUNG
Keine

WIEDERHOLUNGEN
30 Sekunden je Seite

VORBEREITEN DER WIRBELSÄULE

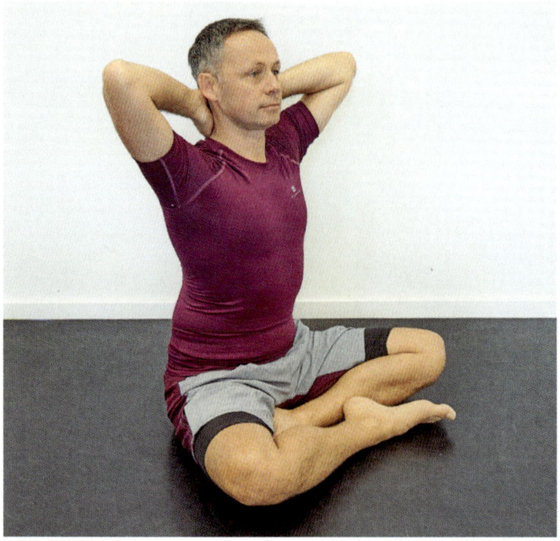

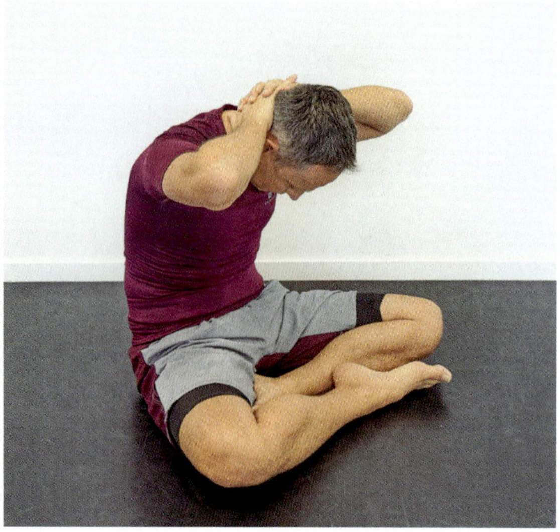

1 Verschränken Sie Ihre Hände im Nacken, richten Sie die Wirbelsäule ganz auf und spannen Sie die Bauchmuskulatur leicht an.

2 Neigen Sie den Oberkörper zunächst nach vorn.

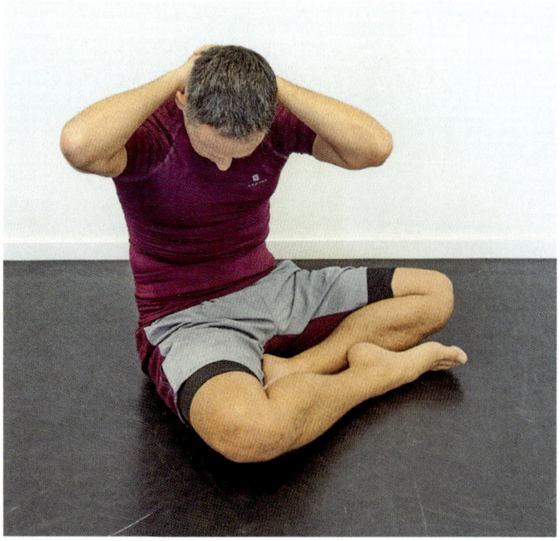

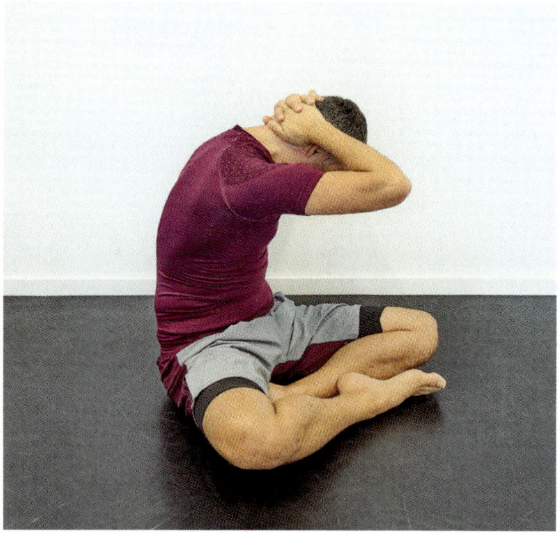

3 Neigen Sie den Oberkörper nach rechts.

4 Neigen Sie den Oberkörper anschließend nach links.

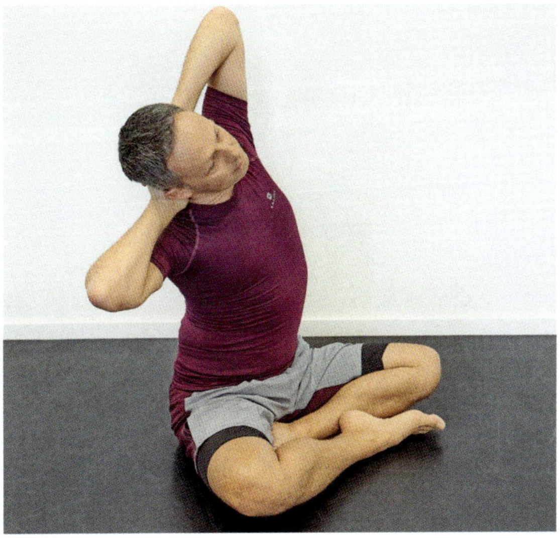

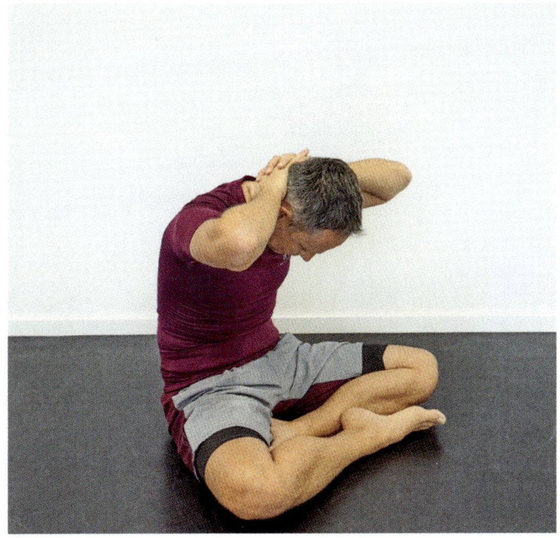

5 Wenden Sie den Oberkörper zur rechten Seite.

6 Kehren Sie zur Mitte zurück und neigen Sie sich nach vorn.

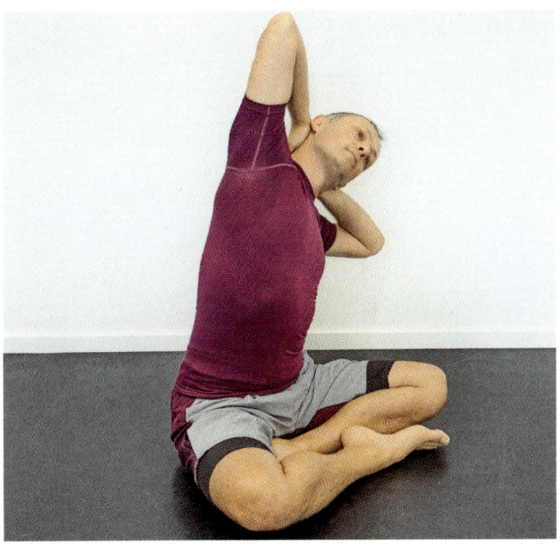

7 Neigen Sie sich aus der aufrechten Position nach links. Richten Sie sich dann wieder auf. Die nächste Runde beginnen Sie in die andere Richtung.

AUSRÜSTUNG
Keine

WIEDERHOLUNGEN
10×

AUFWÄRMEN DER SPRUNGGELENKE

1 Setzen Sie sich entweder im Langsitz auf den Boden oder auf einen Stuhl, wenn Sie den Langsitz als unangenehm empfinden. Stellen Sie die Füße auf.

2 Drehen Sie die Beine und die Füße nach außen.

3 Strecken Sie dann die Füße und drehen Sie sie wieder nach innen. Machen Sie zehn Kreise und anschließend zehn Kreise in die Gegenrichtung.

AUSRÜSTUNG
Keine

WIEDERHOLUNGEN
10 Kreise je Richtung

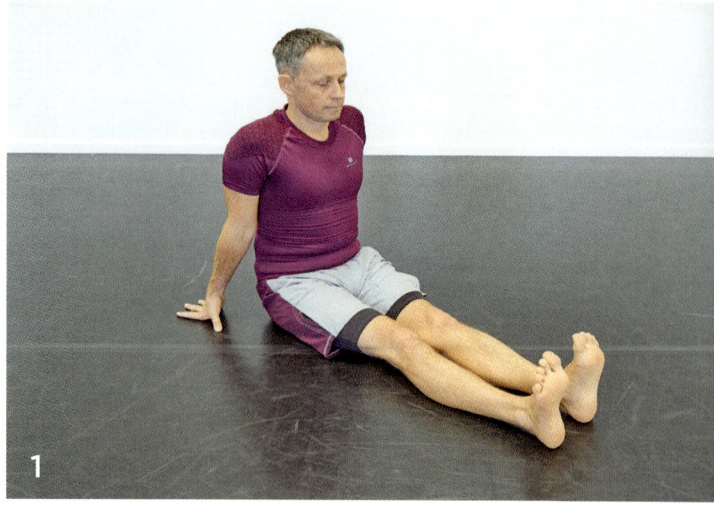
1

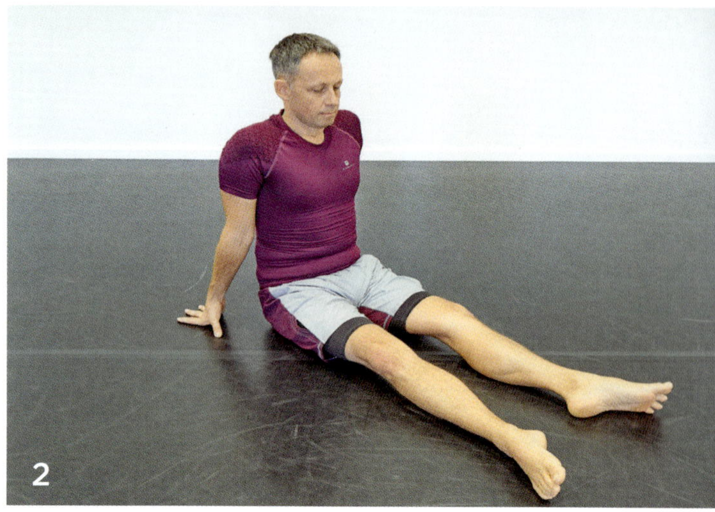
2

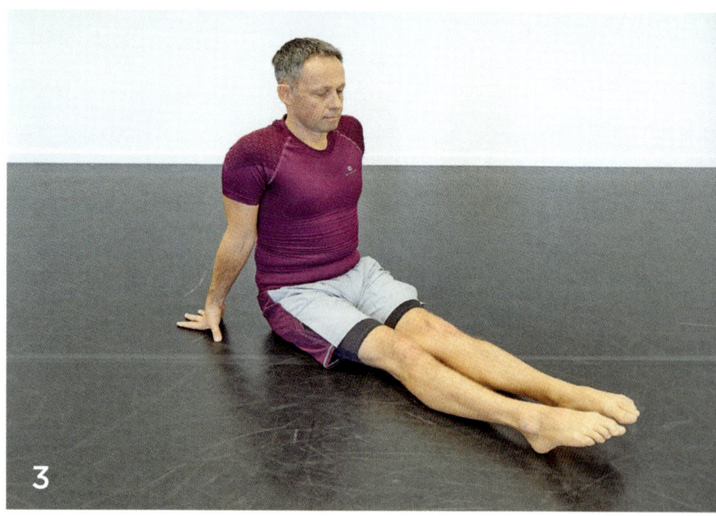
3

VORBEREITEN DER SPRUNGGELENKE UND DER UNTERSCHENKEL

1 Setzen Sie sich entweder im Langsitz auf den Boden oder auf einen Stuhl, wenn Sie den Langsitz als unangenehm empfinden.

2 Strecken Sie abwechselnd einen Fuß, während Sie den anderen anziehen.

AUSRÜSTUNG
Keine

WIEDERHOLUNGEN
20×

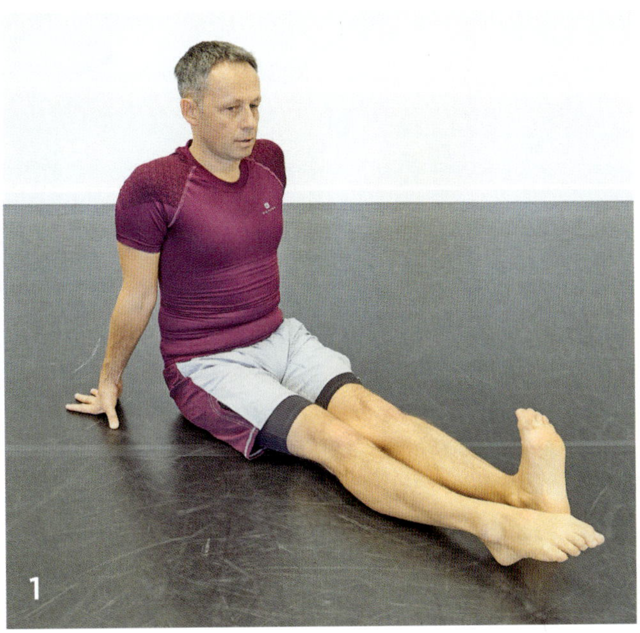
1

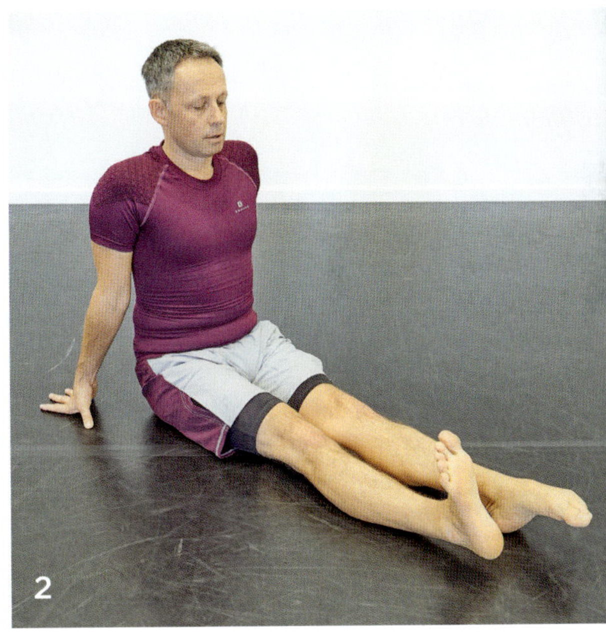
2

MOBILISIEREN DER HÜFTGELENKE UND DER LENDENWIRBELSÄULE

1 Legen Sie sich auf den Rücken, die Arme liegen seitlich auf Schulterhöhe gestreckt, die Knie sind gebeugt, die Füße stehen auf dem Boden.

2 Lassen Sie die Knie auf eine Seite fallen.

3 Das untere Bein bleibt angewinkelt liegen, das obere führen Sie mit Schwung aus den Zehenspitzen über den Boden

4 Führen Sie das Bein bis zur gegenüberliegenden ausgestreckten Hand.

5 Führen Sie die Beine in umgekehrter Reihenfolge zurück in die Ausgangsstellung.

AUSRÜSTUNG
Keine

WIEDERHOLUNGEN
10 × je Seite

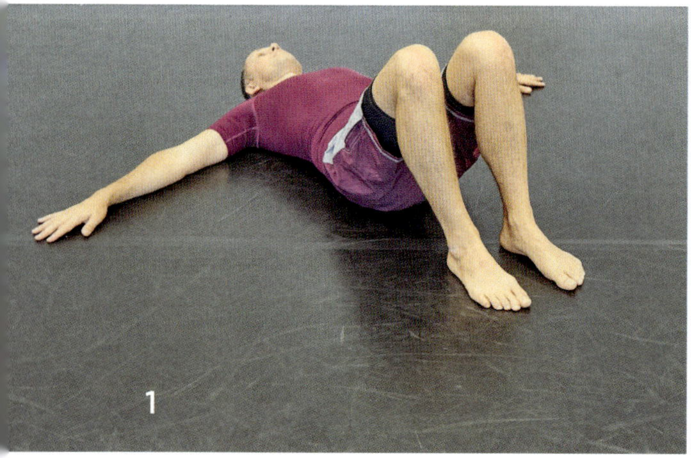
1

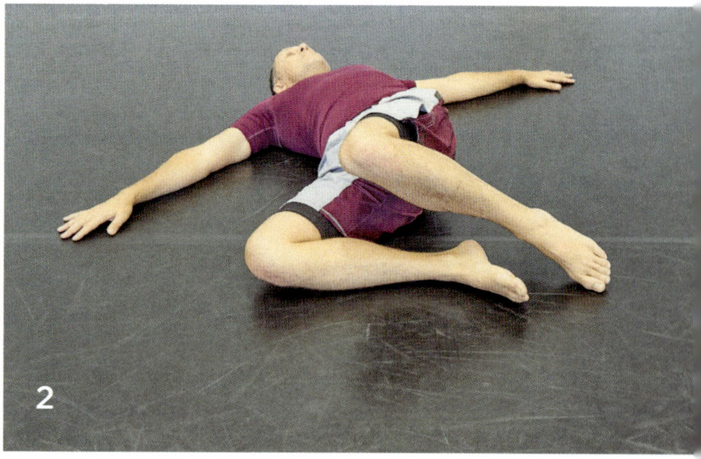
2

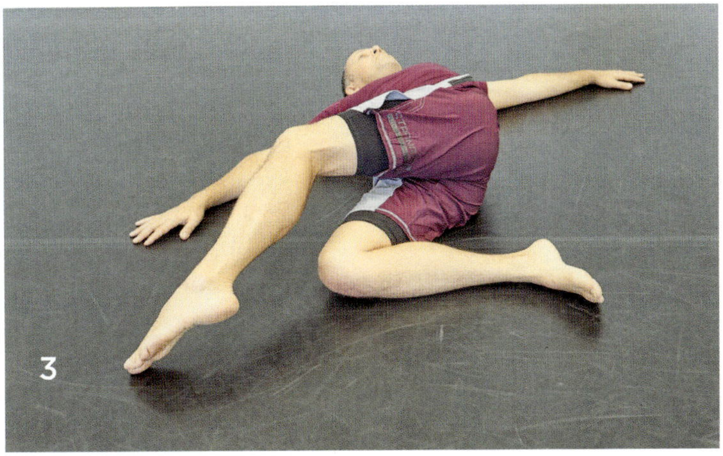
3

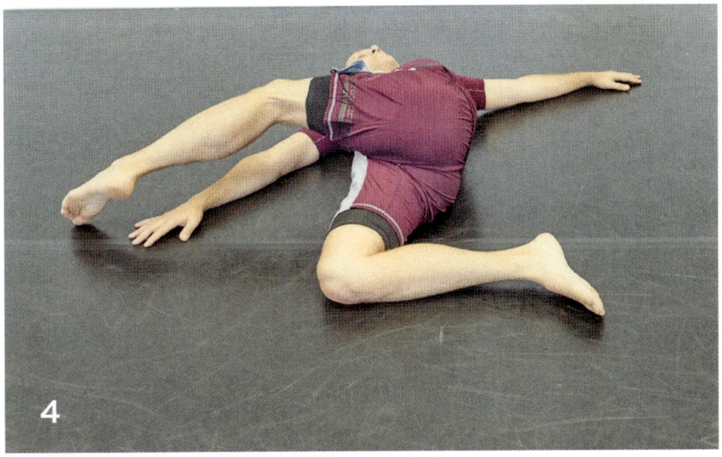
4

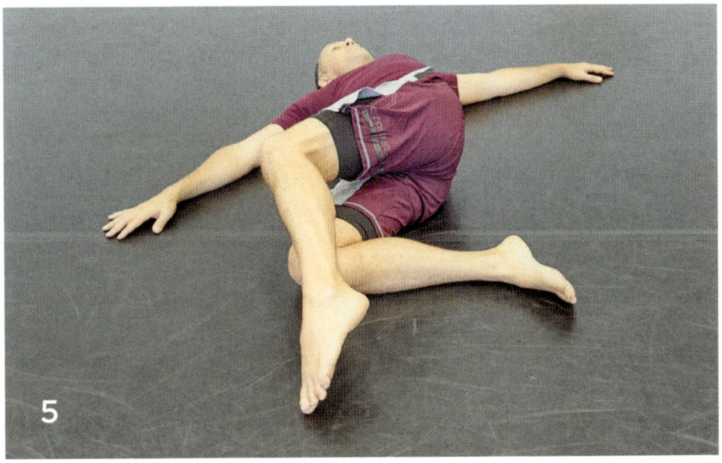
5

AUFWÄRMEN DER SPRUNGGELENKE IN DER HOCKE

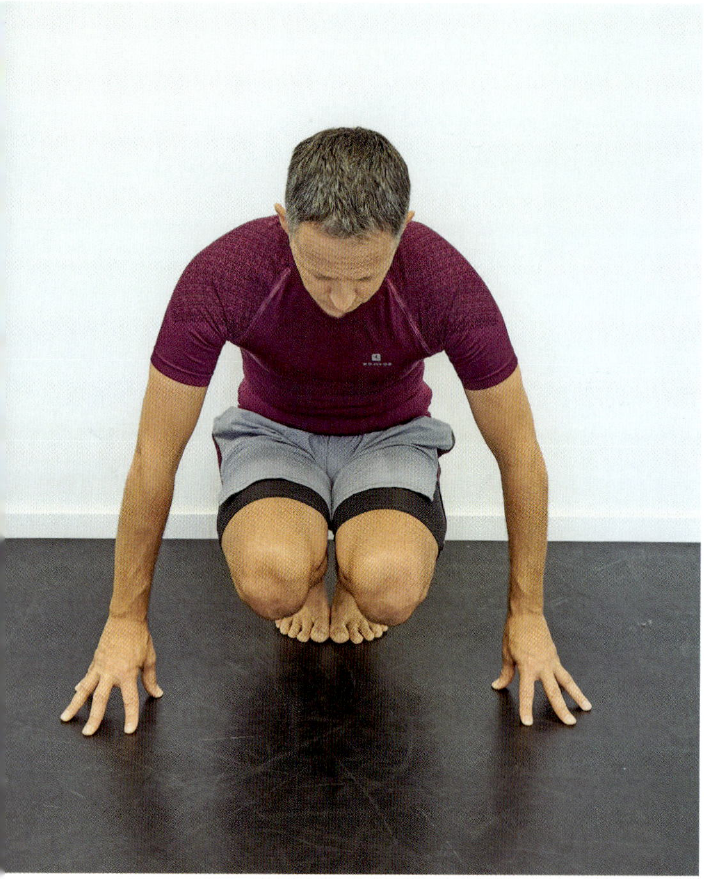

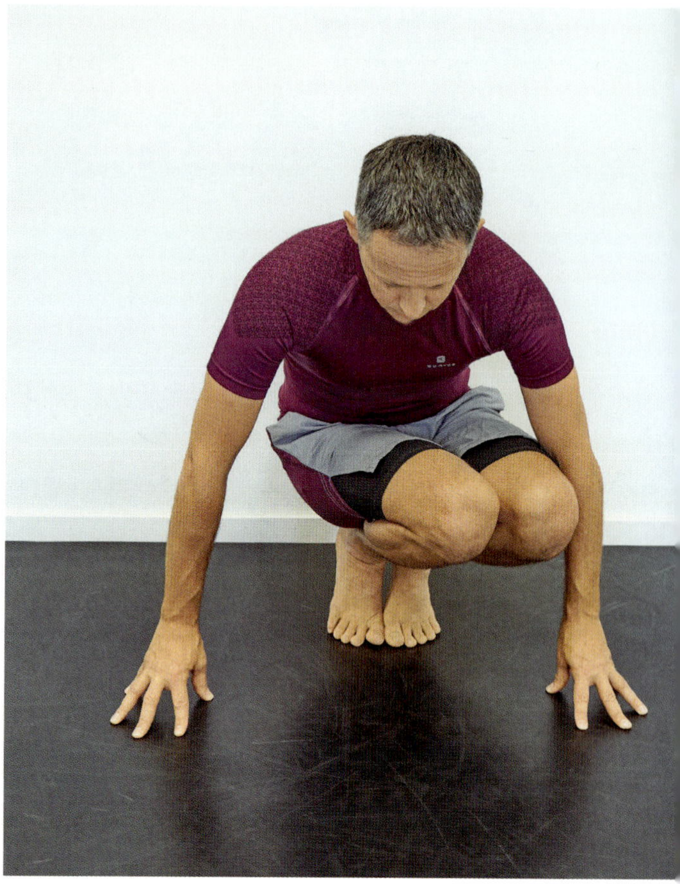

1 Gehen Sie in die Hocke, beugen Sie den Oberkörper nach vorn und stützen Sie sich mit den Händen ab.

2 Beschreiben Sie mit Ihren Knien einen Kreis, indem Sie diese erst nach links neigen.

AUSRÜSTUNG
Keine

WIEDERHOLUNGEN
6 Kreise in jede Richtung

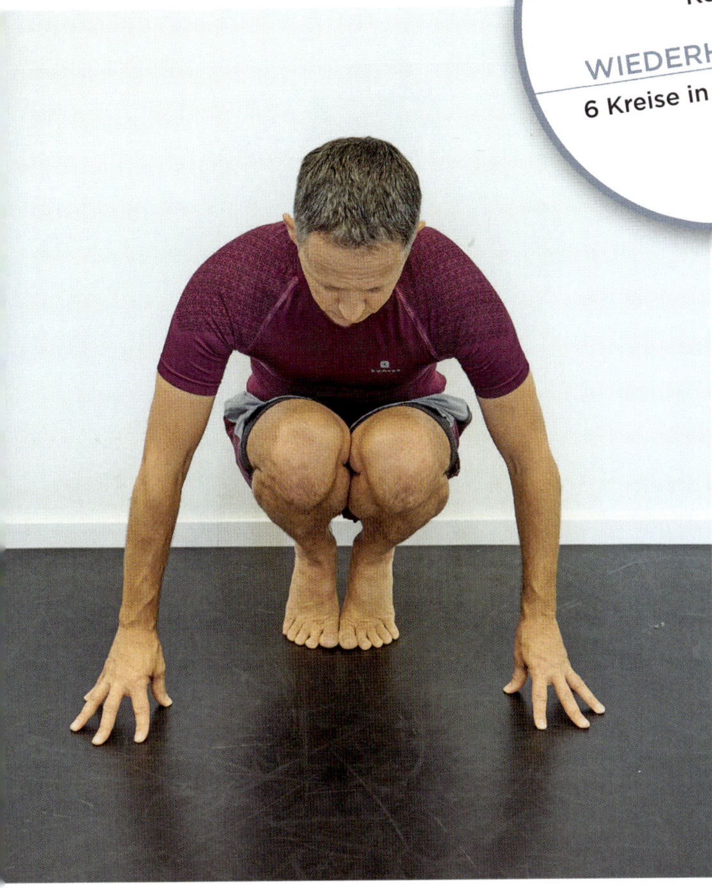

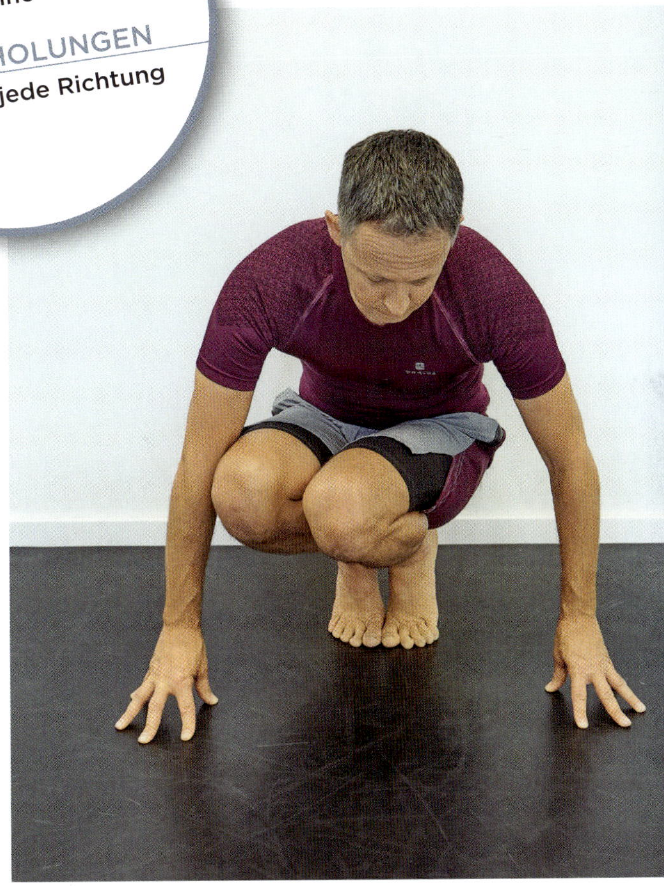

3 Bewegen Sie Ihre Knie dann in einer kreisförmigen Bewegung nach oben.

4 Senken Sie Ihre Knie abschließend zur rechten Seite und bringen Sie sie zurück in die Ausgangsstellung. Ihre Sprunggelenke kreisen dabei von allein mit. Wechseln Sie nach etwa sechs Kreisen die Richtung.

AUFWÄRMEN UND MOBILISIEREN DER KNIE

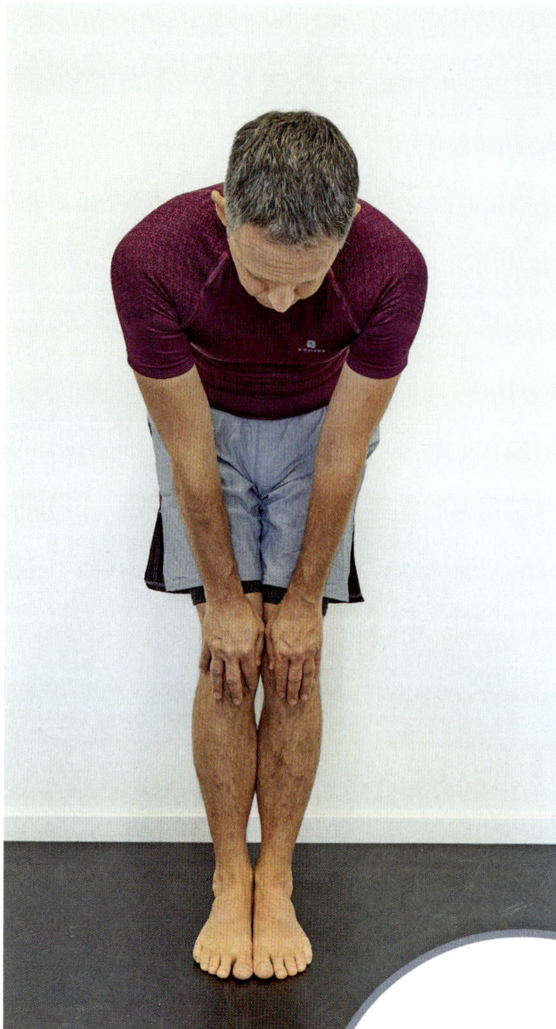

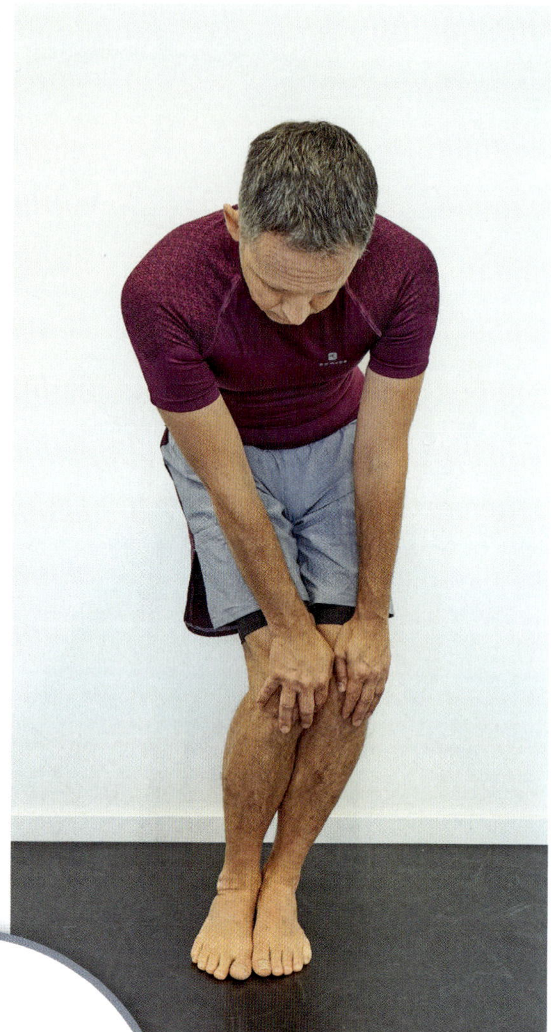

1 Beugen Sie ihre Knie und legen Sie Ihre Hände darauf.

AUSRÜSTUNG
Keine

WIEDERHOLUNGEN
6 × in jede Richtung

2 Führen Sie nun eine kreisende Bewegung in den Knien aus, indem Sie die Knie zunächst auf eine Seite bringen.

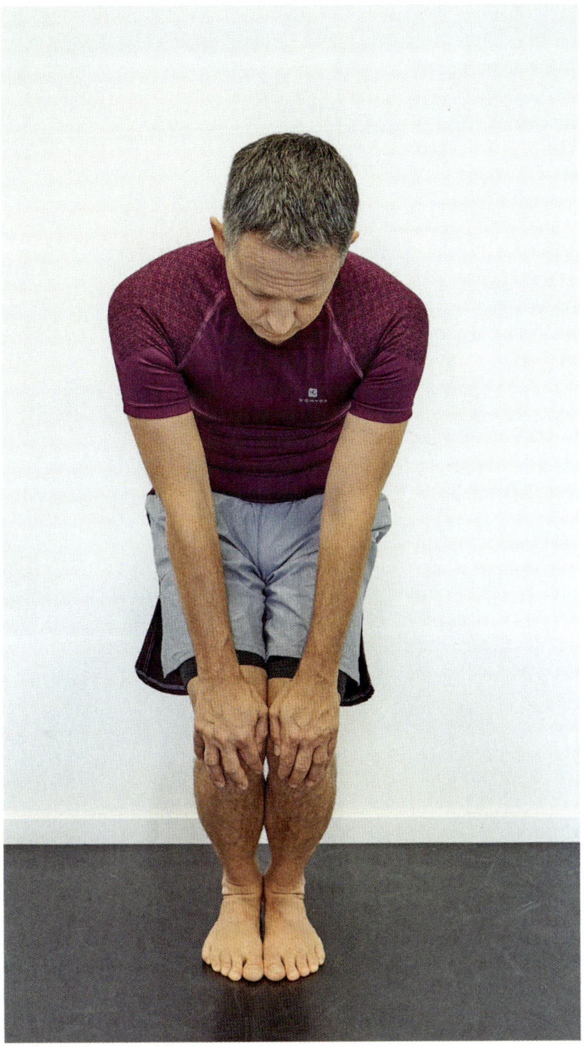

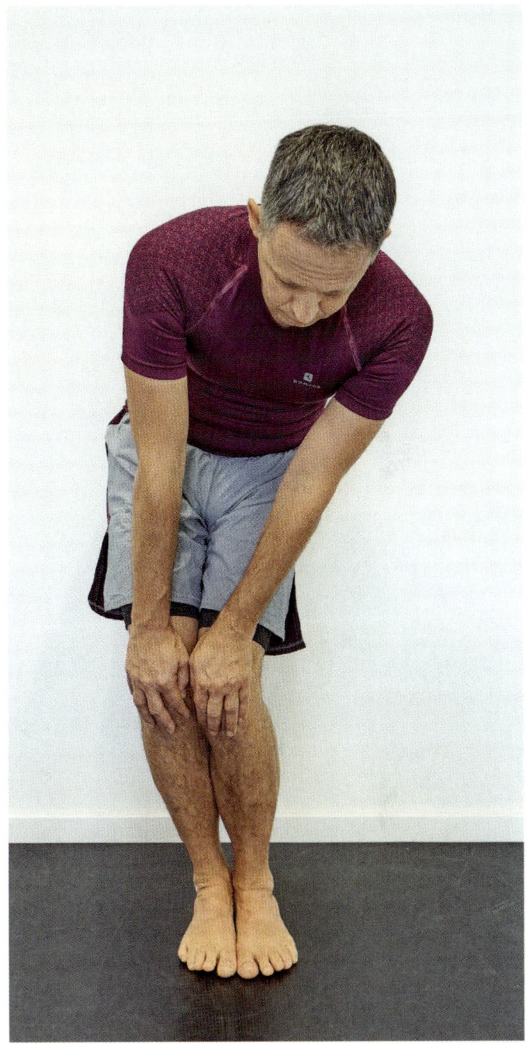

3 Beugen Sie die Knie dann ein wenig stärker.

4 Führen Sie die Knie auf die andere Seite und wieder zurück in die Ausgangsstellung. Wechseln Sie nach etwa sechs Wiederholungen die Richtung.

VORBEREITENDE ÜBUNGEN

Für Ihren Körper sind die Bewegungen beim Crawling eine Umstellung. Den ganzen Tag laufen Sie auf zwei Beinen oder sitzen – Bewegungsabläufe, die er gut kennt. Mit den vorbereitenden Übungen gewöhnen Sie Ihren Bewegungsapparat allmählich an die Bewegungsabläufe auf allen Vieren, kräftigen die Muskeln und verbessern ihr Zusammenspiel, wie Sie es beim Crawling brauchen. Als Anfänger sollten Sie diese Übungen vor jeder Crawling-Einheit machen. Aber auch wenn Sie schon ein fortgeschrittener Athlet sind, sollten Sie immer eine Auswahl dieser Übungen ausführen, damit Ihr Körper optimal auf die Herausforderung des folgenden Workouts eingestellt ist.

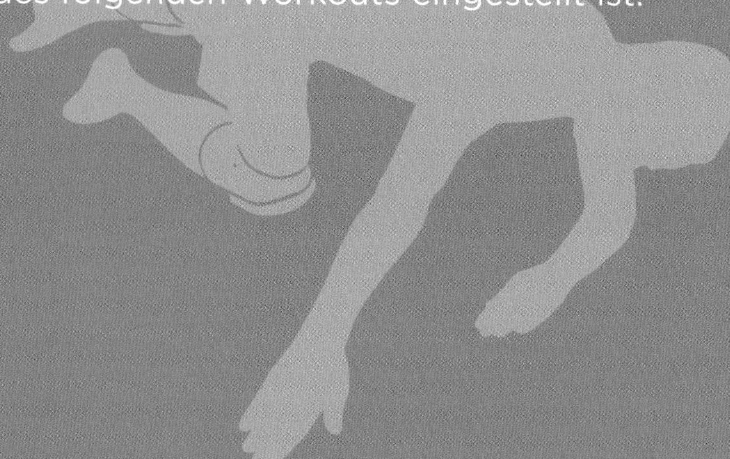

CROSS PULL

Training der diagonalen Bauchmuskulatur und der vorderen Muskeldiagonale

1 Begeben Sie sich in die einfache Ausgangsstellung. Drehen Sie einen Arm noch stärker ein, sodass die Finger in Richtung des gegenüberliegenden Knies zeigen. Die Ellbogen bleiben gebeugt.

2 Ziehen Sie nun die Hand zum gegenüberliegenden Knie und das Knie zur Hand. Halten Sie diese Position etwa fünf Sekunden lang. Sie spüren nun, wie Ihre Bauchmuskulatur aktiv mitarbeitet.

3 Lösen Sie die Position langsam wieder und wiederholen Sie die Übung mit der anderen Hand und dem anderen Knie.

AUSRÜSTUNG
Knieschoner

WIEDERHOLUNGEN
6–8× pro Seite

ATMUNG
Atmen Sie ein, wenn Sie Hand und Knie zueinander führen, atmen Sie aus, wenn sie in die Ausgangsstellung zurückkehren.

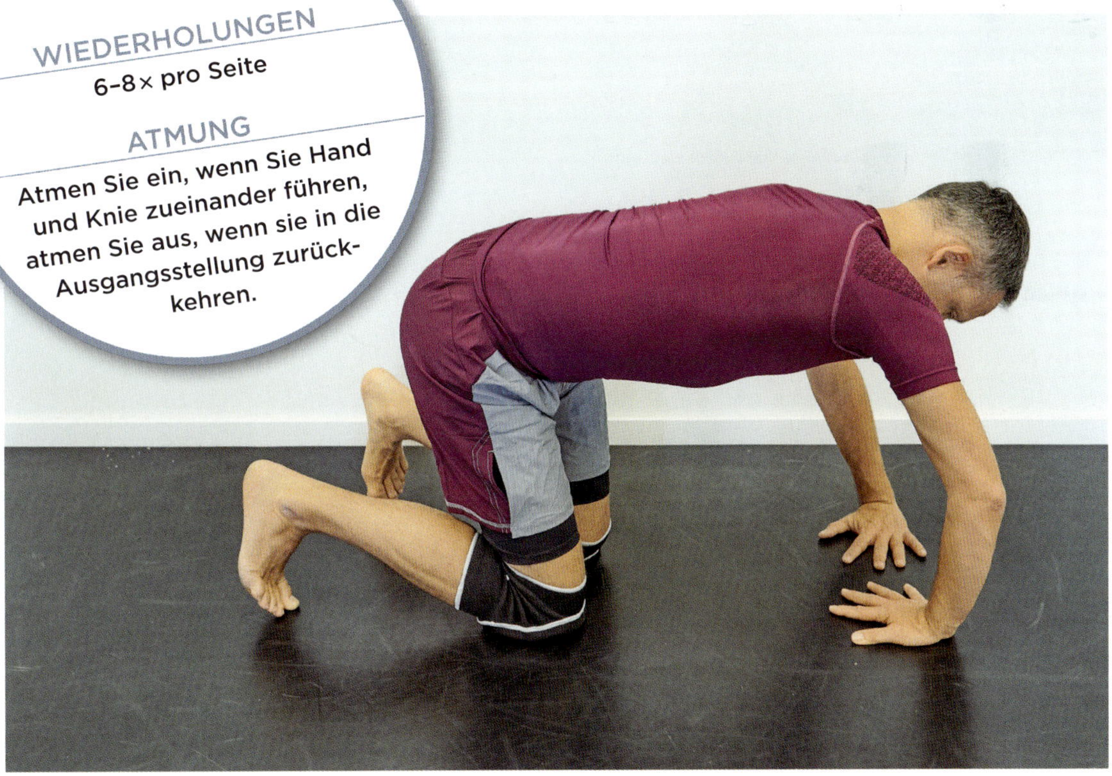

SEESAW

Mobilisation der Hüftgelenke, Training der Brust- und Armmuskulatur

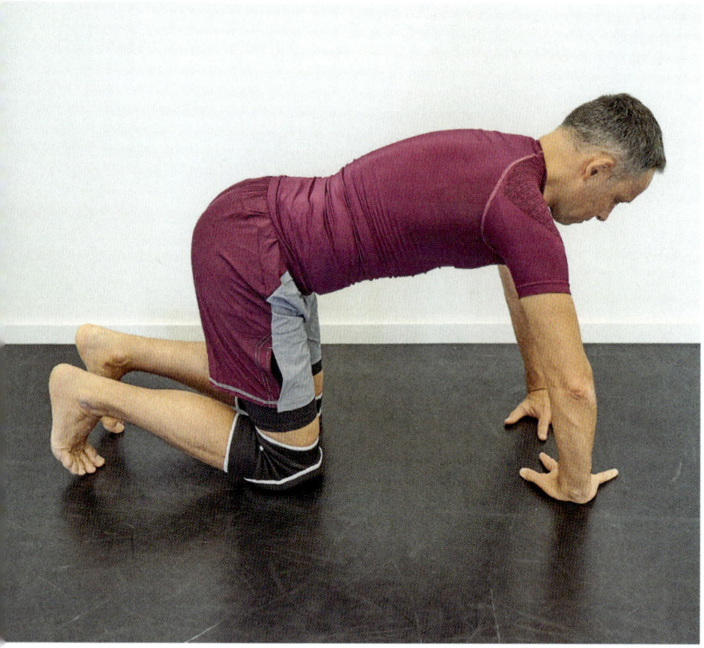

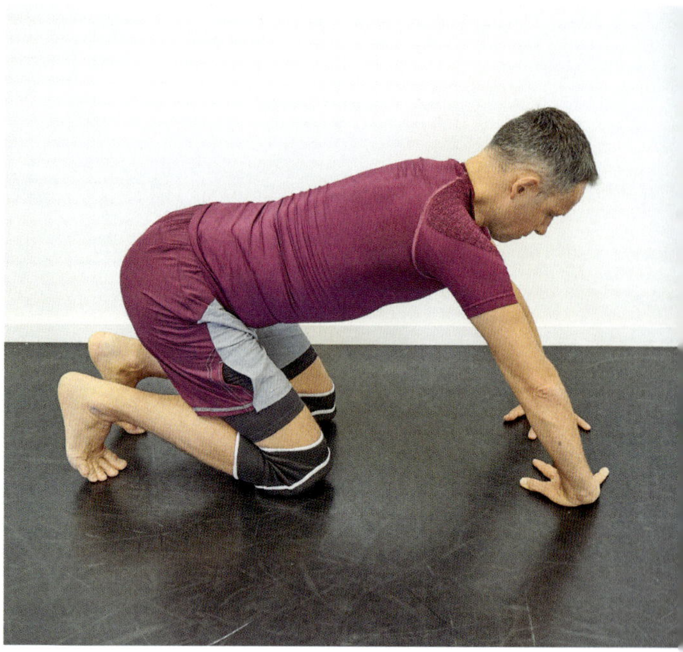

1 Gehen Sie in die einfache Ausgangsstellung.

2 Verlagern Sie Ihr Gewicht nach hinten und schieben Sie das Becken in Richtung Füße. Halten Sie Ihre Hände angespannt, als würden Sie sie zueinanderziehen, ohne sie aber aktiv zu bewegen.

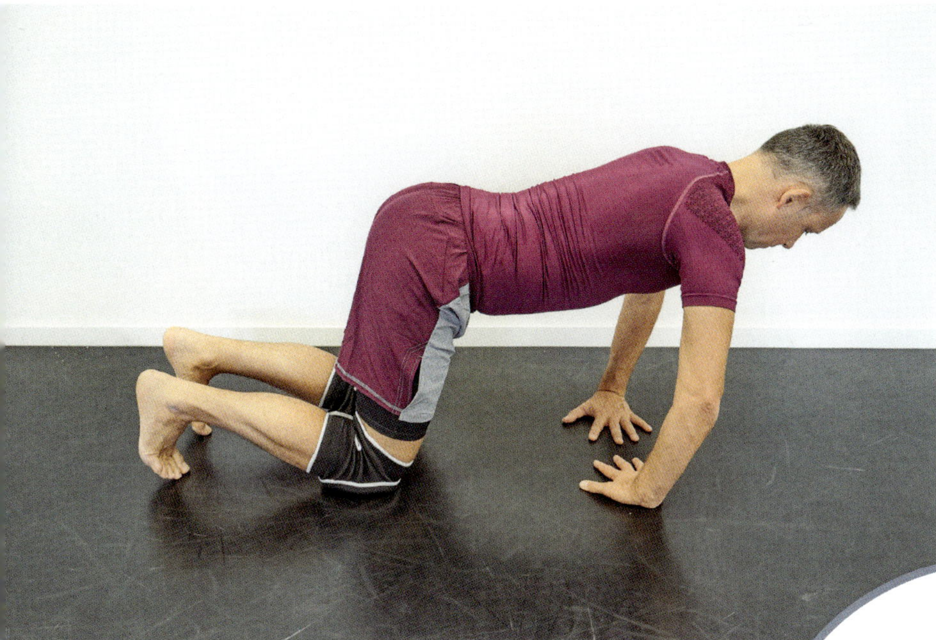

3 Ziehen Sie sich anschließend mit beiden Armen nach vorn, sodass Sie Ihr Gewicht auf die Arme verlagern. Halten Sie die ganze Zeit über die Spannung in Ihren Händen und den gesamten Körper aufrecht.

AUSRÜSTUNG
Knieschoner

WIEDERHOLUNGEN
10×

ATMUNG
Atmen Sie beim Zurückschieben aus und beim Vorschieben ein.

DRUMMING

Schultergürtel und Brustmuskulatur

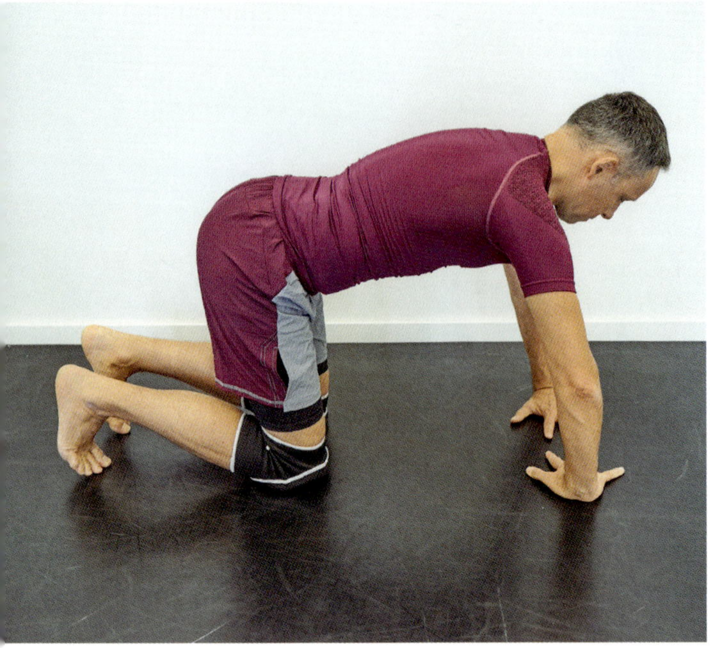

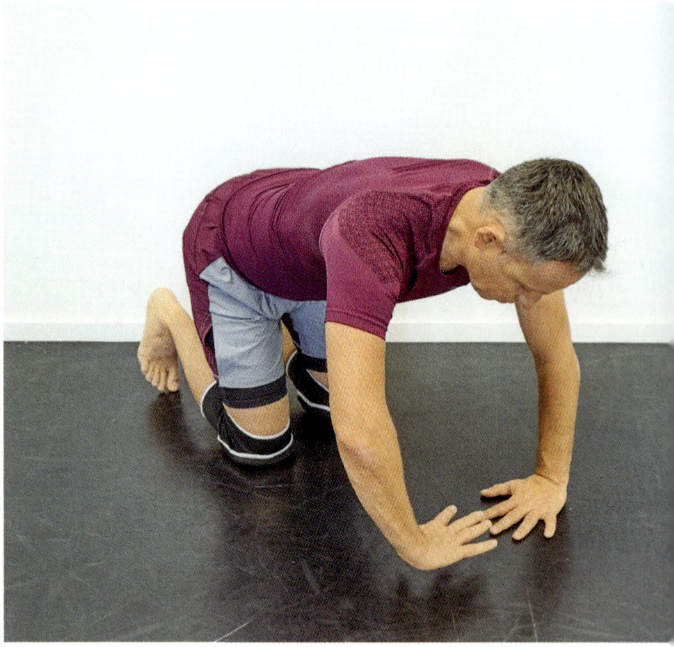

1 Gehen Sie in die einfache Ausgangsstellung.

2 Heben Sie die Arme abwechselnd mehrere Zentimeter an, behalten Sie aber die Ausgangsstellung bei.

TIPP

Ich empfehle Ihnen, diese Übung in den ersten Trainingswochen in Ihr Aufwärmprogramm aufzunehmen. Sie stärkt Ihre Brust- und Oberarmmuskulatur und macht Ihren Oberkörper fit für ein ausgiebigeres Crawling-Workout.

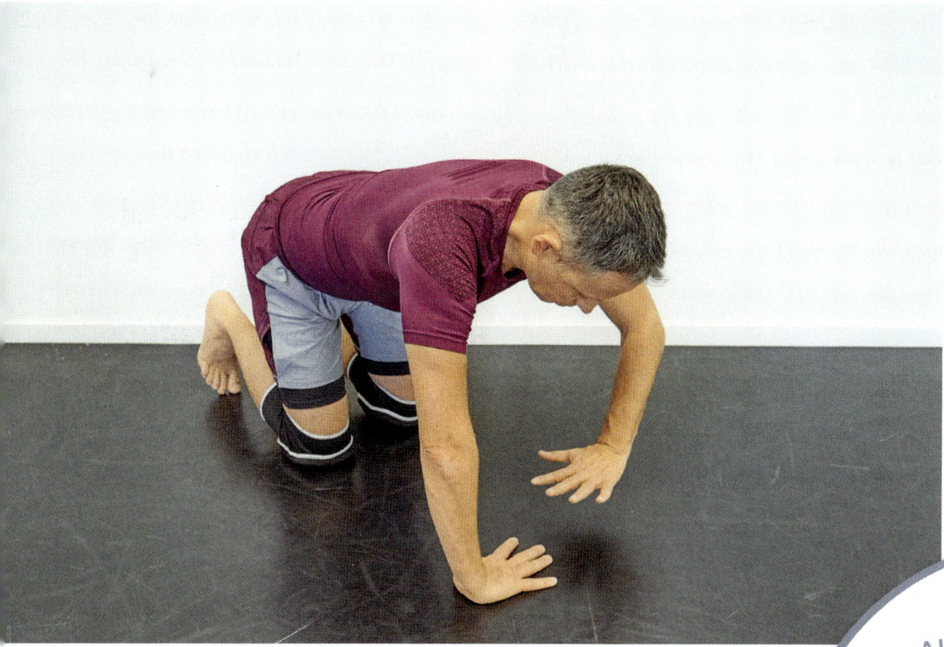

3 Erhöhen Sie das Tempo der Bewegung, ohne die Muskelaktivität im Körper zu verändern.

AUSRÜSTUNG
Knieschoner

WIEDERHOLUNGEN
10 Sekunden lang im schnellen Wechsel

ATMUNG
Tiefes Ein- und Ausatmen

HINWEIS

Achten Sie während der ganzen Übung auf die Aktivität der Bauchmuskulatur.

LOW SCREWDRIVER

Mobilisation der Wirbelsäule, Stimulation der Nerven an der Wirbelsäule und Verbesserung der Versorgung aller Muskeln

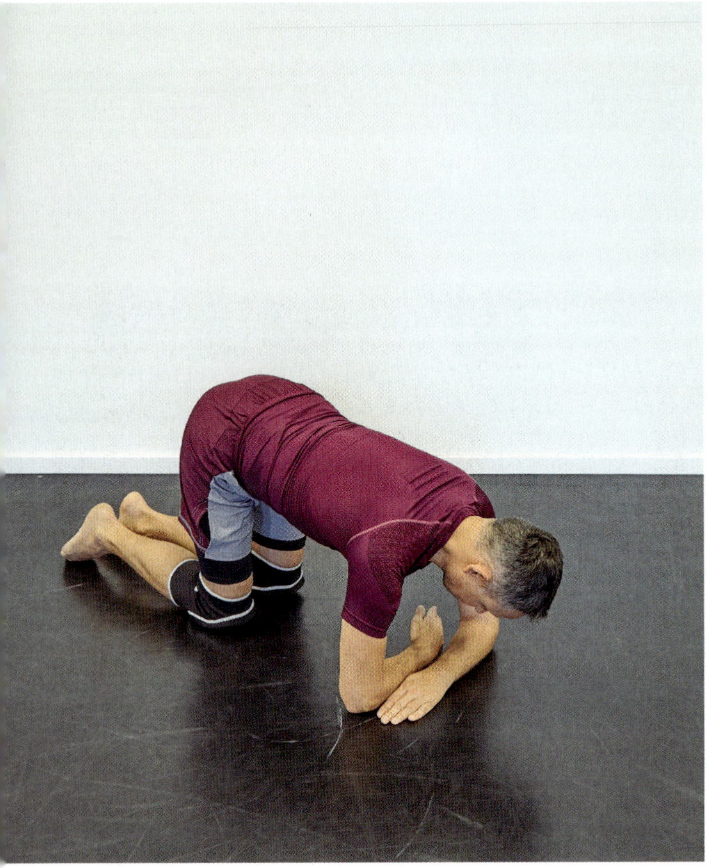

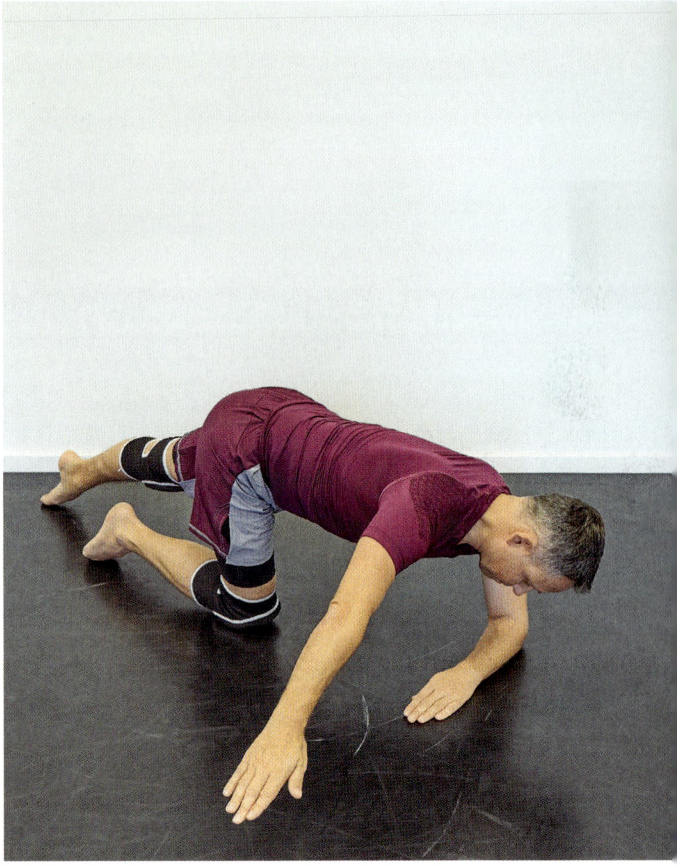

1 Nehmen Sie als Ausgangsstellung den Unterarmstütz ein mit den Unterarmen quer zu den Ellbogen und gestreckten Füßen.

2 Strecken Sie das linke Bein gerade nach hinten und den rechten Arm zur Seite.

HINWEIS

Halten Sie die Bauchmuskulatur immer aktiv.

AUSRÜSTUNG
Knieschoner

WIEDERHOLUNGEN
6–10 × pro Seite

ATMUNG
Während der Streckung des Beines und des Armes atmen Sie langsam und tief ein. Beim Zurückkehren in die Ausgangsstellung atmen Sie langsam und tief aus.

VARIATION
High Screwdriver
(s. S. 70)

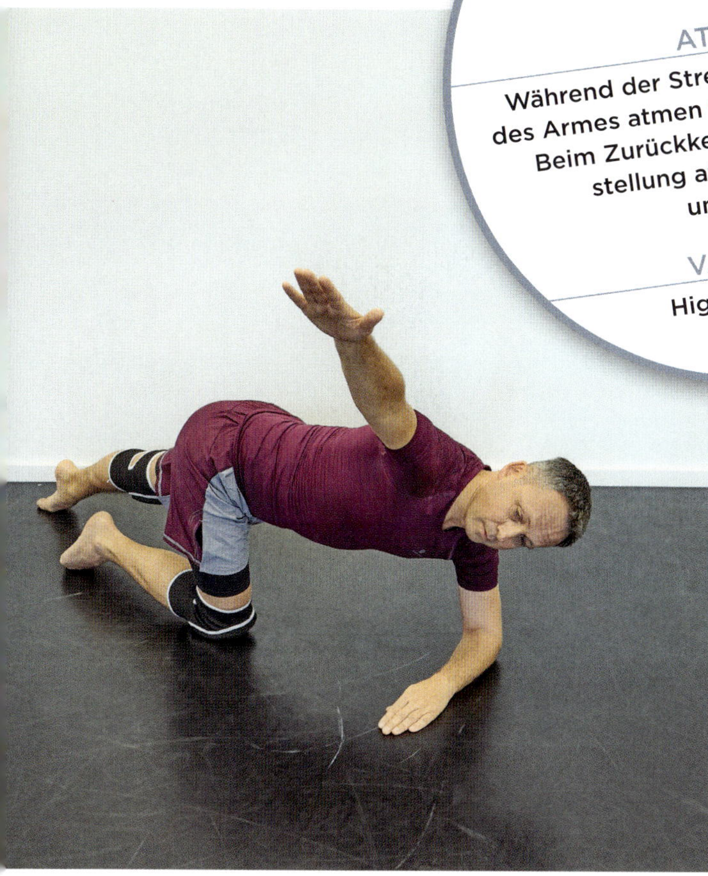

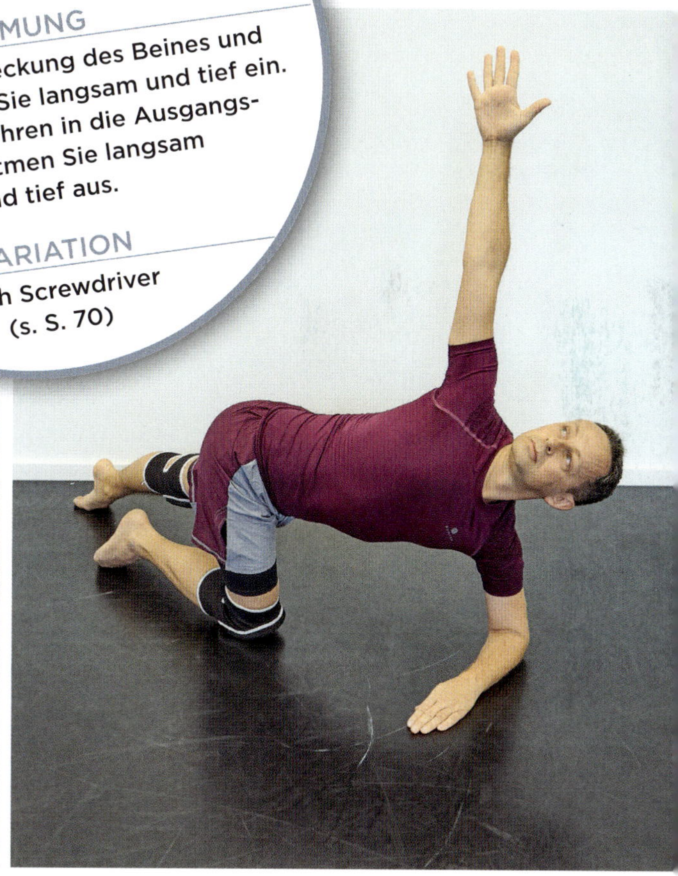

3 Heben Sie den seitlich gestreckten Arm an.

4 Führen Sie den angehobenen Arm in die Senkrechte, bis Sie ein angenehmes Ziehen entlang der Wirbelsäule spüren. Es kommt zu einer Verschraubung der ganzen Wirbelsäule. Führen Sie den Arm und das Bein wieder zurück in die Ausgangsstellung. Wiederholen Sie die Übung auf der jeweils anderen Seite.

HIGH SCREWDRIVER

Mobilisation der Wirbelsäule, Stimulation der Nerven an der Wirbelsäule und dadurch Verbesserung der Versorgung aller Muskeln, Variation des Low Screwdrivers mit geringerer Belastung der Handgelenke

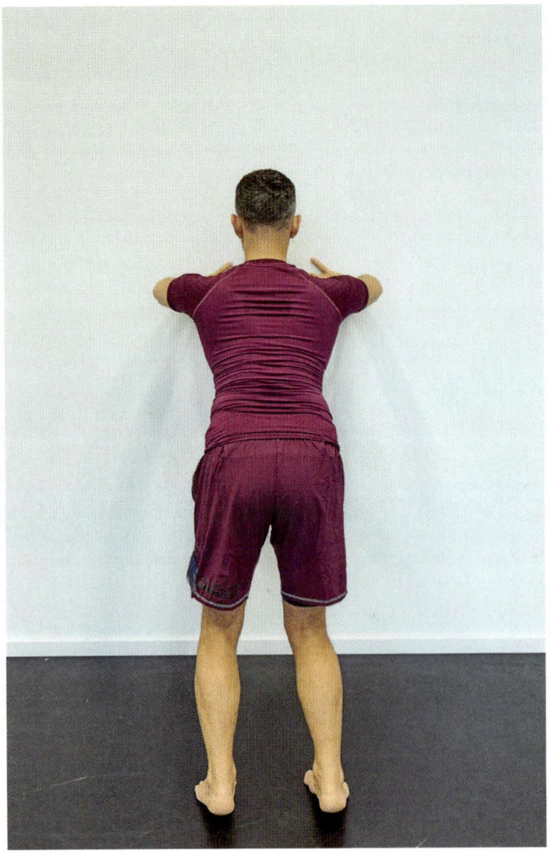

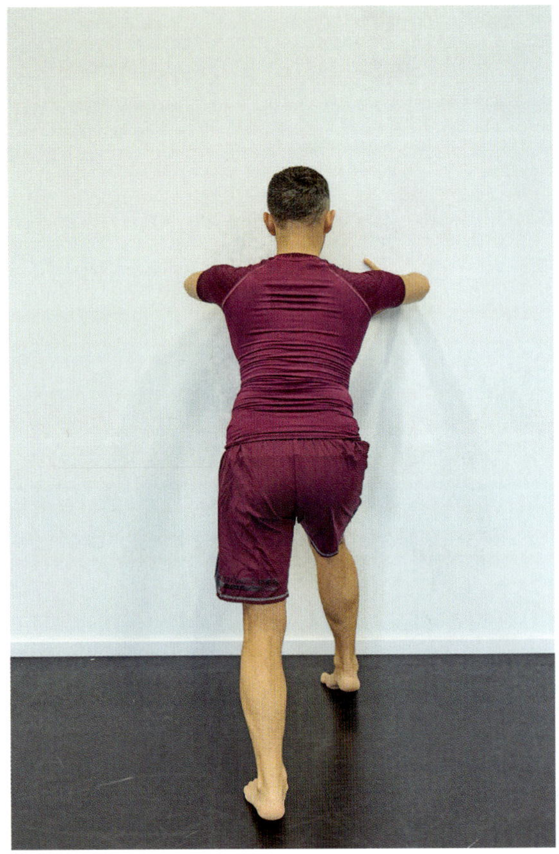

1 In der Ausgangsstellung stehen Sie aufrecht vor einer Wand. Die Handposition entspricht der Basisposition, nur gegen die Wand. Sie stehen mit den Füßen hüftbreit einen großen Schritt von der Wand entfernt, die Fersen sind leicht angehoben, die Knie sind gebeugt, die Wirbelsäule ist gerade.

2 Setzen Sie das rechte Bein einen Schritt nach vorn.

HINWEIS

Halten Sie die Bauchmuskulatur immer aktiv.

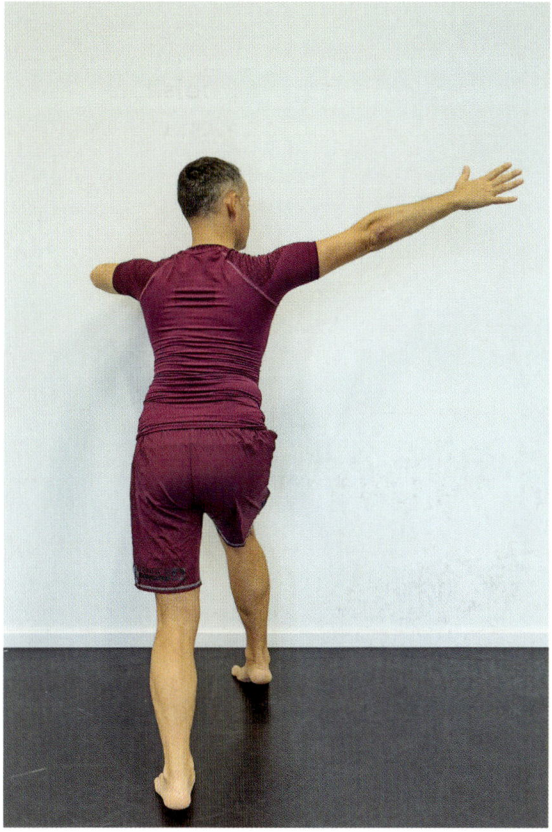

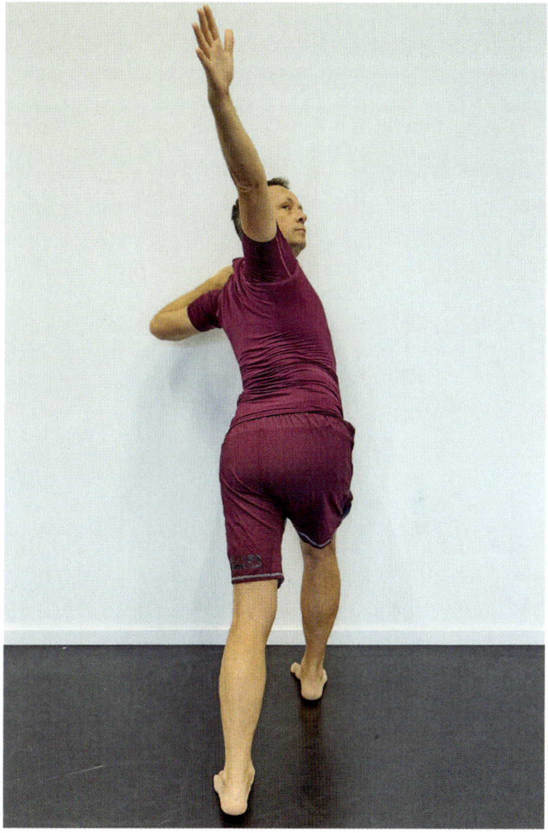

3 Strecken Sie den rechten Arm zur Seite.

AUSRÜSTUNG
Keine

WIEDERHOLUNGEN
6–10 × pro Seite

ATMUNG
Während der Armstreckung atmen Sie langsam und tief ein. Beim Zurückkehren in die Ausgangsstellung atmen Sie langsam und tief aus.

VARIATION
Low Screwdriver
(s. S. 68)

4 Führen Sie den rechten Arm nach hinten, sodass sich Ihr Oberkörper zur Seite dreht und die gesamte Wirbelsäule verschraubt ist. Drehen Sie sich nur so weit nach hinten, wie Sie Ihre Bauchmuskulatur aktiv halten können und ein angenehmes Ziehen in der Wirbelsäule verspüren. Dann kehren Sie in die Ausgangsstellung zurück und führen die Übung auf der andern Seite aus.

BASIS- UND AUFBAUÜBUNGEN

Ich krabble fast jeden Tag fünfzehn bis zwanzig Minuten lang, aber das heißt nicht, dass ich nur Übungen für Fortgeschrittene mache. Diese Basis- und Aufbauübungen sind ebenso für Anfänger wie auch für fortgeschrittenere Crawler geeignet. Wenn Ihnen die Übungen zu wenig anstrengend sind, können Sie sie variieren, indem sie die fortgeschrittene Ausgangsstellung oder eine der anspruchsvolleren Handpositionen wählen.

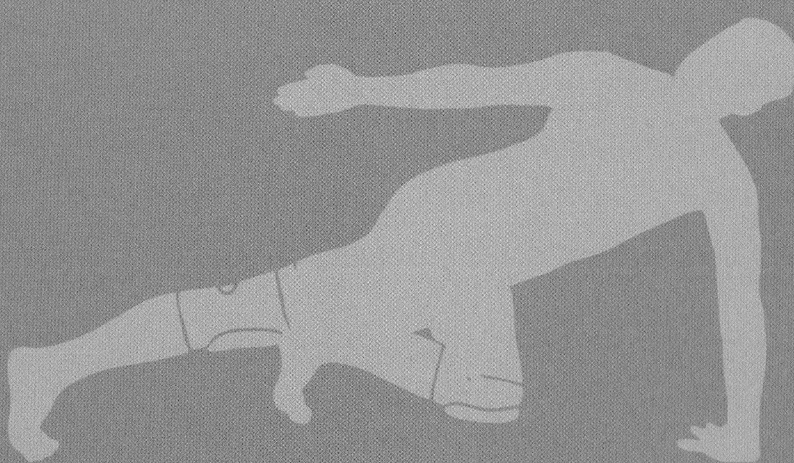

SIMPLE FRONT SLIDE

Kräftigung von Brustmuskulatur, Armmuskulatur, Bauchmuskulatur, Hüftbeuger

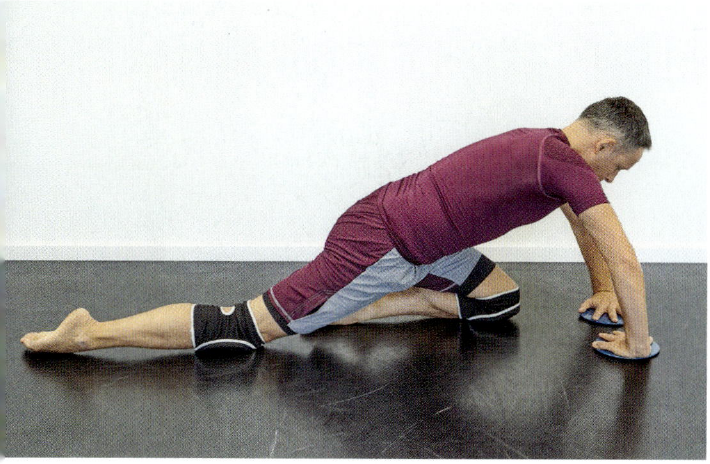

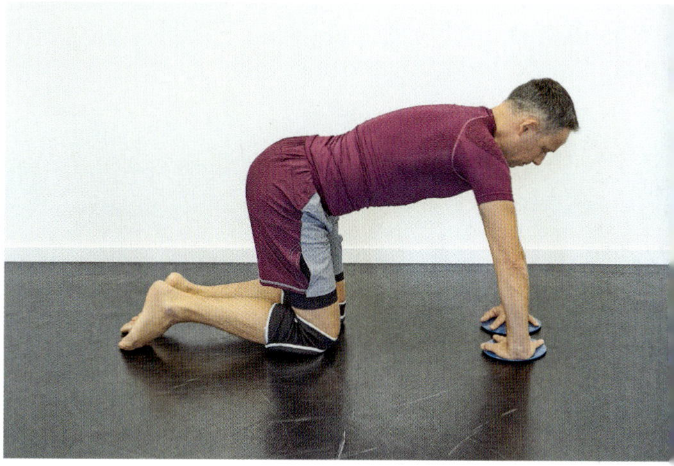

1 Nehmen Sie die einfache Ausgangsstellung ein und legen Sie sich Sliding Pads unter die Hände. Verlagern Sie Ihr Gewicht auf das rechte Knie und ziehen Sie das linke Knie nach vorn. Die Hände gleiten mit der Bewegung mit.

2 Verlagern Sie Ihr Gewicht nun nach links und ziehen Sie das rechte Knie nach, sodass Sie wieder in die Ausgangsstellung zurückkommen.

HINWEIS

Achten Sie auf Ihre Haltung.

AUSRÜSTUNG
Sliding Pads oder Handtuch, Knieschoner

WIEDERHOLUNGEN
8–10 × pro Seite

ATMUNG
Atmen Sie beim Gleiten aus und in der Ausgangsstellung ein.

VARIATION
Advanced Front Slide (s. S. 105)

SIMPLE CRAWL

Kontrolle, Kräftigung und Stabilisation der Rumpfmuskulatur

1 Nehmen Sie die einfache Ausgangsstellung ein. Halten Sie die Wirbelsäule während der ganzen Übung in Ihrer natürlichen Krümmung.

2 Heben Sie den rechten Arm und das linke Knie gleichzeitig nur wenige Zentimeter an.

3 Machen Sie einen kleinen Schritt nach vorn.

4 Wiederholen Sie die Bewegung mit der anderen Seite und krabbeln Sie auf diese Weise langsam durch den Raum.

AUSRÜSTUNG
Knieschoner

WIEDERHOLUNGEN
1–2 Minuten

ATMUNG
Atmen Sie beim Hochheben ein und beim Aufsetzen aus.

TIPP

Ich empfehle Ihnen, den Simple Crawl in den ersten beiden Trainingswochen in Ihr Aufwärmprogramm aufzunehmen. Dadurch trainieren Sie die korrekte Crawling-Haltung und bereiten Ihren Körper auf die komplexeren Übungen vor. Um die Intensität der Übung zu steigern, können Sie die Knie anheben oder eine andere Handposition ausprobieren, wie auch bei den meisten der folgenden Übungen.

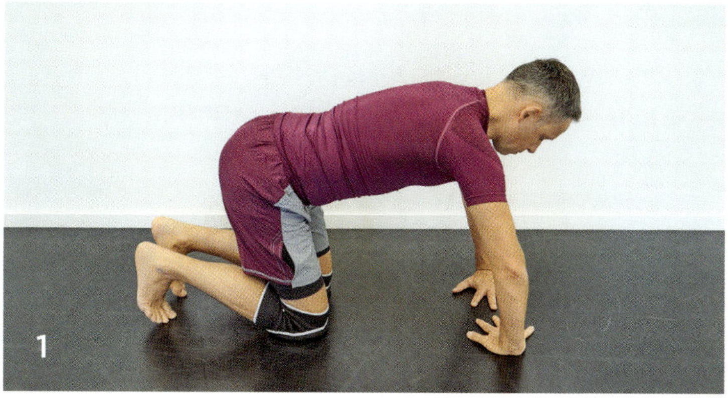
1

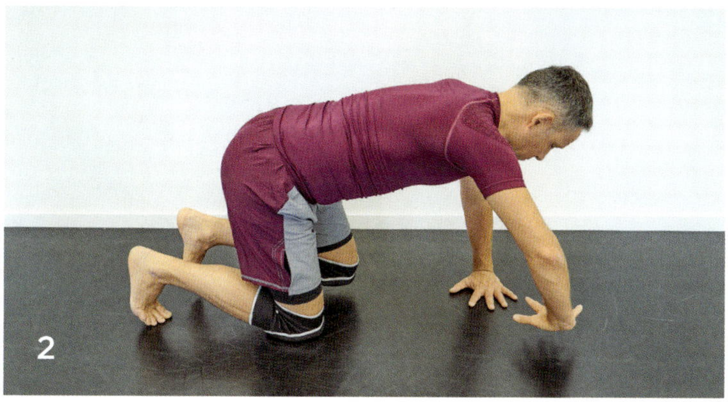
2

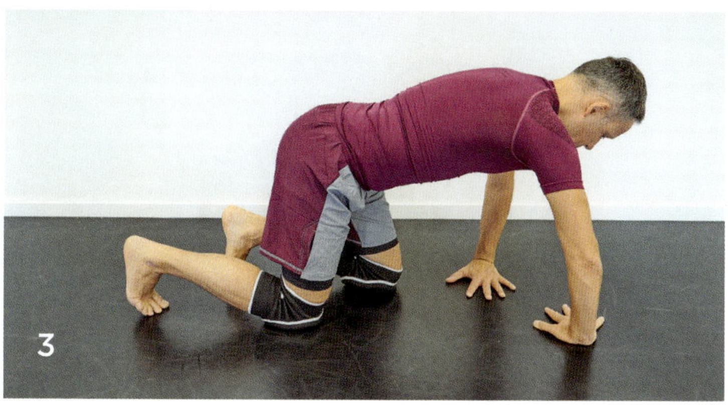
3

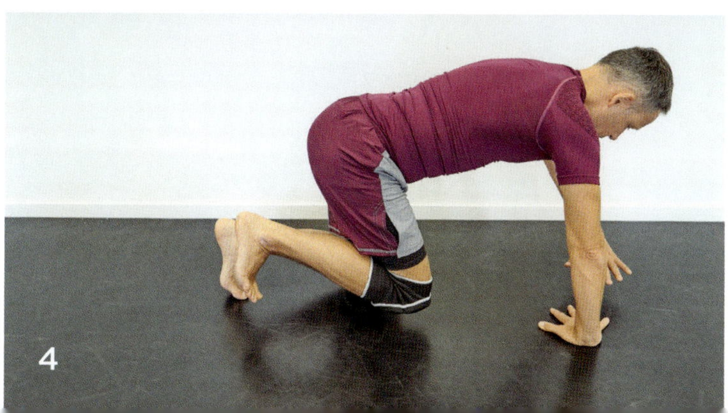
4

MERRY-GO-ROUND

Seitneigung der Wirbelsäule, Dehnung der Zwischenrippenmuskulatur, Mobilisation der Brustwirbelsäule, Kräftigung der Rumpfmuskulatur

1 Nehmen Sie die einfache Ausgangsstellung ein. Die Knie dienen bei dieser Übung als Drehachse, das heißt, die Bewegung wird nur von den Armen initiiert.

2 Wandern Sie mit den Händen langsam im Kreis um Ihre Knie herum, sodass Ihre Wirbelsäule seitlich gekrümmt wird, wie bei einem Hund, der seinen Schwanz zu erwischen versucht.

AUSRÜSTUNG
Knieschoner

WIEDERHOLUNGEN
6–8 Kreise in jede Richtung

ATMUNG
Regelmäßig

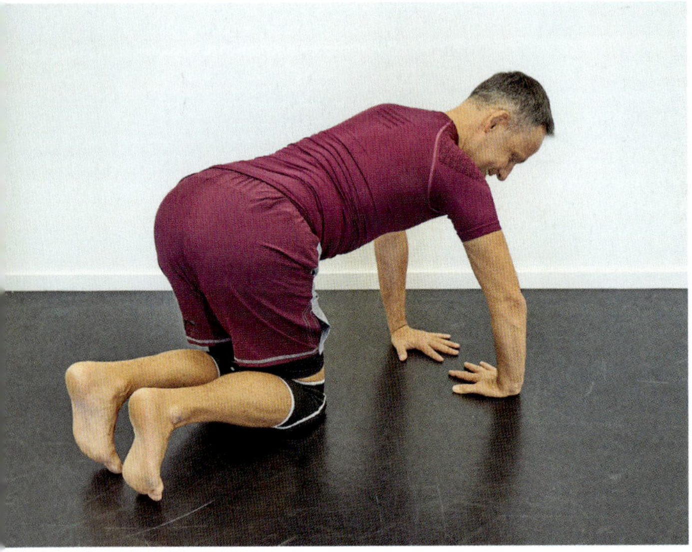

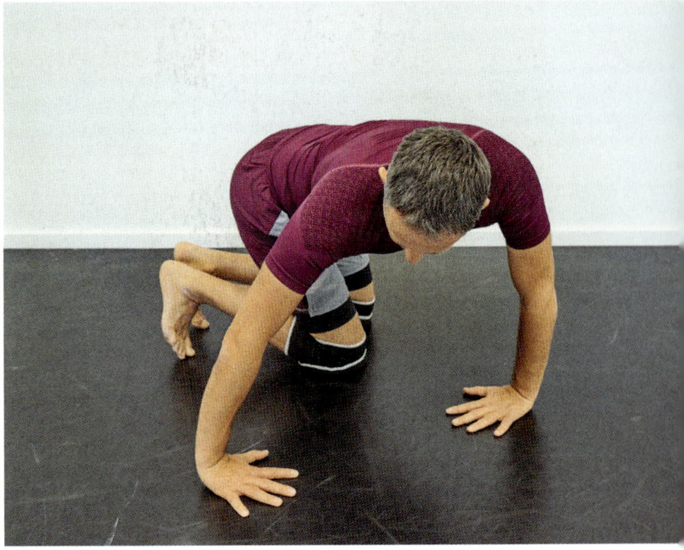

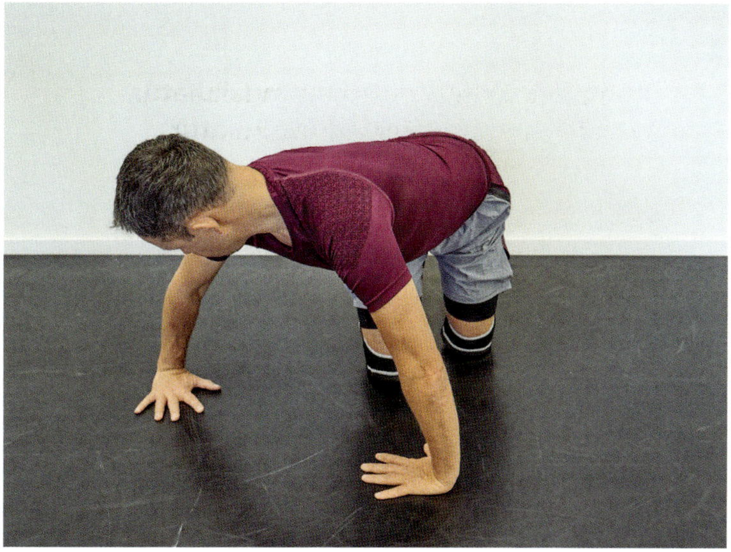

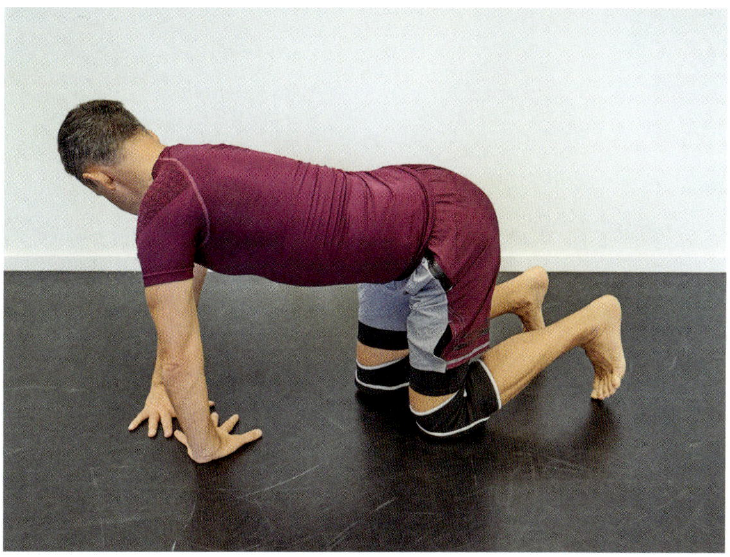

HINWEIS

Achten Sie auf die korrekte Haltung der Wirbelsäule und eine aktive Bauchmuskulatur.

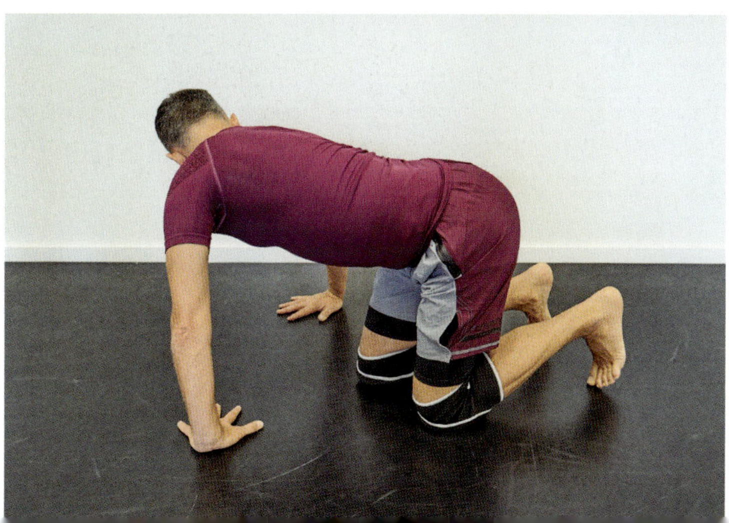

AIRPLANE

Training der Rückenmuskulatur, Seitneigung der Wirbelsäule, Dehnung der Zwischenrippenmuskulatur, Mobilisation der Brustwirbelsäule

1 Ausgehend von der einfachen Ausgangstellung strecken Sie das linke Bein auf Beckenhöhe gerade nach hinten. Der Fuß ist angespannt und die Zehen sind angezogen. Das Knie des anderen Beines dient wie bei Merry-Go-Round als Drehpunkt.

2 Krabbeln Sie mit den Händen im Kreis um das rechte Knie herum und wieder zurück in die Ausgangsstellung. Wiederholen Sie anschließend die Übung zur anderen Seite.

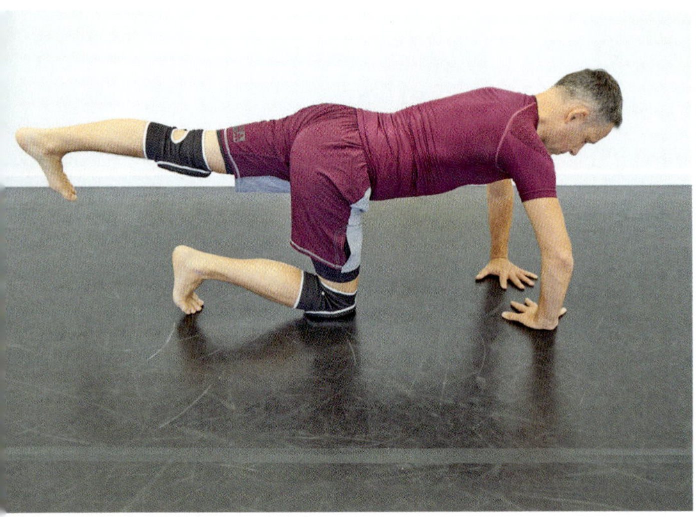

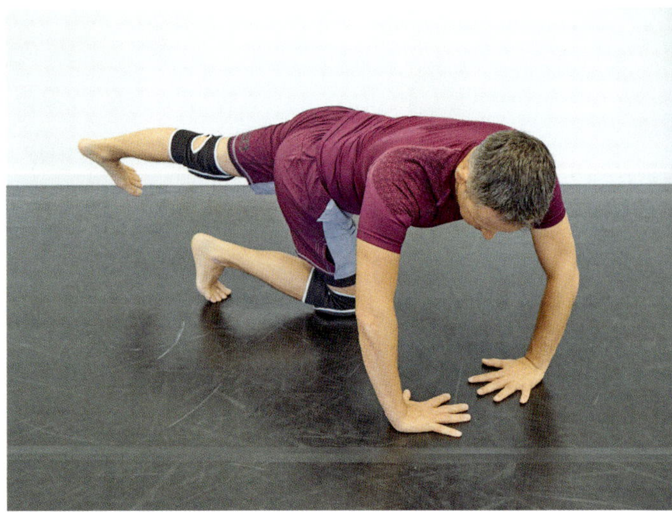

HINWEIS

Halten Sie das gestreckte Bein immer auf gleicher Höhe und halten Sie Ihre Bauchmuskulatur durchgehend aktiv.

AUSRÜSTUNG
Knieschoner

WIEDERHOLUNGEN
6–8 Kreise pro Seite

ATMUNG
Regelmäßig

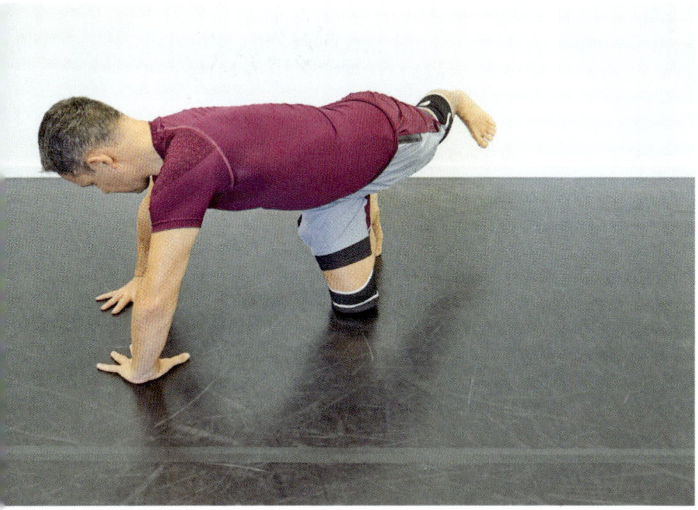

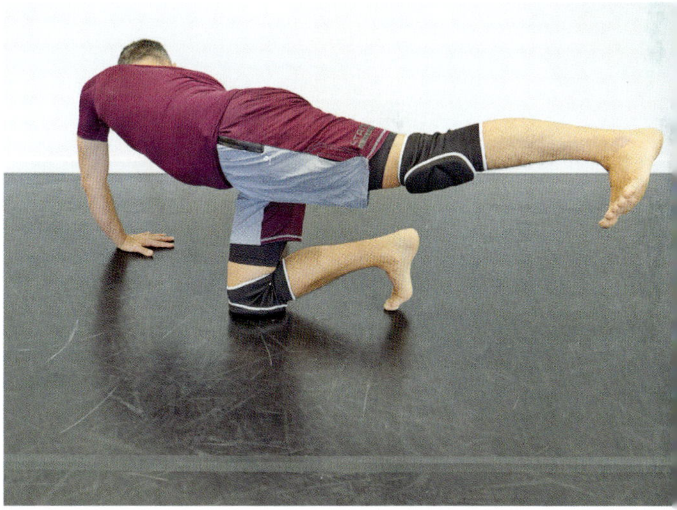

HIGH SPIRAL CRAWL

Mobilisation der Wirbelsäule

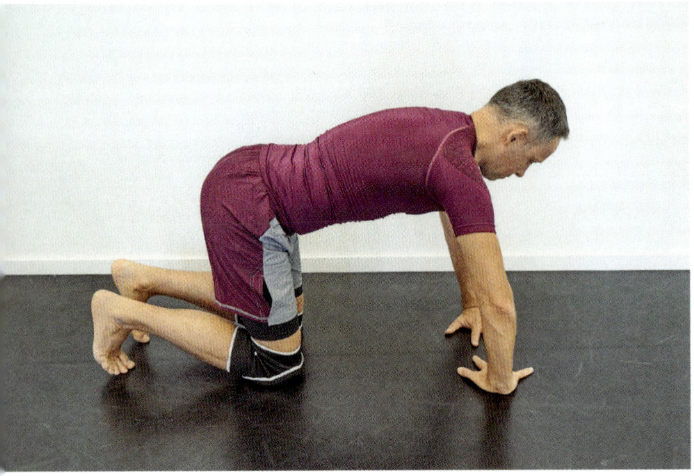

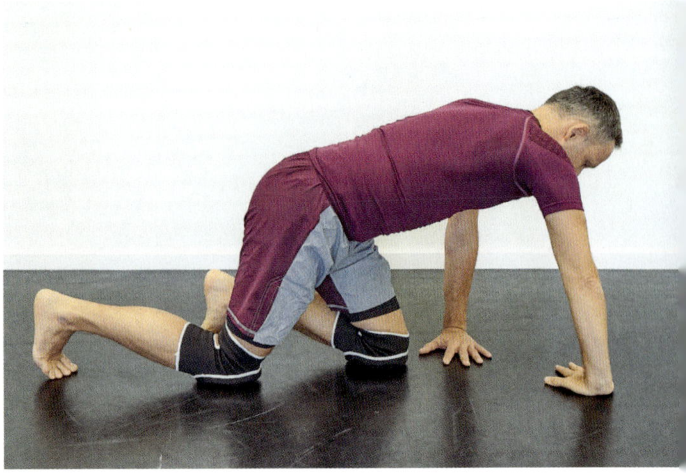

1 Nehmen Sie die einfache Ausgangsstellung ein.

2 Gehen Sie wie beim Simple Crawl mit dem rechten Arm und dem linken Knie einen kleinen Schritt nach vorn.

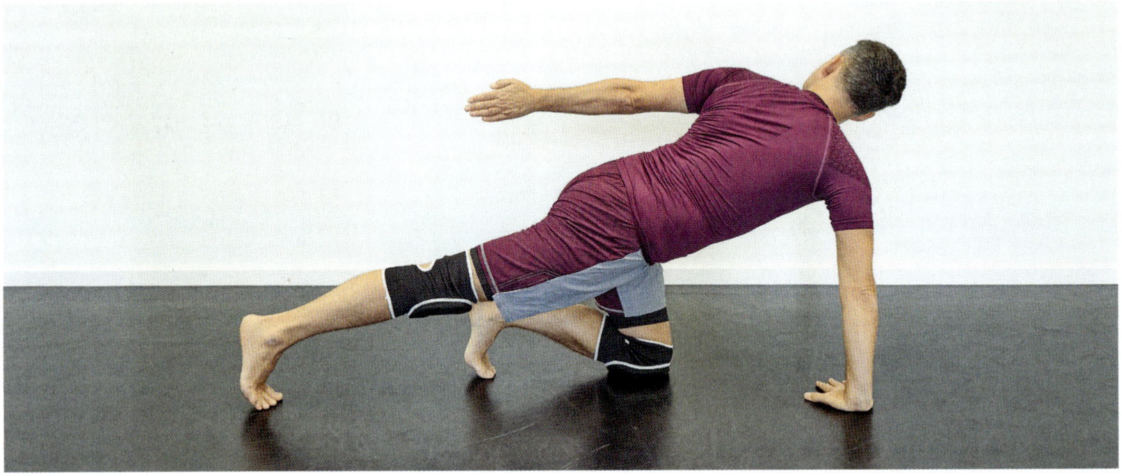

3 Strecken Sie nun das rechte Bein nach hinten, die Zehen bleiben auf dem Boden. Strecken Sie gleichzeitig den linken Arm seitlich nach hinten, die Finger sind gestreckt und die Handfläche zeigt nach außen. Die Wirbelsäule wird dadurch leicht verschraubt, der Kopf blickt zur Seite.

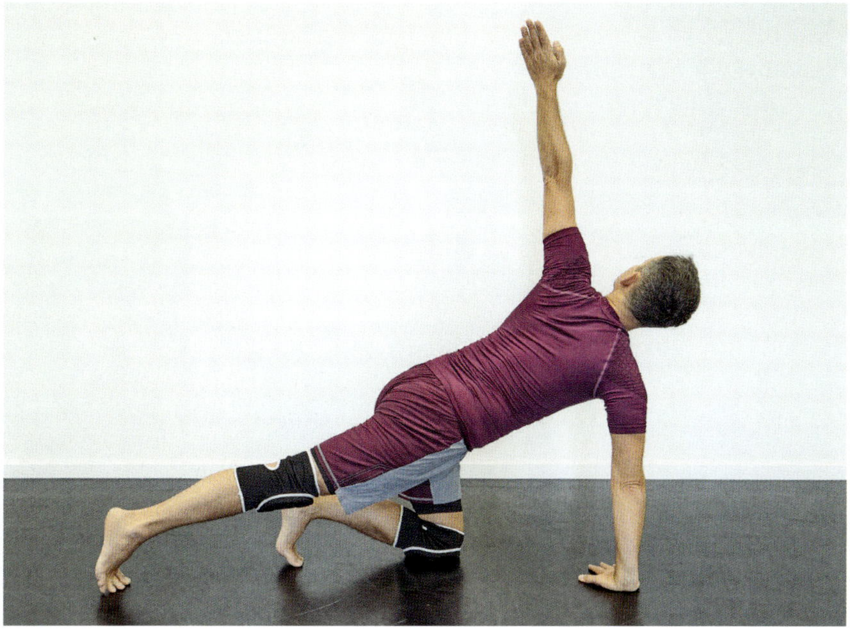

4 Führen Sie den linken Arm im Halbkreis nach oben und nach vorn und setzen Sie die Hand vor dem Körper auf dem Boden ab.

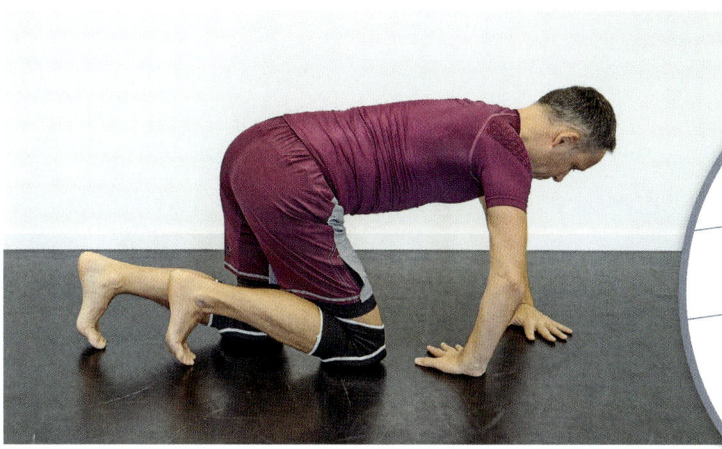

5 Sobald die Hand den Boden berührt, ziehen Sie auch das rechte Bein an und setzen das Knie einen kleinen Schritt nach vorn. Führen Sie anschließend die Übung zur anderen Seite aus. Auf diese Art krabbeln Sie in kleinen Schritten durch den Raum.

AUSRÜSTUNG

Knieschoner

WIEDERHOLUNGEN

8–10 × pro Seite

ATMUNG

Atmen Sie beim Strecken von Bein und Arm tief und langsam ein und beim Absetzen aus.

VARIATION

Low Spiral Crawl
(s. S. 82)

LOW SPIRAL CRAWL

Mobilisation der Wirbelsäule, Kräftigung der Schultermuskulatur und des Trizeps

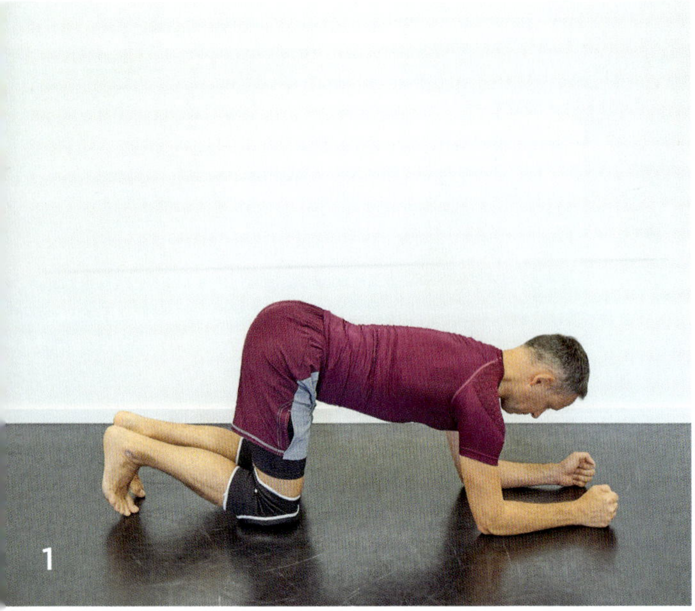

1

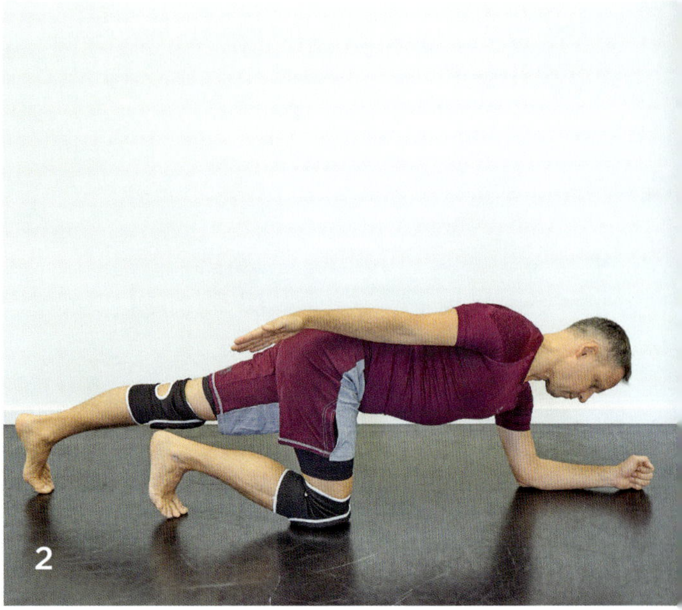

2

1 Nehmen Sie die einfache Ausgangsstellung im Unterarmstütz ein.

2 Setzen Sie den linken Arm und das rechte Bein wie beim Simple Crawl einen Schritt nach vorn. Strecken Sie das linke Bein und den rechten Arm gerade nach hinten.

3 Führen Sie den rechten Arm in einer kreisförmigen Bewegung über Ihren Kopf nach vorn.

4 Machen Sie erneut einen kleinen Schritt nach vorn, wenn Sie den Unterarm absetzen.

5 Wechseln Sie die Seite: Strecken Sie das rechte Bein und den linken Arm gerade nach hinten.

6 Führen Sie den linken Arm in einer kreisförmigen Bewegung über Ihren Kopf nach vorn und setzen Sie den Unterarm vor dem Körper ab, während Sie erneut einen kleinen Schritt nach vorn machen.

AUSRÜSTUNG
Knieschoner

WIEDERHOLUNGEN
8–10 × pro Seite

ATMUNG
Atmen Sie beim Strecken von Bein und Arm tief und langsam ein und beim Absetzen aus.

VARIATION
High Spiral Crawl
(s. S. 80)

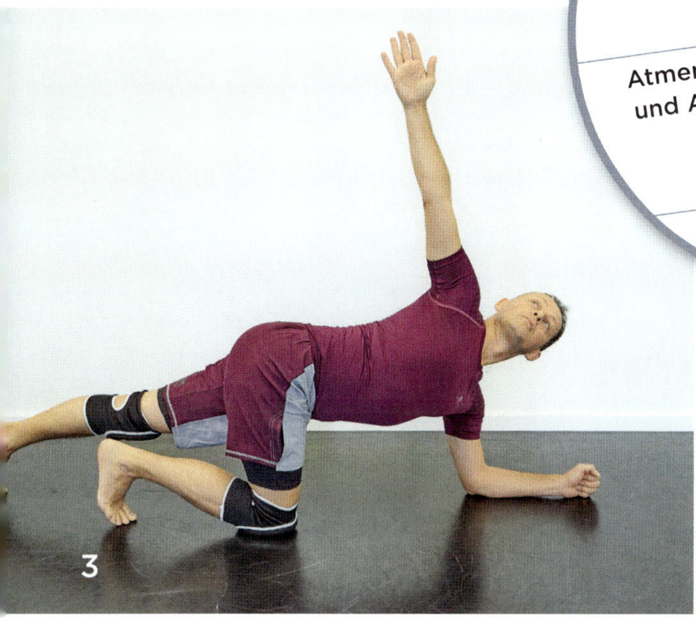
3

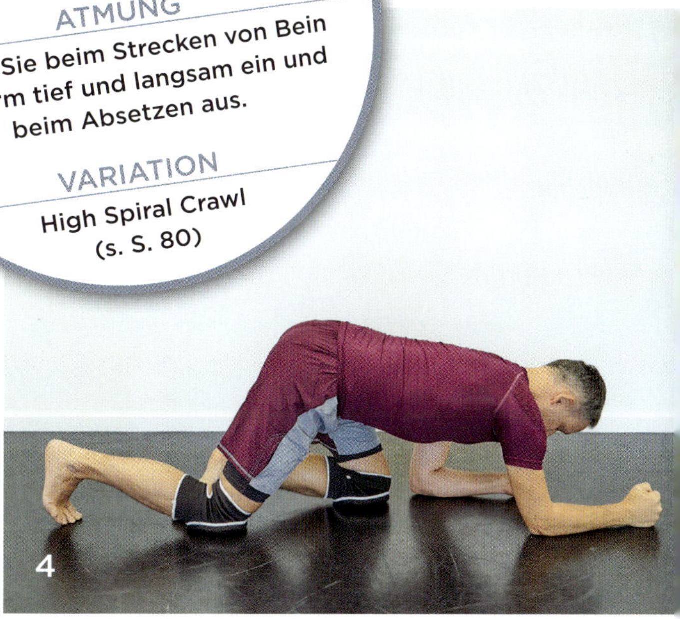
4

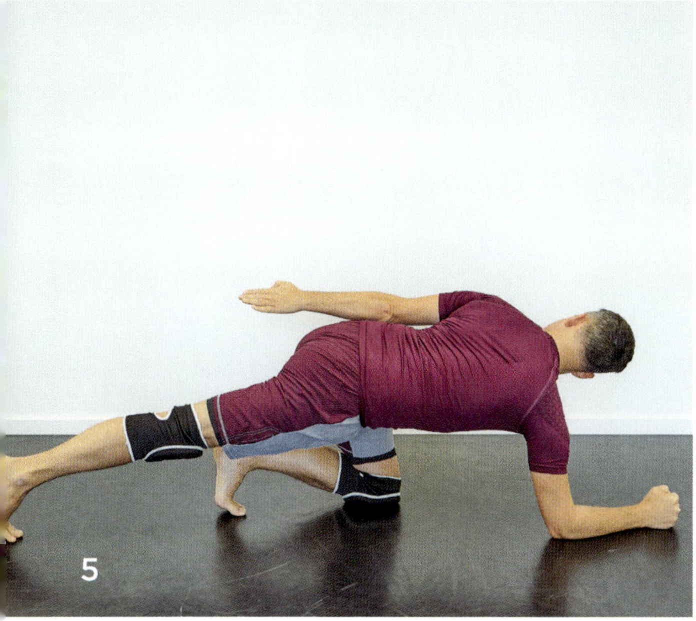
5

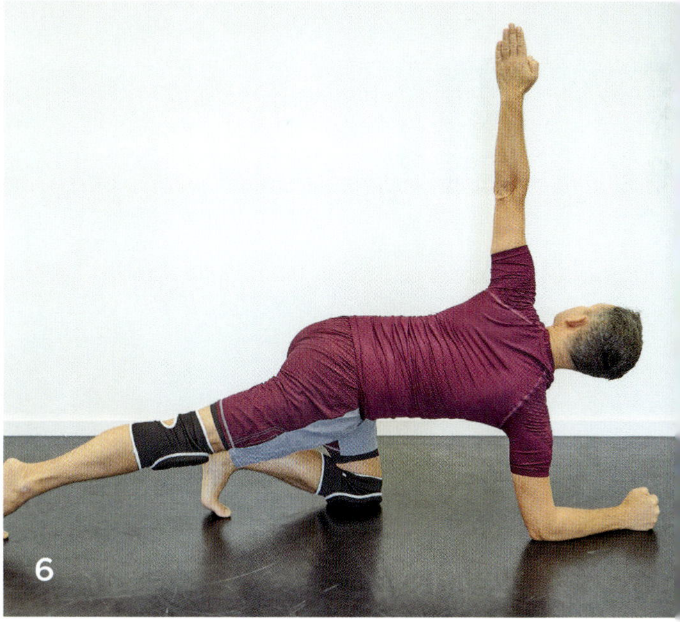
6

BACK SLIDE

Training der Gesäßmuskulatur, Dehnung des Hüftbeugers, Kräftigung des Hüftbeugers

1 Nehmen Sie die einfache Ausgangsstellung ein. Die Hände bleiben fest auf dem Boden.

2 Schieben Sie ein Knie nach vorn, während Sie das andere Bein nach hinten schieben. Heben beziehungsweise senken Sie das Becken nur so viel wie nötig, um die Bewegung auszuführen.

3 Wechseln Sie nun die Beine: Schieben Sie das hintere Bein nach vorn und das vordere nach hinten.

TIPP

Je langsamer Sie diese Übung ausführen, desto größer ist ihr Effekt.

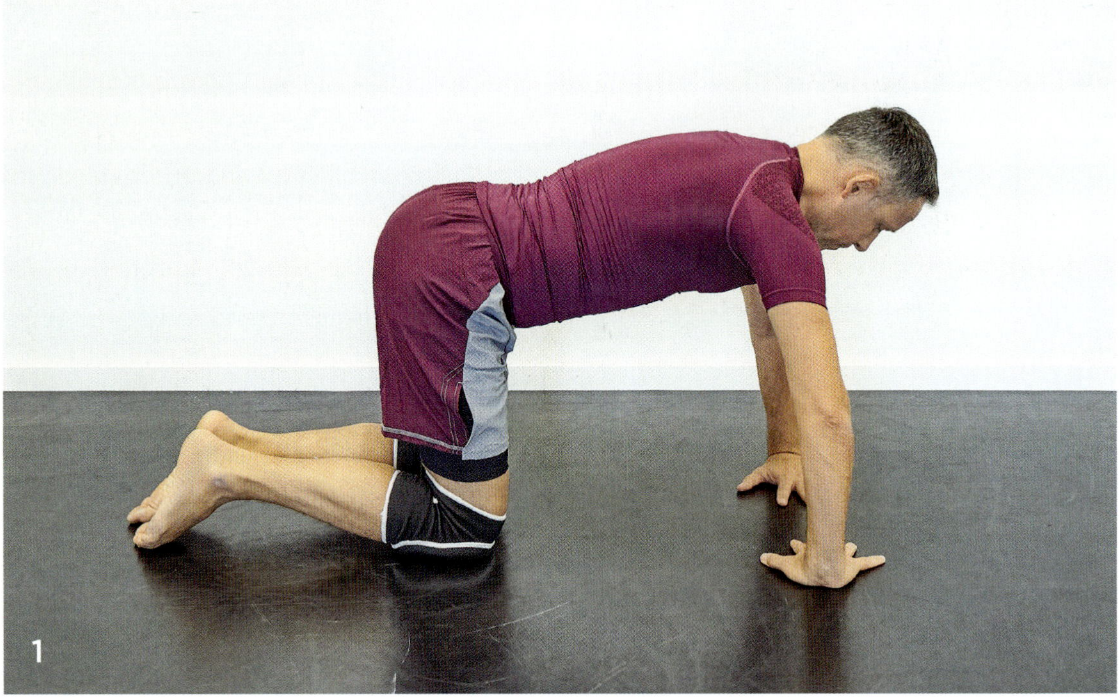

1

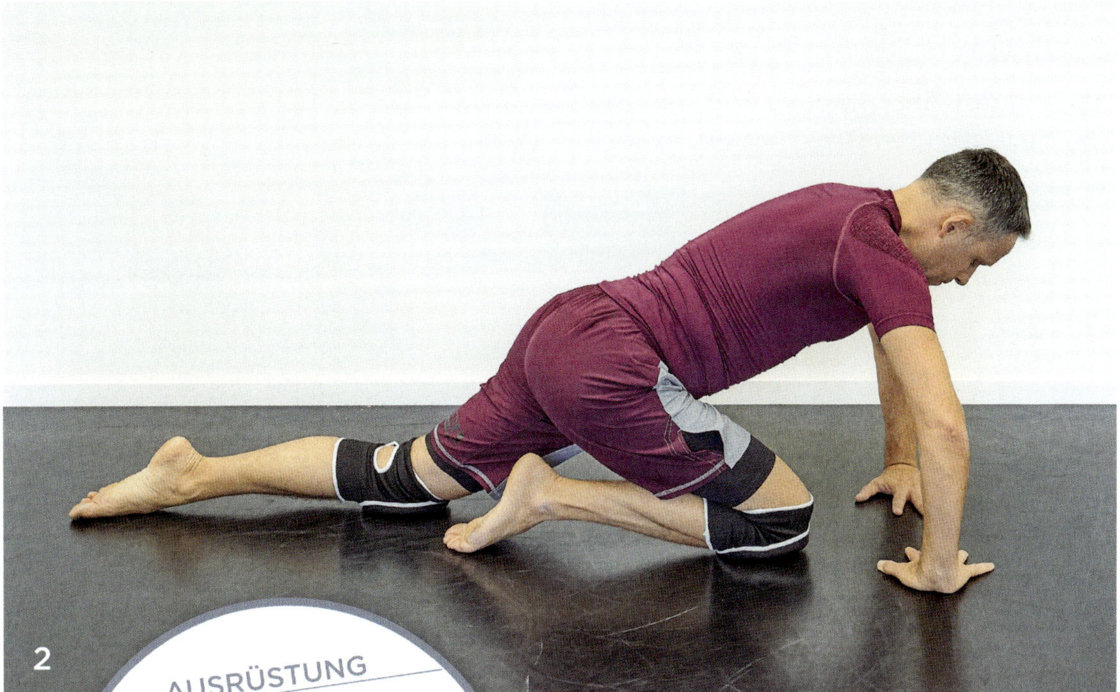

AUSRÜSTUNG

Knieschoner

WIEDERHOLUNGEN

8–10 × pro Seite

ATMUNG

Atmen Sie beim Zurückschieben des Beins aus und beim Vorschieben ein.

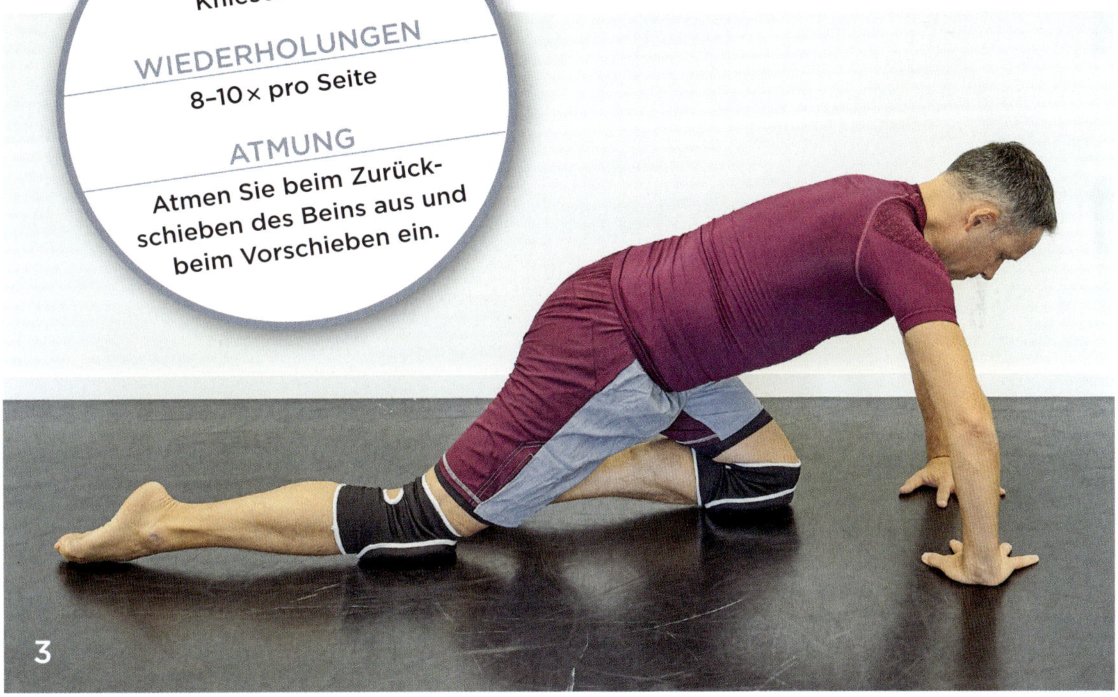

KNEELING CROSS SLIDE

Mobilisation und Stabilisation der Lendenwirbelsäule und der schrägen Bauchmuskulatur

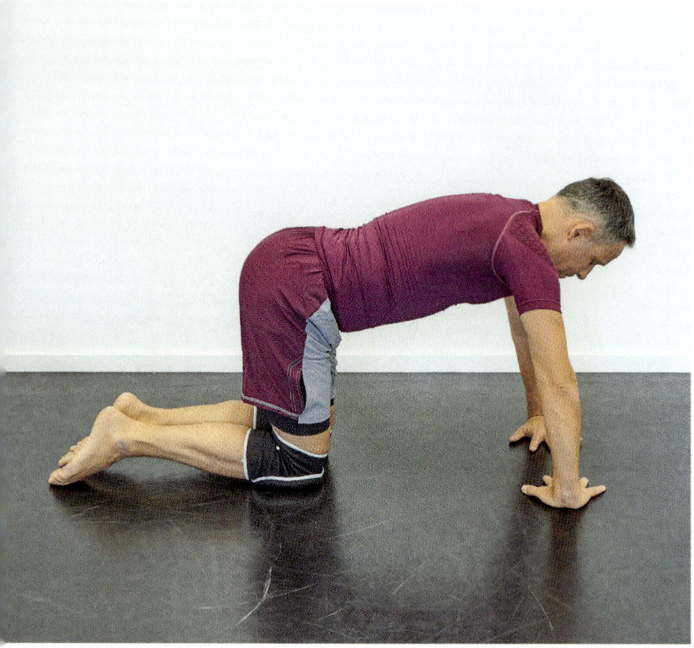

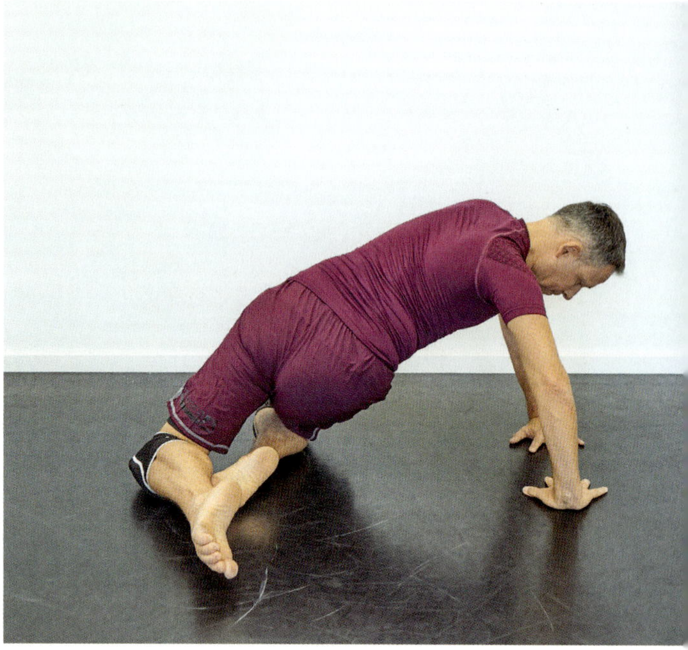

1 Nehmen Sie die einfache Ausgangsstellung ein.

2 Schieben Sie das rechte Knie am linken Knie vorbei so weit auf die linke Seite, wie es geht, ohne dass Sie die Stabilität in den Armen verlieren. Drehen Sie das Becken mit, das linke Knie rutscht dabei leicht nach hinten. Beide Knie sind nun nach links gerichtet.

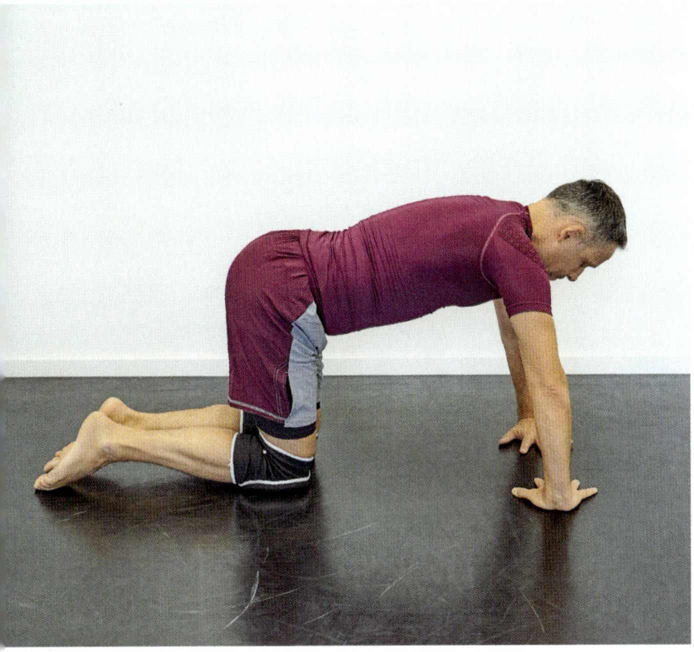

3 Ziehen Sie beide Beine wieder in die Ausgangsstellung zurück.

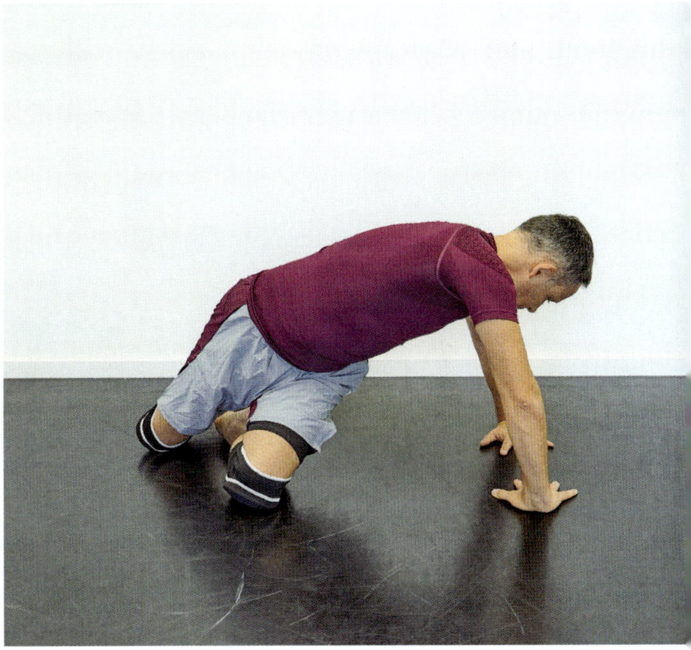

4 Führen Sie die Übung auf der anderen Seite aus.

AUSRÜSTUNG

Knieschoner

WIEDERHOLUNGEN

8–10× pro Seite

ATMUNG

Atmen Sie beim Gleiten aus und in der Grundstellung ein.

FORWARD ARCH SLIDE

Rückenstrecker, Armmuskulatur, Mobilisation der Brustwirbelsäule

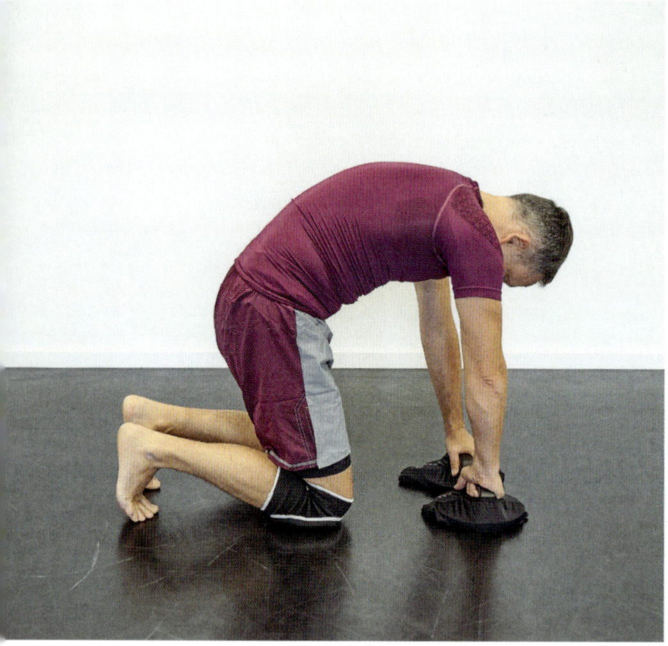

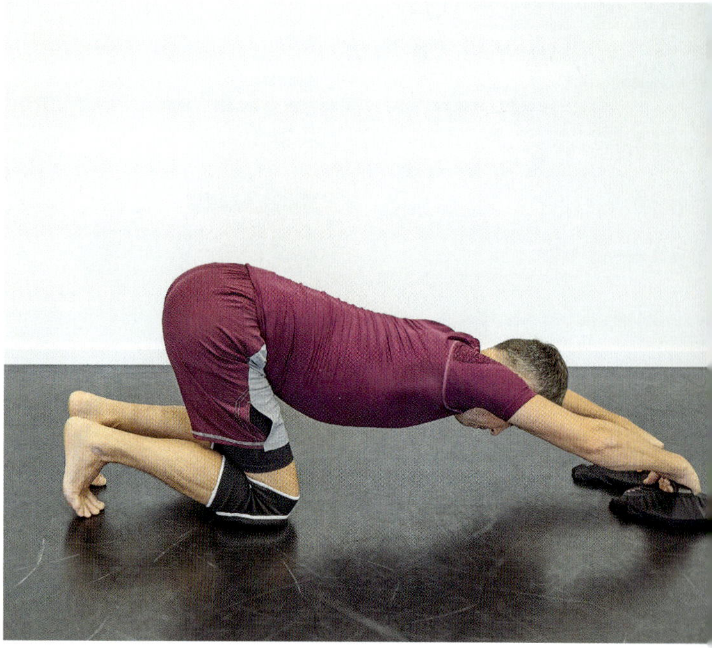

1 Ausgehend von der einfachen Ausgangsstellung ziehen Sie die Hände näher zu sich heran. Dadurch verstärken Sie die Kyphose der Brustwirbelsäule, die Bauchmuskulatur ist stark angespannt. Verwenden Sie für die Handposition Liegenstützgriffe, Sliding Pads oder ein Handtuch.

2 Verlagern Sie Ihr Gewicht auf die Knie und die Füße und schieben Sie die Hände so weit nach vorn, wie es geht. Die Brustwirbelsäule befindet sich nun in einer Streckung oder sogar in einer leichten Lordose.

HINWEIS

Achten Sie hier besonders auf eine aktive Bauchmuskulatur, um die Lendenwirbelsäule beim Vorbeugen nicht zu überlasten.

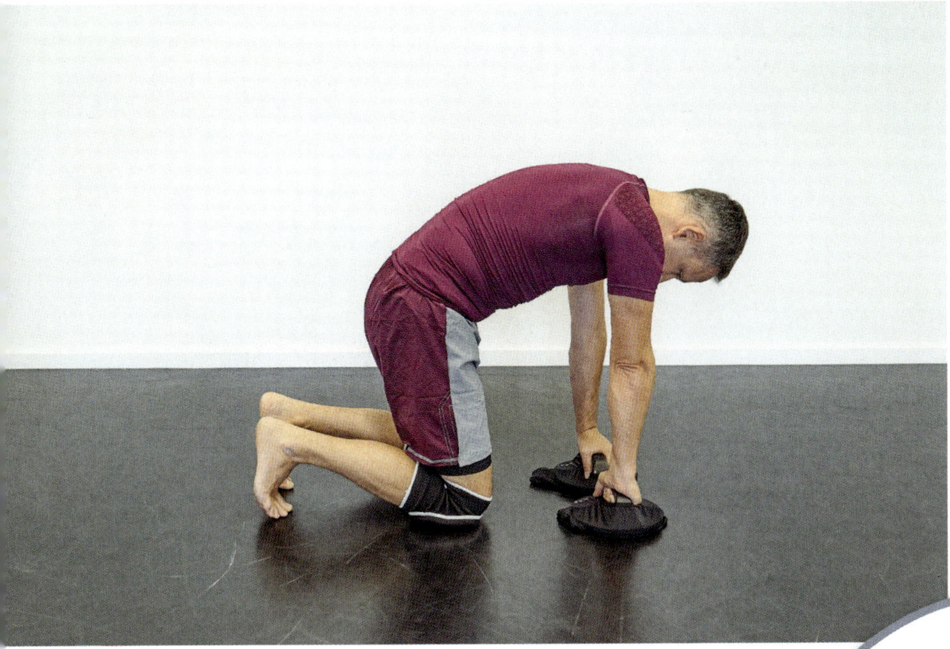

3 Anschließend ziehen Sie die Hände wieder Richtung Knie und kehren in die Ausgangsposition mit verstärkter Kyphose zurück.

AUSRÜSTUNG

Liegestützgriffe oder Sliding Pads oder Handtuch, Knieschoner

WIEDERHOLUNGEN

8–10 × pro Seite

ATMUNG

Atmen Sie in der Ausgangsstellung ein und beim Gleiten aus.

SIDEWAY SLIDE

Seitliche Rumpfmuskulatur

1 Ausgehend von der einfachen Ausgangsstellung ziehen Sie die Hände näher zu sich heran. Dadurch verstärken Sie die Kyphose der Brustwirbelsäule, die Bauchmuskulatur ist stark angespannt.

2 Schieben Sie die Hände in einem Viertelkreis nach rechts und vorn und gehen Sie im Oberkörper mit der Bewegung mit. Das Becken bleibt in der Ausgangsstellung.

3 Anschließend ziehen Sie den Oberkörper wieder in die Ausgangsstellung hoch und wiederholen Sie die Übung auf der anderen Seite.

AUSRÜSTUNG
Liegestützgriffe, Knieschoner

WIEDERHOLUNGEN
7–8 × pro Seite

ATMUNG
Atmen Sie in der Ausgangsstellung ein und beim Gleiten zur Seite langsam aus.

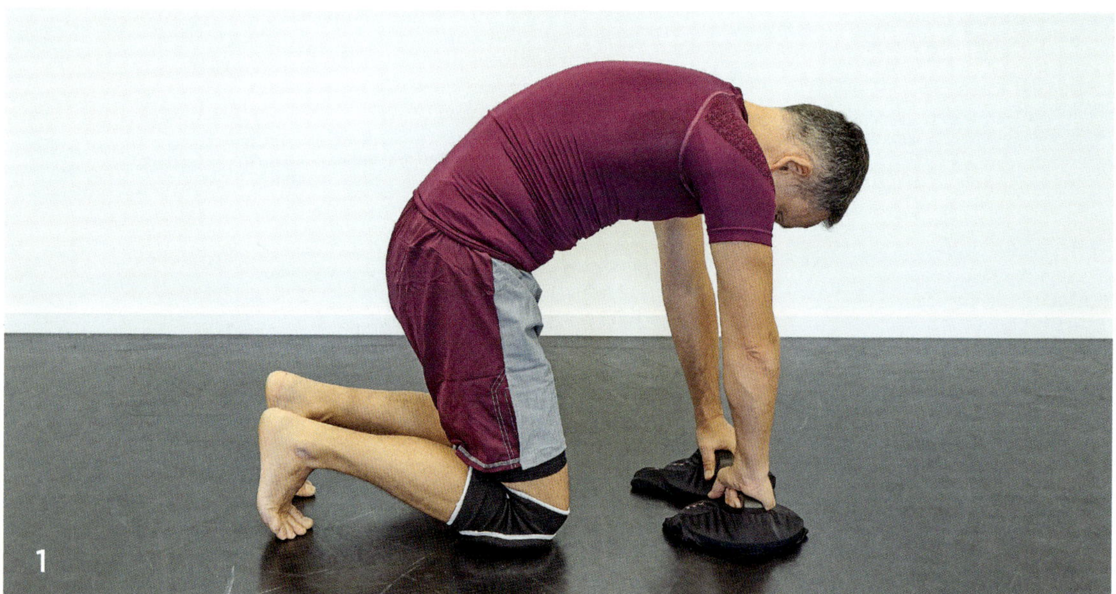
1

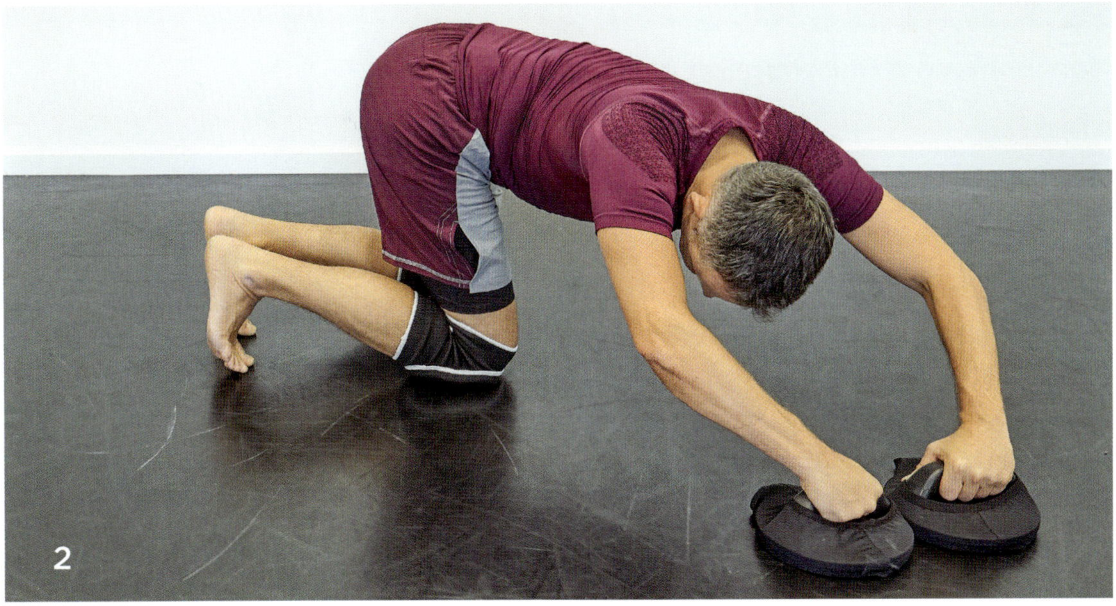

2

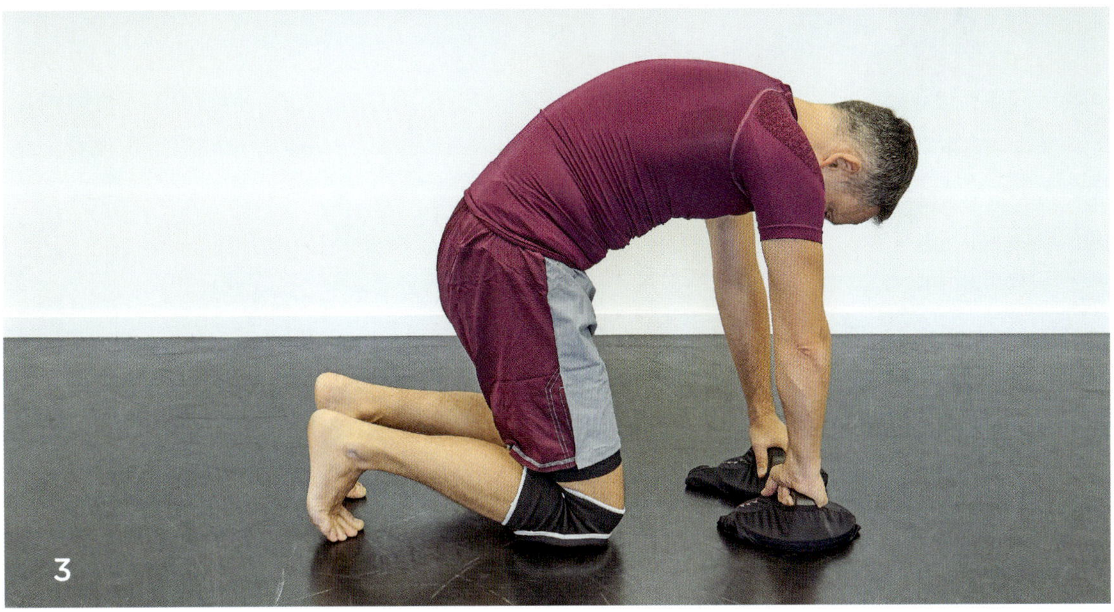

3

HINWEIS

Auch bei dieser Übung bleiben die Ellbogen gebeugt, die Bauchmuskulatur bleibt aktiv.

FORWARD CROSS SLIDE

Mobilisation der Brustwirbelsäule

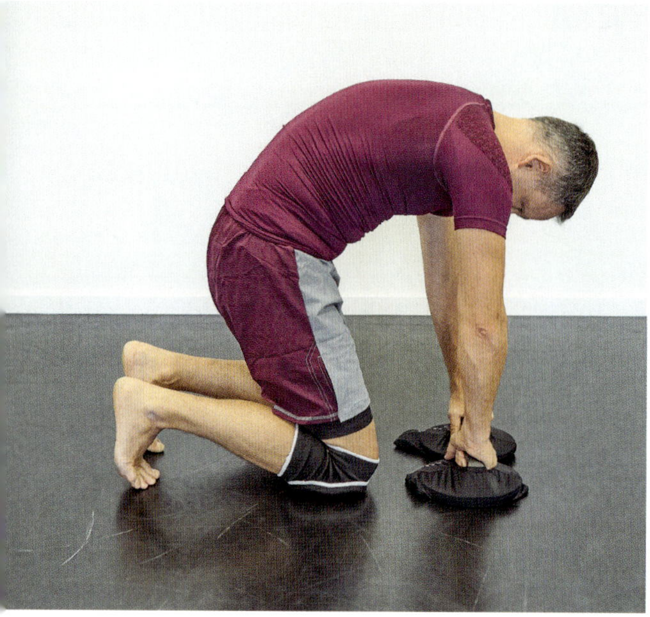

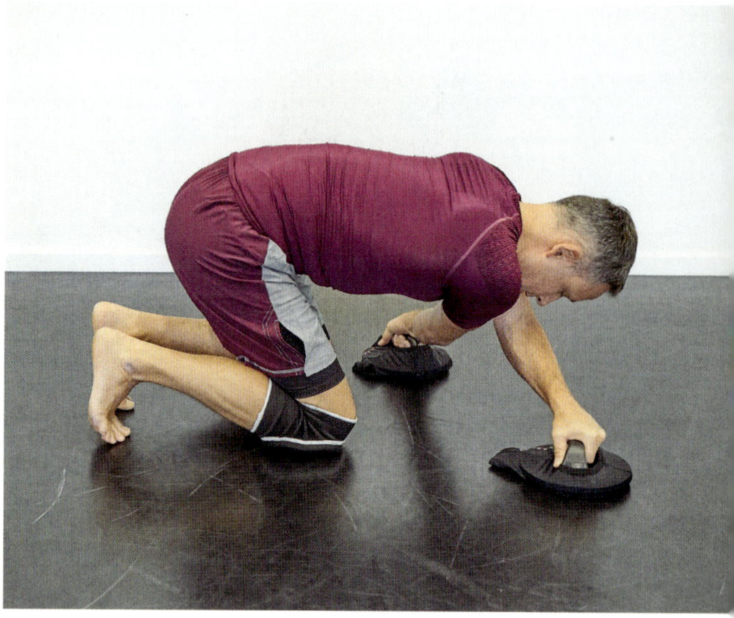

1 Ausgehend von der einfachen Ausgangsstellung ziehen Sie die Hände näher zu sich heran. Dadurch verstärken Sie die Kyphose der Brustwirbelsäule, die Bauchmuskulatur ist stark angespannt.

2 Bewegen Sie den Oberkörper nach vorn und kreuzen Sie die Arme vor dem Oberkörper.

AUSRÜSTUNG
Liegestützgriffe oder Sliding Pads, Knieschoner

WIEDERHOLUNGEN
7–8 × pro Seite

ATMUNG
Atmen Sie in der Ausgangsstellung ein und beim Cross Slide aus.

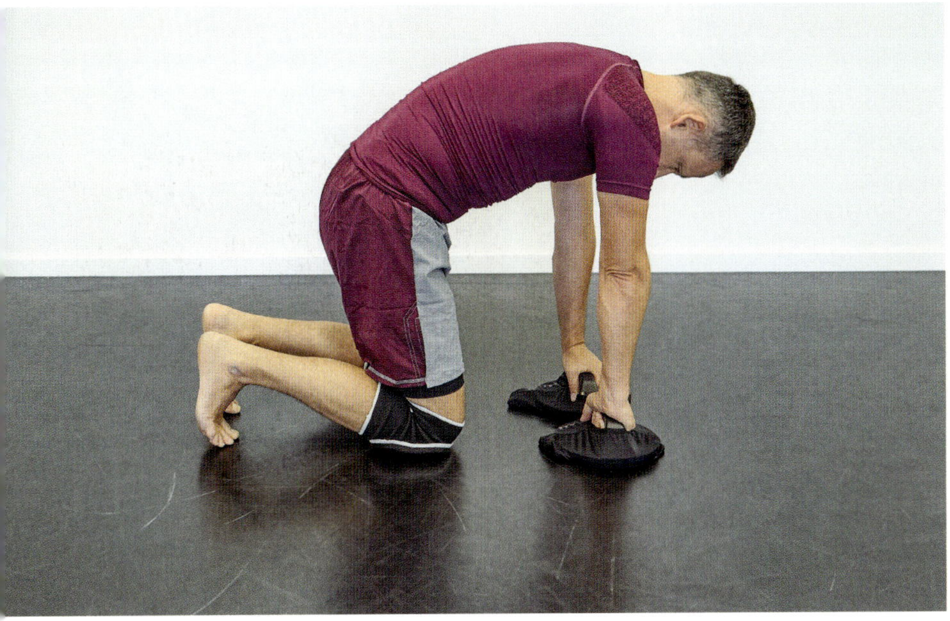

3 Dann ziehen Sie die Arme und den Oberkörper wieder in die Ausgangsstellung zurück.

HINWEIS

Halten Sie stets die Spannung in den Händen und achten Sie darauf, dass Sie die Schultern in der Überkreuzbewegung nicht zu den Ohren hochziehen.

MILITARY CRAWL

Brustmuskulatur, Oberarmmuskulatur, Streckung der Brustwirbelsäule

1 Ihre Ausgangsstellung ist die Bauchlage, der Oberkörper ist angehoben, die Brustwirbelsäule gestreckt, die Halswirbelsäule befindet sich in der natürlichen Verlängerung der Brustwirbelsäule, der linke Unterarm liegt auf Augenhöhe unterhalb des Kopfes am Boden. Der rechte Arm liegt gestreckt seitlich neben dem Körper.

2 Gleiten Sie mit gestrecktem rechtem Arm mit der Handfläche über den Boden nach vorn.

3 Beugen Sie den Arm und legen Sie ihn vor dem linken Unterarm ab. Ziehen Sie Ihren Körper mit dem rechten Arm nach vorn.

4 Wiederholen Sie die Übung mit dem linken Arm.

AUSRÜSTUNG

Knieschoner oder lange Hose

WIEDERHOLUNGEN

10×

ATMUNG

Atmen Sie während der Armbewegung ein und beim Vorziehen aus.

HINWEIS

Der Oberkörper bleibt während der ganzen Übung angehoben, er hebt und senkt sich leicht mit der Bewegung. Die Halswirbelsäule bleibt in der natürlichen Verlängerung der Brustwirbelsäule.

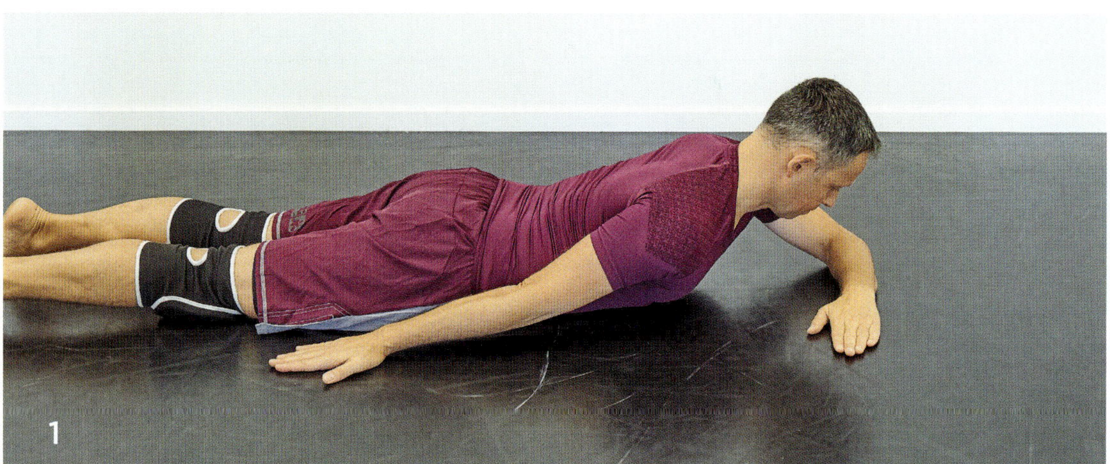

1

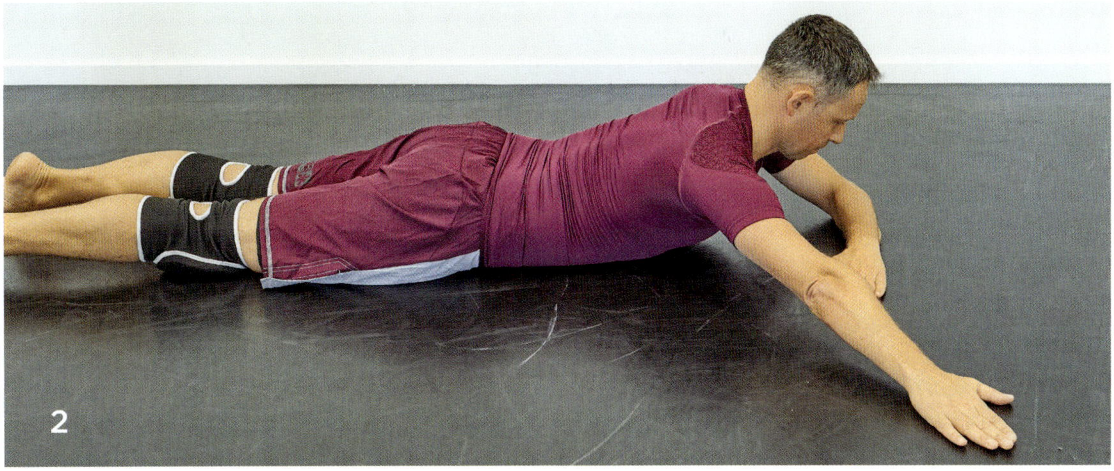
2

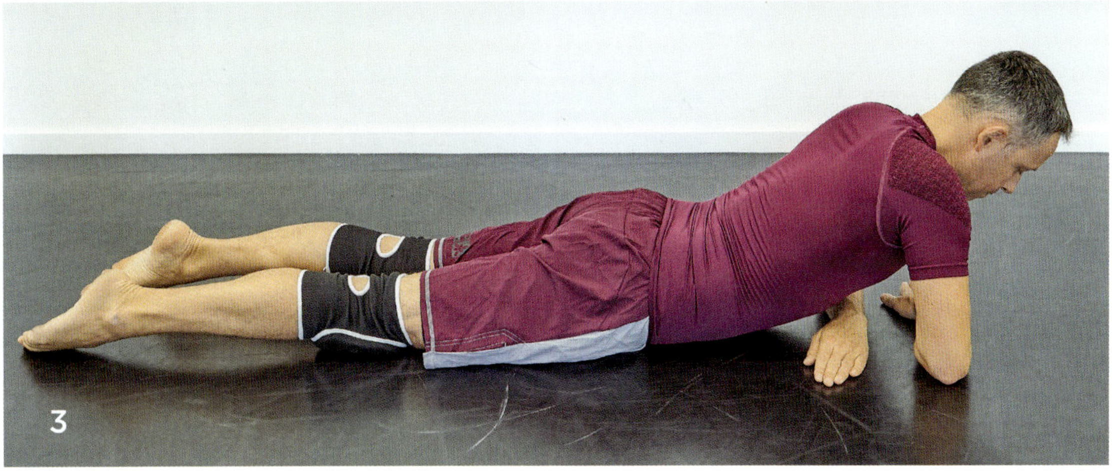
3

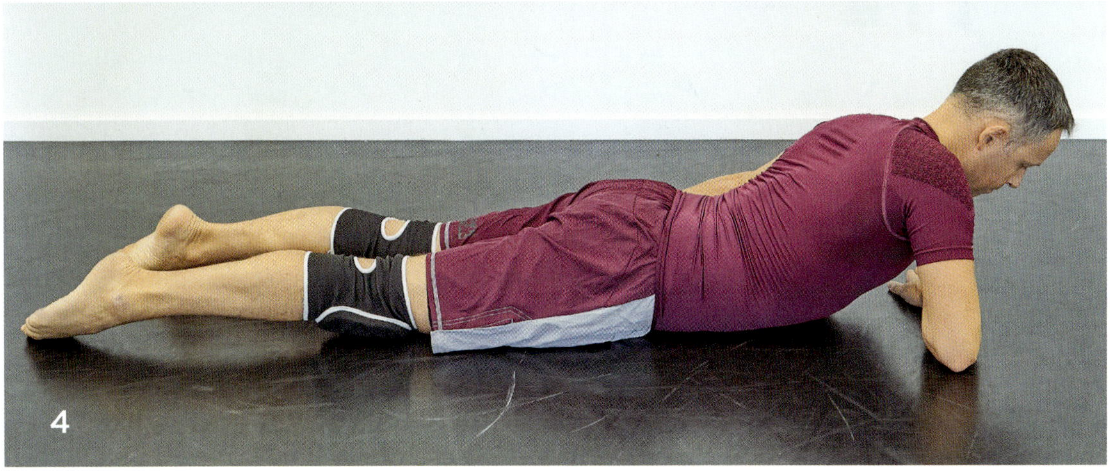
4

BRIDGE CRAWL

Rückenstrecker, Gesäßmuskulatur, Trizeps

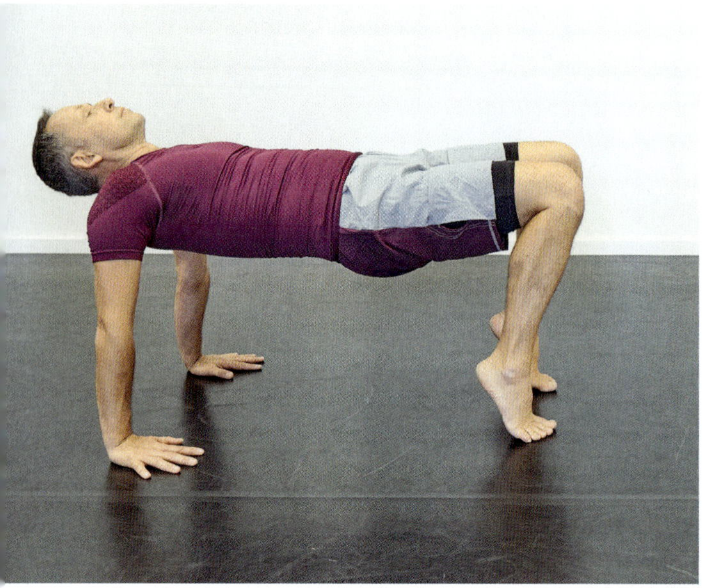

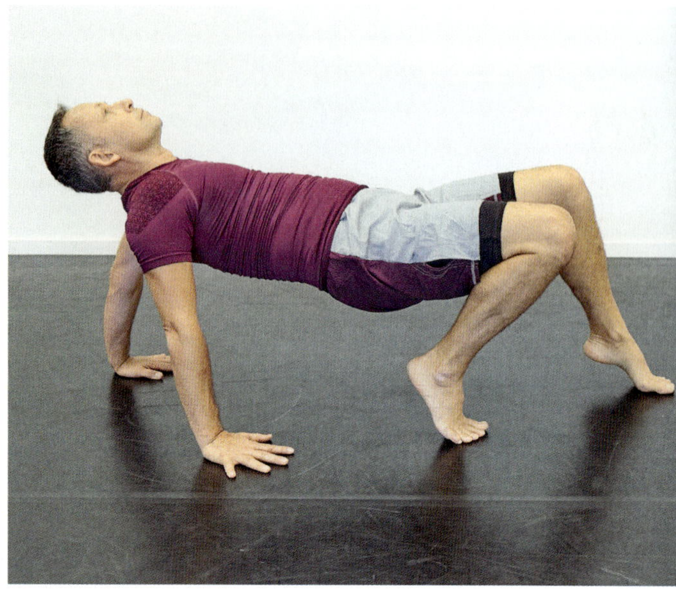

1 Ihre Ausgangsstellung ist die umgedrehte Crawling-Haltung: Die Wirbelsäule ist gestreckt, der Kopf ist in einer Linie mit dem Körper, die Fersen sind angehoben, die Hände formen die Höhle, die Finger zeigen zu den Füßen.

2 Setzen Sie in dieser Haltung den linken Arm und den rechten Fuß einen Schritt nach hinten.

AUSRÜSTUNG

Keine

WIEDERHOLUNGEN

8 Schritte vor und zurück

ATMUNG

Atmen Sie beim Heben von Arm und Bein ein und beim Absetzen aus.

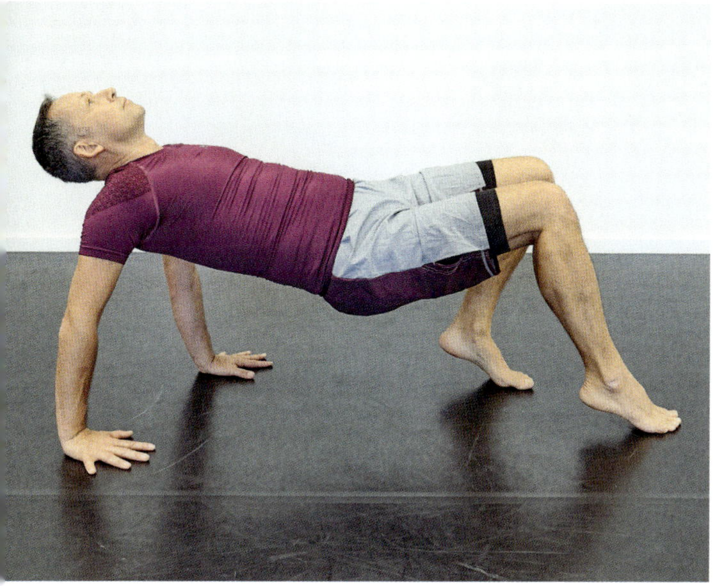

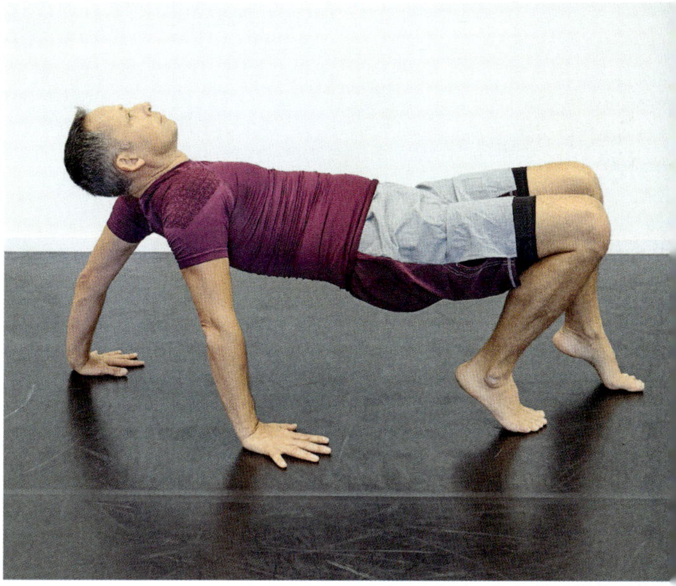

3 Setzen Sie anschließend den rechten Arm und das linke Bein einen Schritt nach hinten.

4 Bewegen Sie sich auf dieselbe Weise wieder zwei Schritte vor.

HINWEIS

Strecken Sie den Kopf nicht Richtung Decke und senken Sie das Becken beim Gehen nur so weit ab wie nötig, um die Bewegung ausführen zu können.

SIDE CRAWL

Seitliche Rumpfmuskulatur, Armmuskulatur

1 Nehmen Sie als Ausgangsstellung die Seitenlage auf der linken Seite ein: Der linke Arm liegt gestreckt unter dem Kopf auf dem Boden, der Kopf ist leicht angehoben, sodass die Halswirbelsäule gerade ist, der rechte Arm stützt sich vor der Brust auf die flache Hand.

2 Ziehen Sie sich nun in die Richtung Ihres linken Arms, indem Sie den Oberkörper bis zur Hüfte anheben, den linken Arm im rechten Winkel beugen und Ihre linke Hand in den Boden stämmen.

3 Drücken Sie Ihren Oberkörper über die rechte und die linke Hand nach oben. Senken Sie dann den Oberkörper und kommen Sie in die Ausgangsstellung zurück.

AUSRÜSTUNG

Keine

WIEDERHOLUNGEN

4–6 × pro Seite

ATMUNG

Atmen Sie in der Ausgangsstellung aus und während der Bewegung ein.

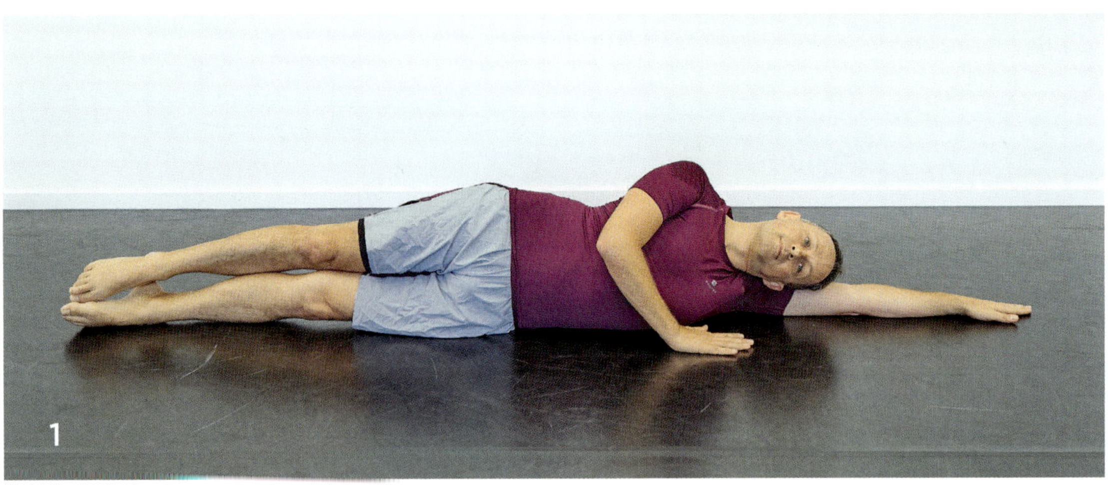

1

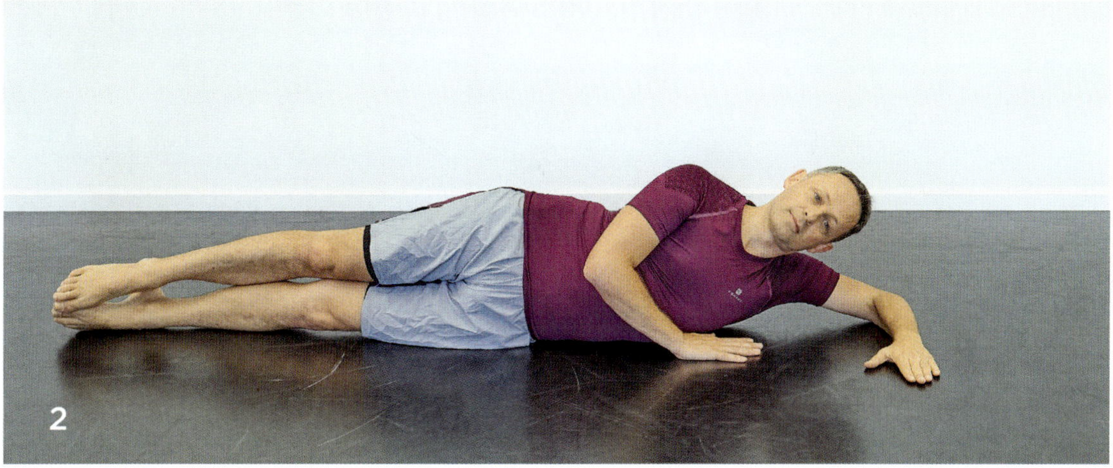
2

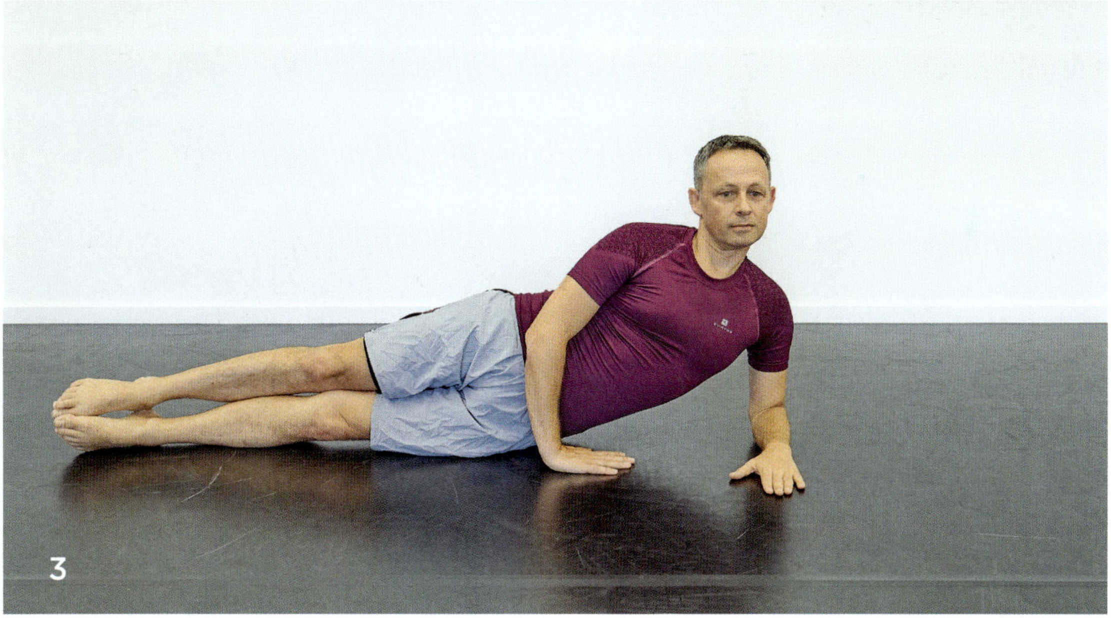
3

REGULAR WALL CRAWL

Gesamte Rumpfmuskulatur, gesamte Beinmuskulatur

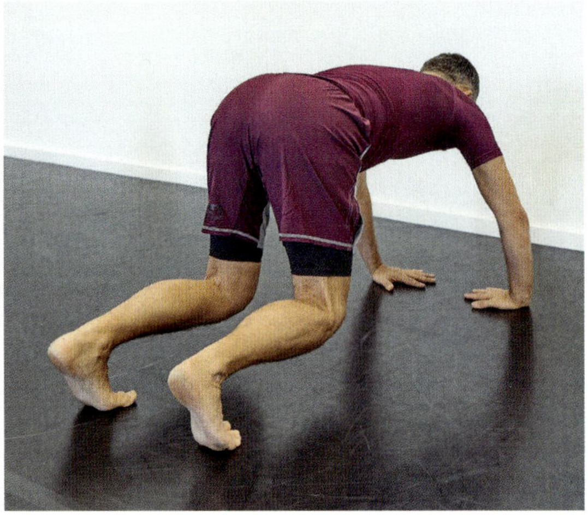

1 Nehmen Sie die fortgeschrittene Ausgangsstellung ein.

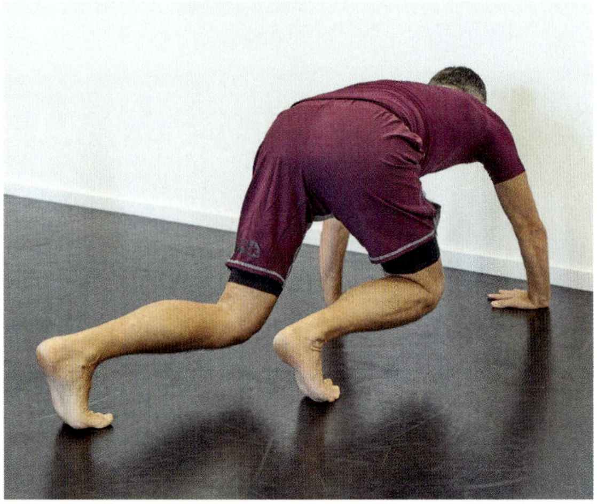

2 Bewegen Sie sich langsam Schritt für Schritt zur Wand.

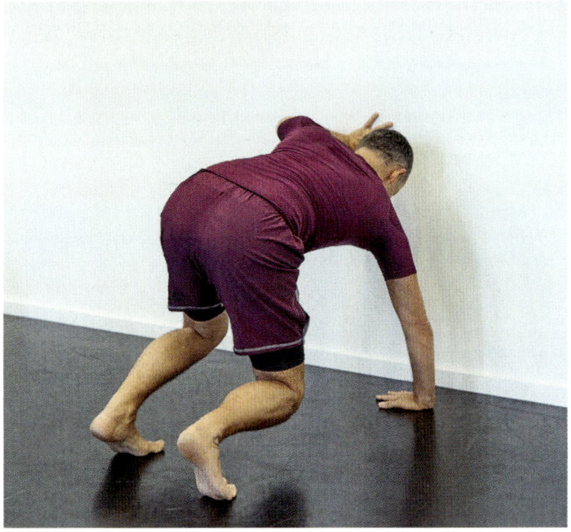

3 An der Wand angekommen, setzen Sie die Hände nacheinander an der Wand ab.

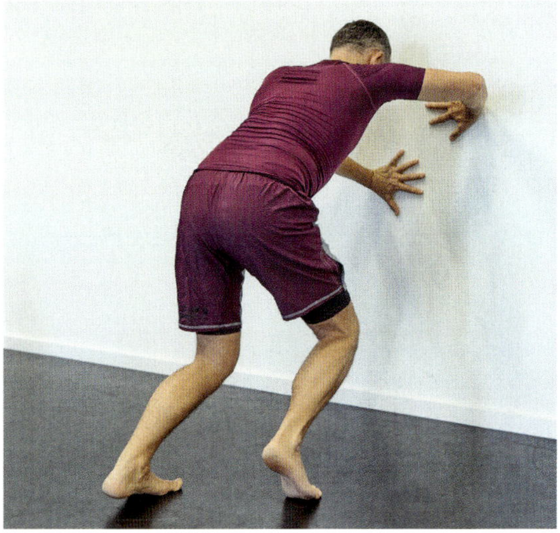

4 Bewegen Sie sich mit den Händen die Wand hoch. Die Fersen berühren die gesamte Übung hindurch nicht den Boden.

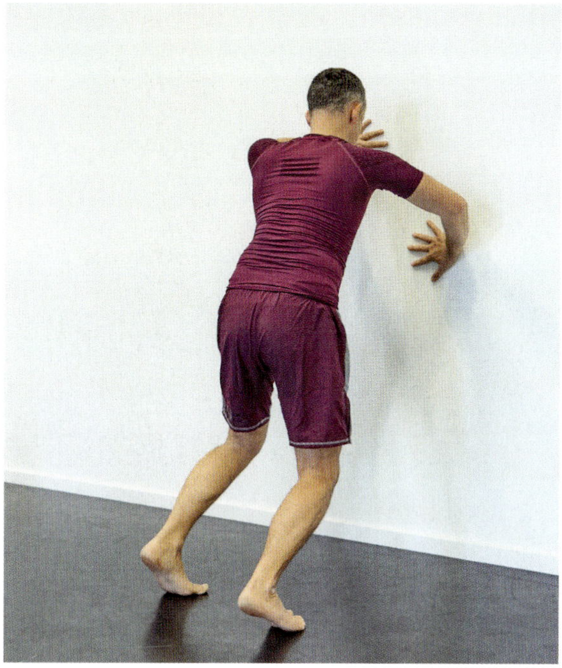

5 Setzen Sie die Bewegung fort, bis Sie sich vollständig aufgerichtet haben, die Knie bleiben gebeugt.

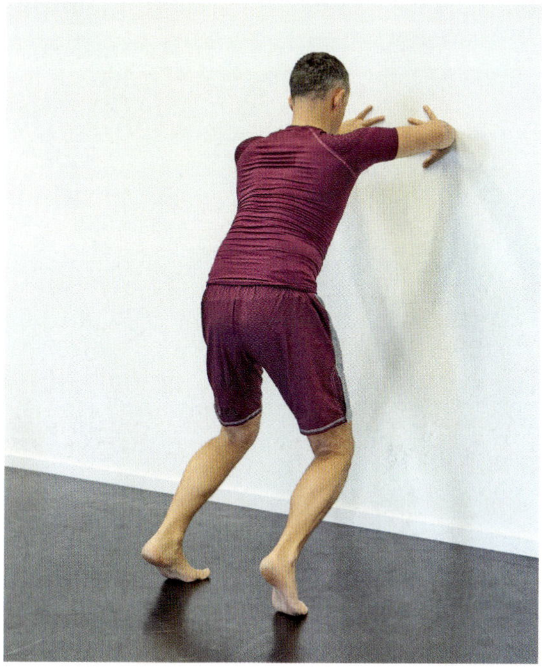

6 Vom höchsten Punkt der Bewegung kehren Sie wieder in die Ausgangsstellung zurück.

HINWEIS

Achten Sie auf die Spannung im ganzen Körper.

AUSRÜSTUNG
Keine

WIEDERHOLUNGEN
4–6 × hoch und runter

ATMUNG
Atmen Sie beim Heben von Arm und Bein ein und beim Absetzen aus.

BACK SLIDE CRAWL

Vordere und hintere Oberschenkelmuskulatur

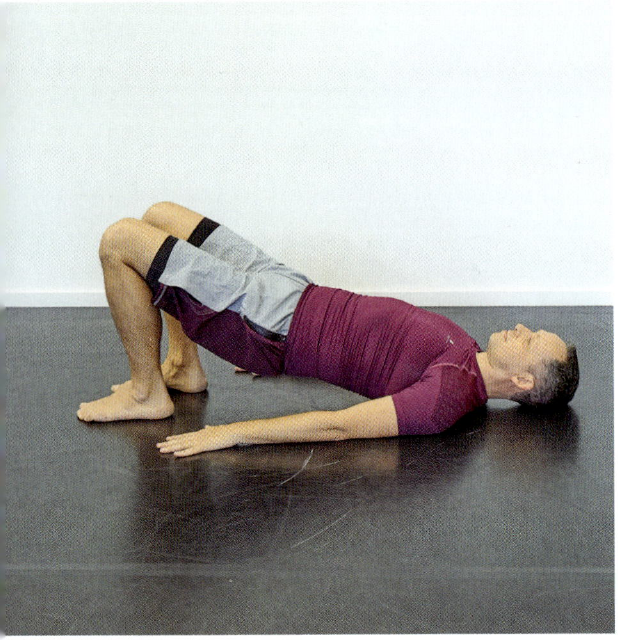

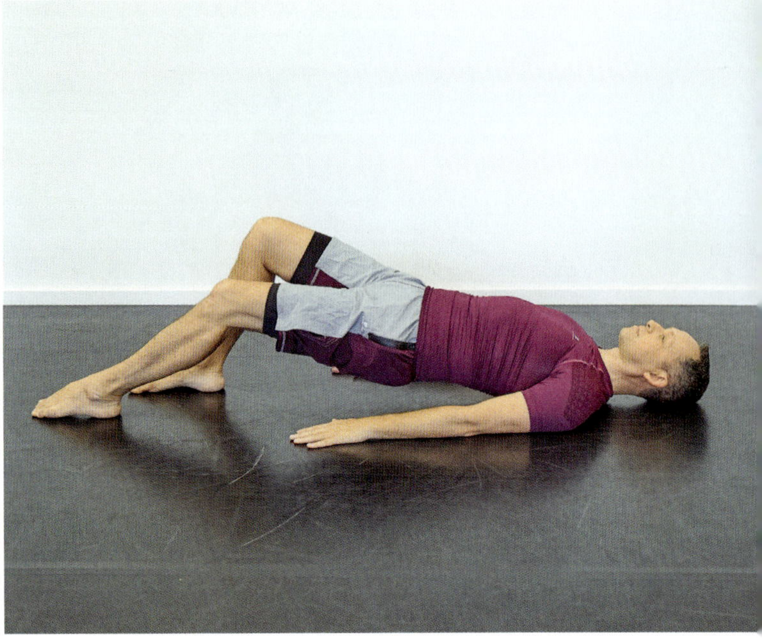

1 Gehen Sie als Ausgangsstellung in die Rückenlage. Sie können sich ein kleines Handtuch unter den Hinterkopf leben. Heben Sie das Becken an, beide Füße stehen flach auf dem Boden, die Knie sind angewinkelt, der Körper bildet von den Knien bis zu den Schultern eine gerade Linie.

2 Schieben Sie sich mit Kraft aus den Füßen nach oben und bewegen Sie Ihren Körper auf diese Weise in Richtung Kopf.

AUSRÜSTUNG
Keine, eventuell ein Handtuch

WIEDERHOLUNGEN
8 Schritte vor und zurück

ATMUNG
Regelmäßig

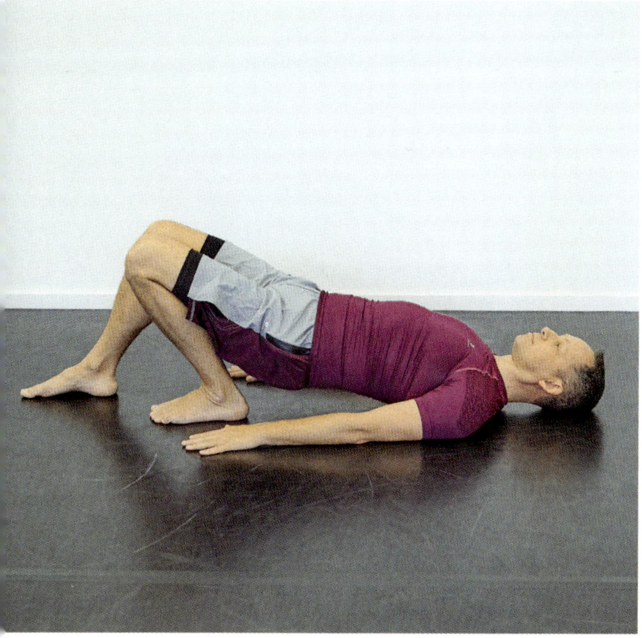

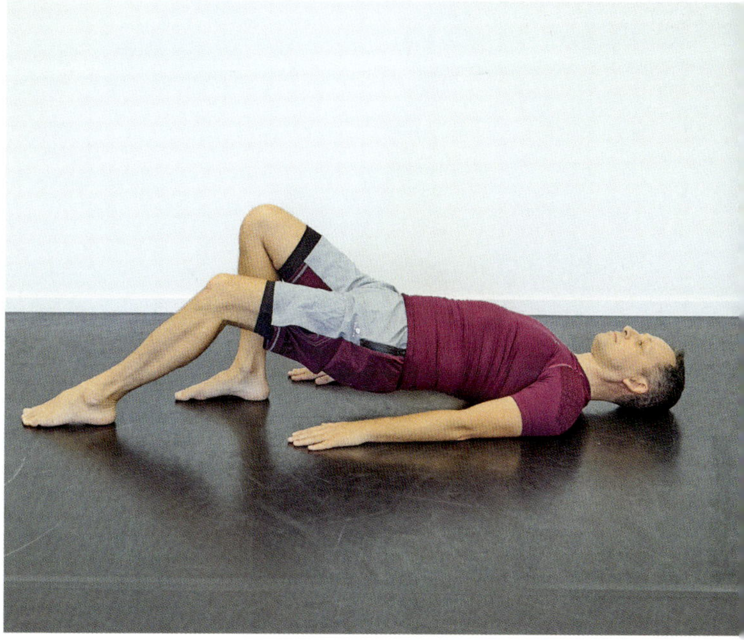

3 Ziehen Sie sich anschließend mit den Füßen wieder in die Gegenrichtung.

4 Beide Beine stützen und schieben beziehungsweise ziehen den Körper während der Bewegung gleichermaßen.

HINWEIS

Halten Sie das Becken immer auf gleicher Höhe.

ÜBUNGEN FÜR FORTGESCHRITTENE

Die Basis- und Aufbauübungen sind, wie erwähnt, auch für Fortgeschrittene geeignet, vor allem, wenn Sie verschiedene Handpositionen einsetzen und die fortgeschrittene Crawling-Haltung einnehmen. Worin unterscheiden sich also die Übungen für Fortgeschrittene? Zum einen sind sie anstrengender für Ihre Muskeln und Gelenke, die Sie aber mithilfe der Basis- und Aufbauübungen schon gekräftigt haben. Zum anderen sind manche dieser Übungen komplexer und verlangen mehr Koordination.

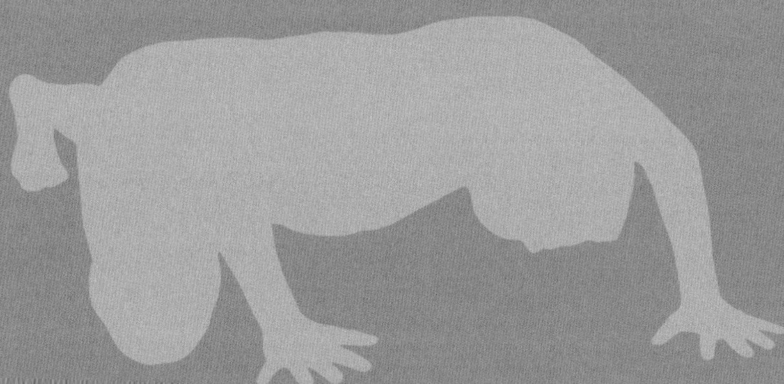

ADVANCED FRONT SLIDE

Brustmuskulatur, Armmuskulatur, Bauchmuskulatur, Hüftbeuger, Oberschenkelmuskulatur

1 Nehmen Sie die fortgeschrittene Ausgangsstellung ein.

2 Verlagern Sie Ihr Gewicht auf den linken Fuß und setzen Sie das rechte Bein nach vorn. Die Hände gleiten in der Bewegung mit. Verlagern Sie Ihr Gewicht nun nach rechts und setzen Sie das linke Bein nach, sodass Sie einen Schritt weiter vorn wieder die Ausgangsstellung einnehmen.

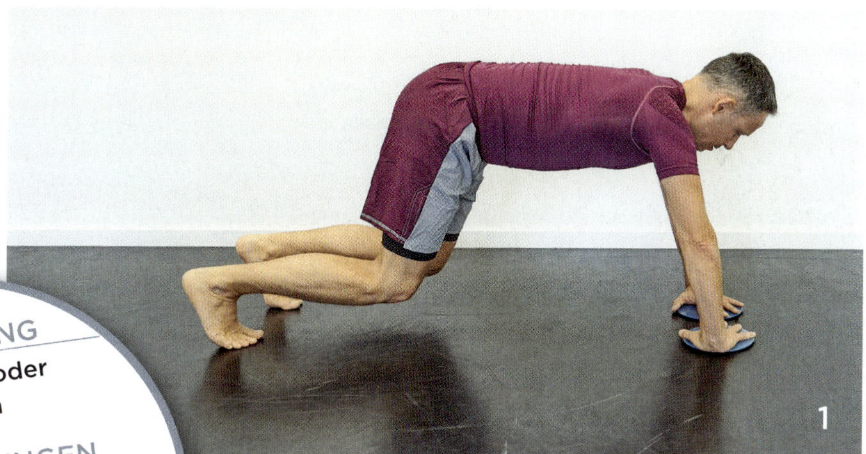

1

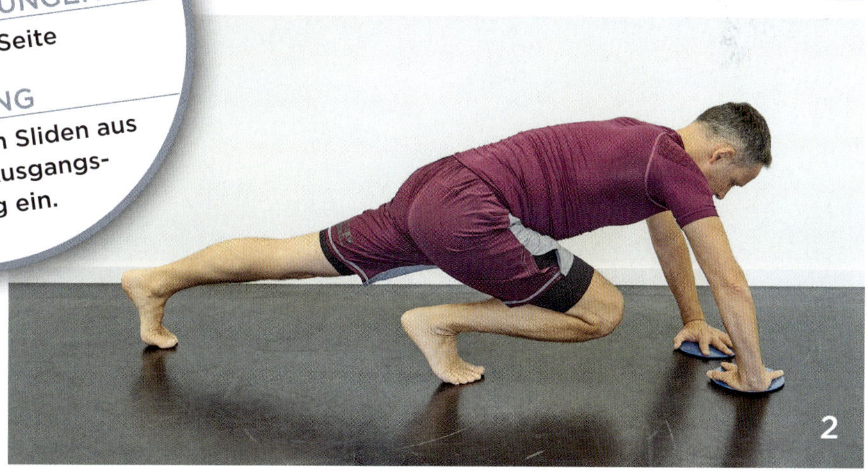

2

AUSRÜSTUNG
Sliding Pads oder Handtuch

WIEDERHOLUNGEN
8–10 × pro Seite

ATMUNG
Atmen Sie beim Sliden aus und in der Ausgangsstellung ein.

ADVANCED CRAWL

Oberschenkel- und Armmuskulatur

1 Nehmen Sie die fortgeschrittene Ausgangsstellung ein.

2 Heben Sie wie beim Simple Crawl je einen Arm und den gegenüberliegenden Fuß.

3 Machen Sie kleine Schritte nach vorn.

AUSRÜSTUNG
Keine

WIEDERHOLUNGEN
1–2 Minuten

ATMUNG
Atmen Sie beim Hochheben ein und beim Aufsetzen aus.

HINWEIS

Behalten Sie durchgehend die natürliche Krümmung der Wirbelsäule wie in der Ausgangsstellung bei.

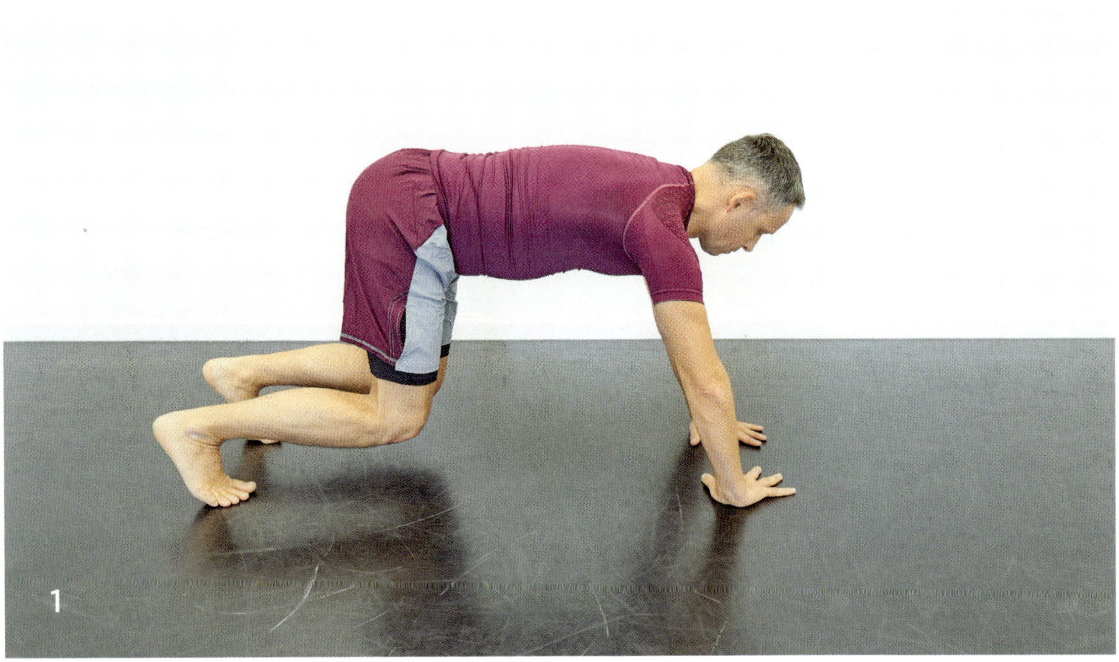
1

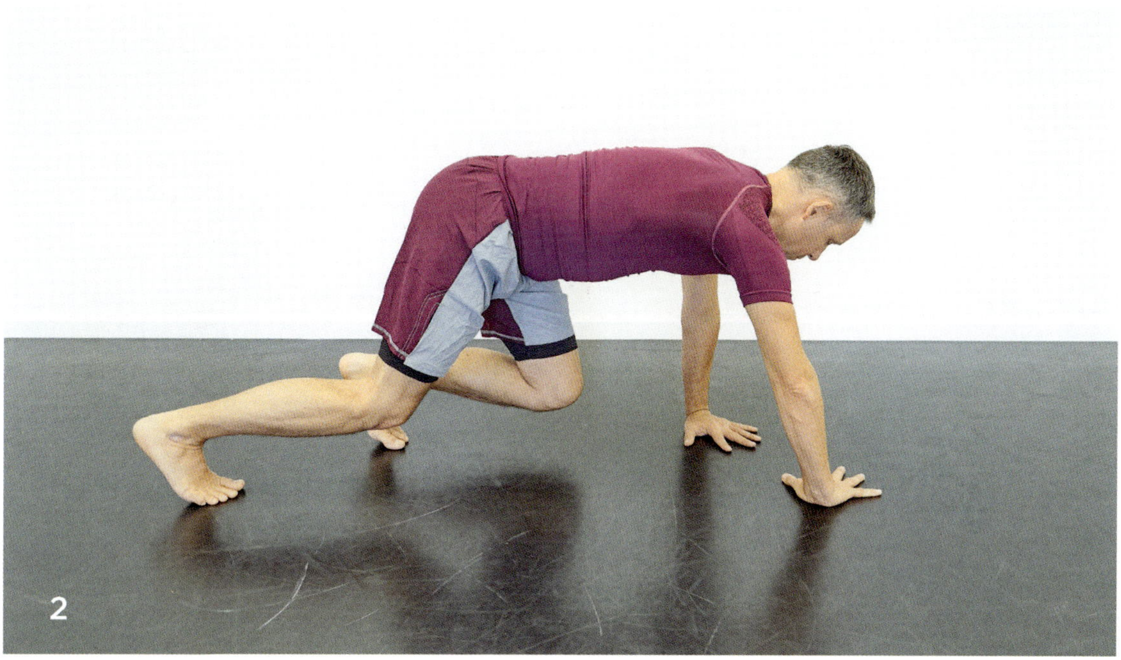

2

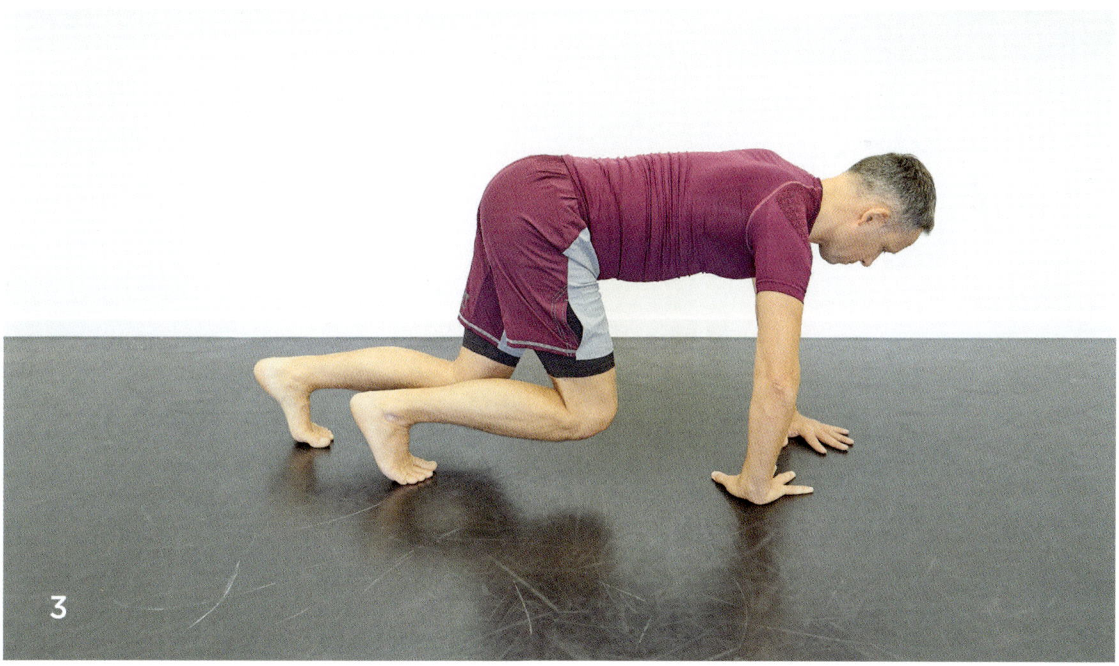

3

CROSS SIDE CRAWL

Brust- und Armmuskulatur

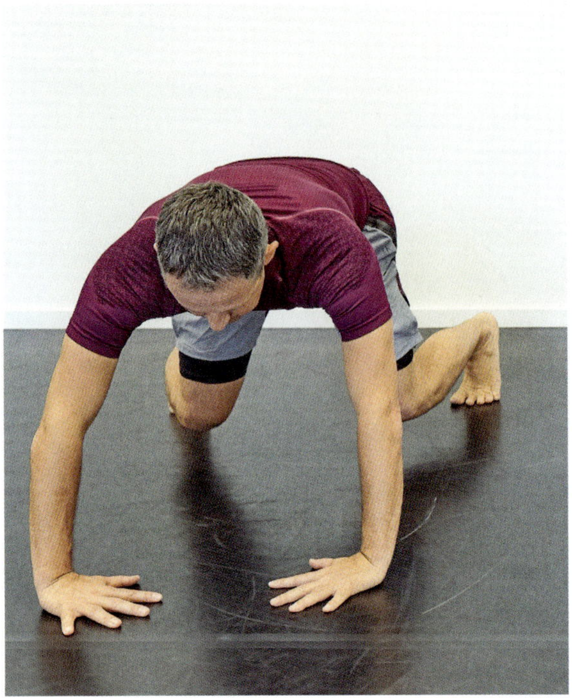

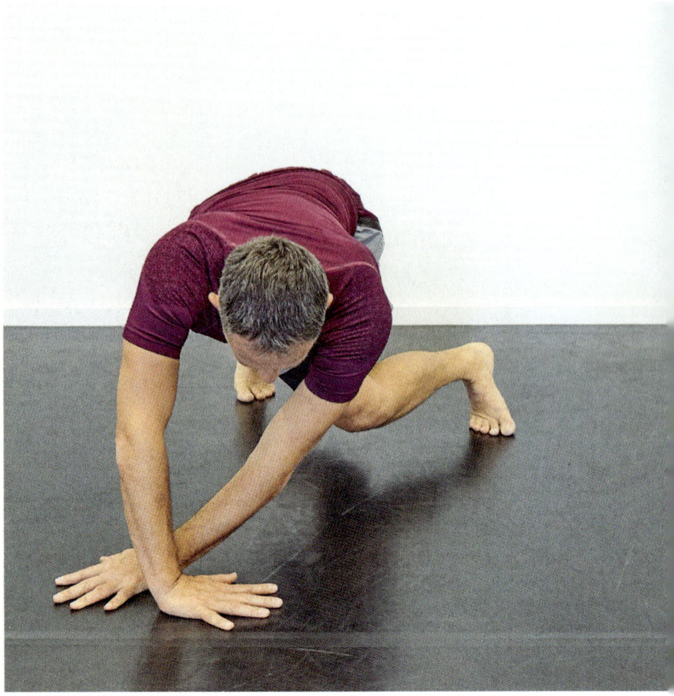

1 Nehmen Sie die fortgeschrittene Ausgangsstellung ein.

2 Bewegen Sie sich seitwärts. Kreuzen Sie dabei den rechten Arm und das rechte Bein vor dem linken Arm beziehungsweise Bein.

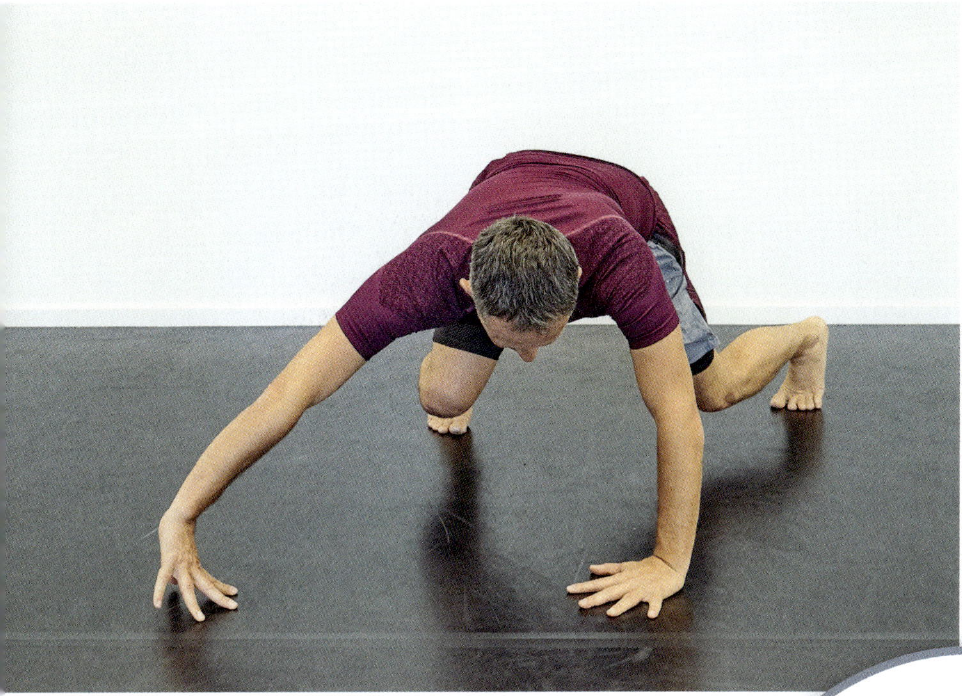

3 Setzen Sie nun den linken Arm und das linke Bein einen Schritt nach links, sodass die Überkreuzstellung wieder aufgelöst wird. Bewegen Sie sich weiter zur Seite, indem Sie die Bewegung wiederholen.

AUSRÜSTUNG

Keine

WIEDERHOLUNGEN

8 × in jede Richtung

ATMUNG

Atmen Sie in der Ausgangsstellung ein und beim Kreuzen beziehungsweise beim seitlichen Schritt aus.

CATERPILLAR BEND LEGS

Bauchmuskulatur

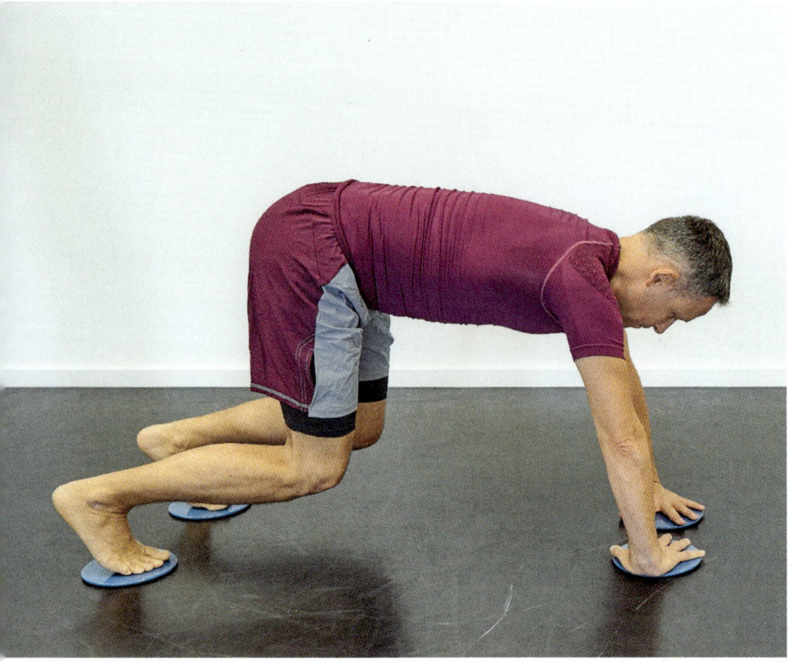

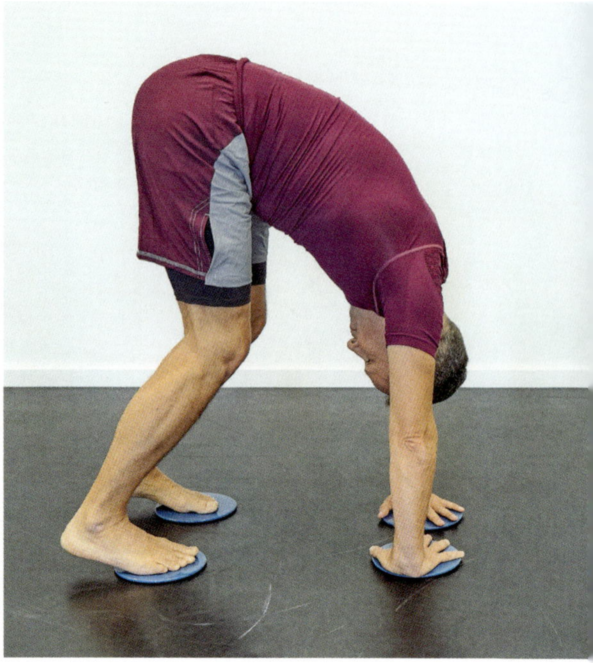

1 Nehmen Sie die fortgeschrittene Ausgangsstellung ein.

2 Spannen Sie die Bauchmuskeln stark an und ziehen Sie die Füße in Richtung Hände, sodass sich das Becken hebt.

HINWEIS

Ihre Ellbogen und Knie bleiben über die ganze Übung hinweg leicht gebeugt.

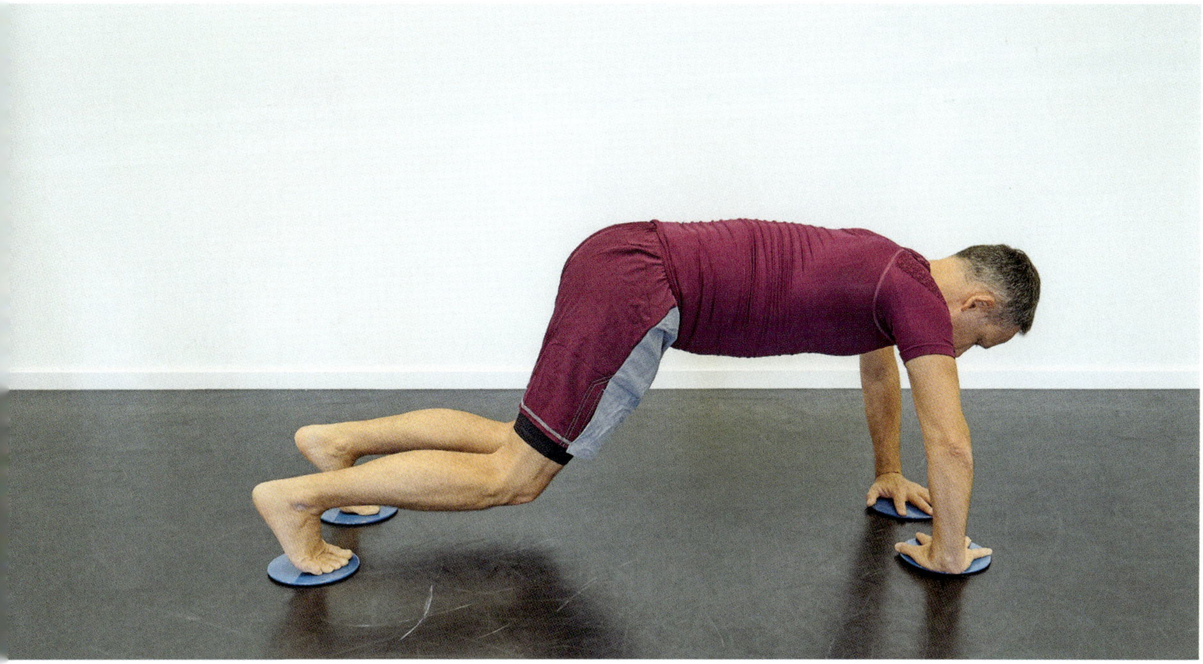

3 Drücken Sie die Füße in den Boden und schieben Sie sich auf den Händen nach vorn, bis Sie wieder in der Ausgangsposition sind.

AUSRÜSTUNG

4 Sliding Pads oder Handtücher, für die Hände alternativ Liegestützgriffe

WIEDERHOLUNGEN

4–6 ×

ATMUNG

Atmen Sie in der Ausgangsstellung ein, beim Zusammenziehen aus und beim Vorschieben wieder ein.

VARIATION

Caterpillar Straight Legs (s. S. 112)

CATERPILLAR STRAIGHT LEGS

Bauchmuskulatur

1 Gehen Sie als Ausgangsstellung in die Liegestützposition, jedoch unter Beibehaltung der natürlichen Krümmung der Brust- und Lendenwirbelsäule. Die Knie sind gestreckt, die Ellbogen leicht gebeugt.

2 Spannen Sie die Bauchmuskeln stark an und ziehen Sie die gestreckten Beine in Richtung Hände, sodass sich das Becken hebt.

3 Drücken Sie die Füße in den Boden und schieben Sie sich auf den Händen nach vorn, bis Sie wieder in der Ausgangsposition sind.

HINWEIS

Ihre Ellbogen bleiben möglichst die ganze Übung hindurch leicht gebeugt, Ihre Knie aber gestreckt.

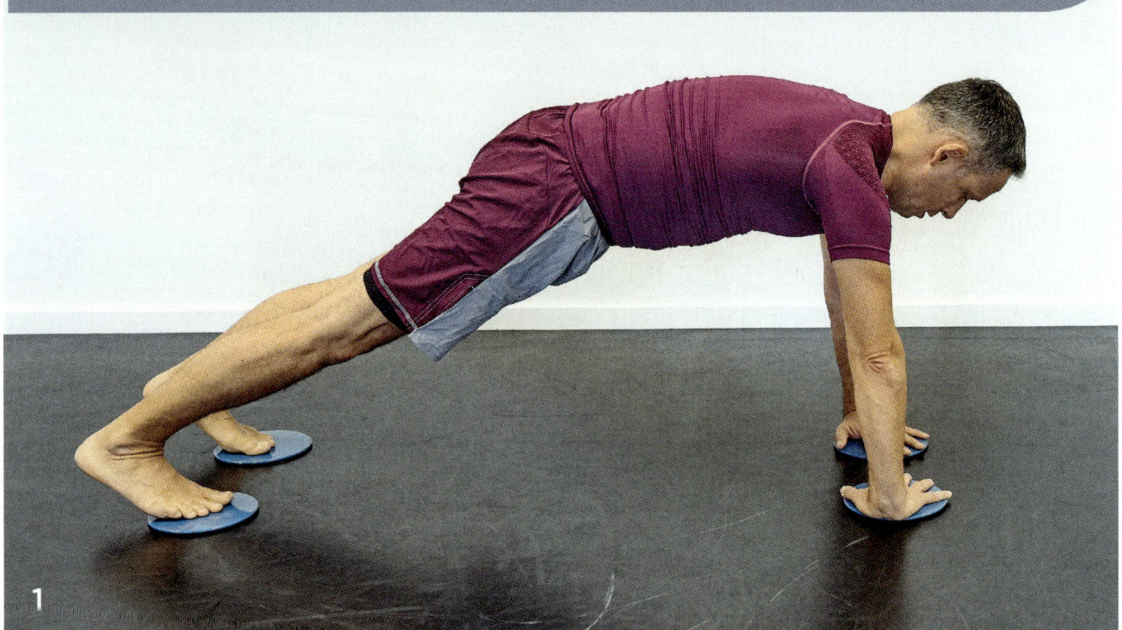

1

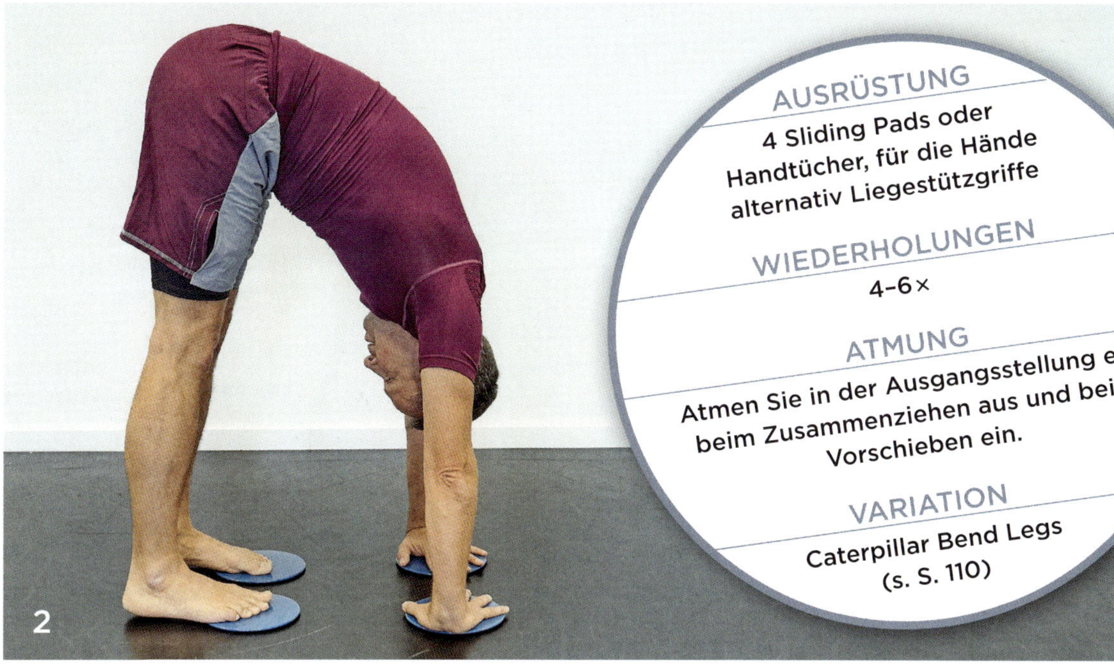

2

AUSRÜSTUNG

4 Sliding Pads oder Handtücher, für die Hände alternativ Liegestützgriffe

WIEDERHOLUNGEN

4–6×

ATMUNG

Atmen Sie in der Ausgangsstellung ein, beim Zusammenziehen aus und beim Vorschieben ein.

VARIATION

Caterpillar Bend Legs (s. S. 110)

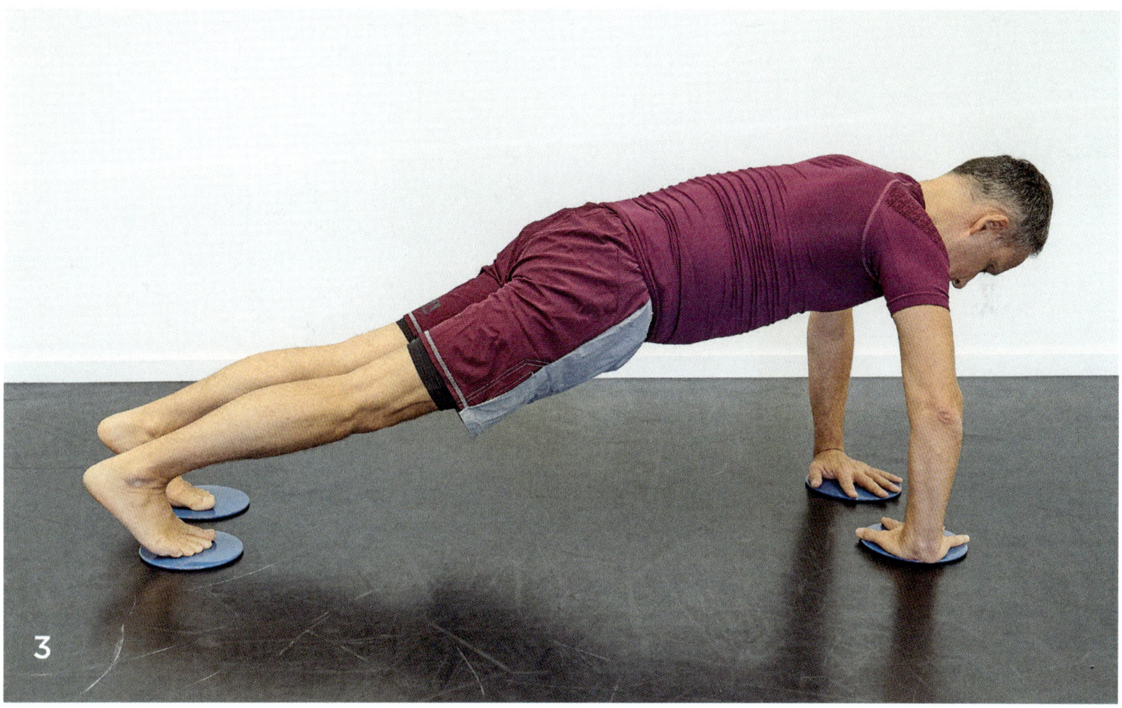

3

SQUAT CRAWL

Oberarmmuskulatur, Bauchmuskulatur

1 Nehmen Sie die fortgeschrittene Ausgangsstellung ein. Die Knie sind etwas tiefer gebeugt, die Arme sind im Unterarmstütz und liegen auf einem Handtuch.

2 Verlagern Sie das Gewicht auf Ihre Arme und ziehen Sie Ihre Beine zu den Armen, sodass Sie das Becken nach oben schieben.

3 Schieben Sie Ihre Arme und den Oberkörper nach vorn in die Ausgangsposition.

AUSRÜSTUNG
Handtuch

WIEDERHOLUNGEN
4–6×

ATMUNG
Atmen Sie in der Ausgangsstellung ein, beim Zusammenziehen aus und beim Vorschieben ein.

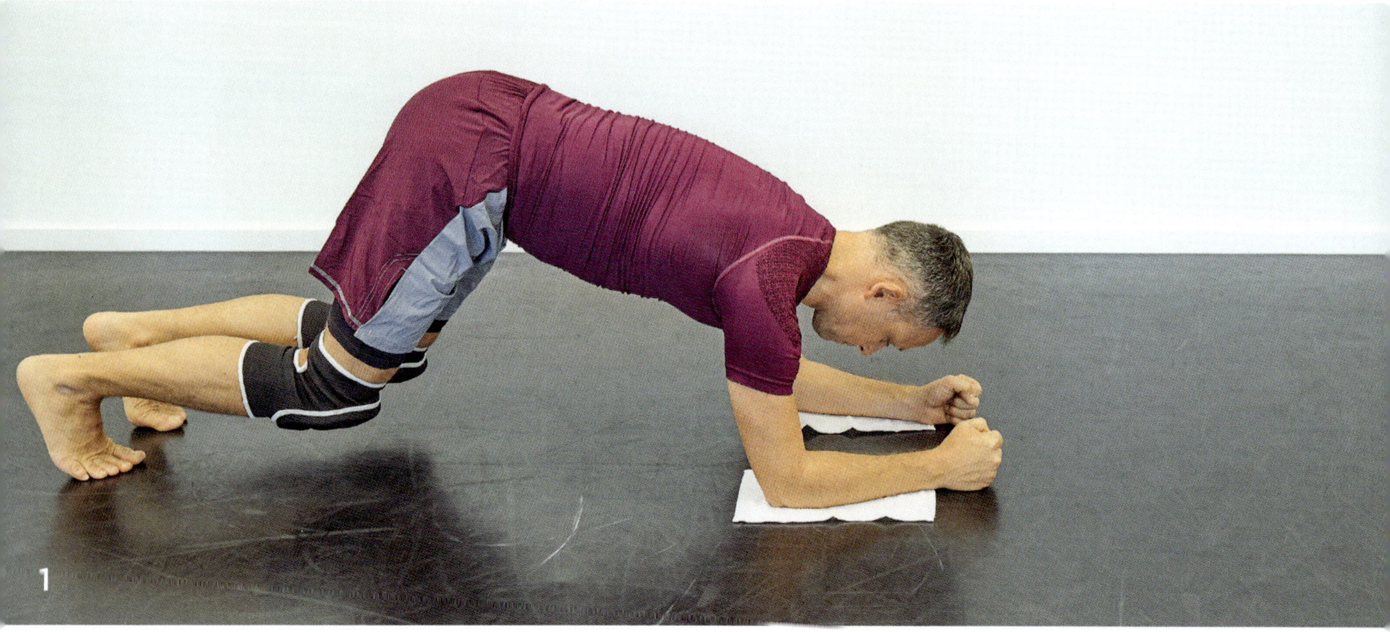

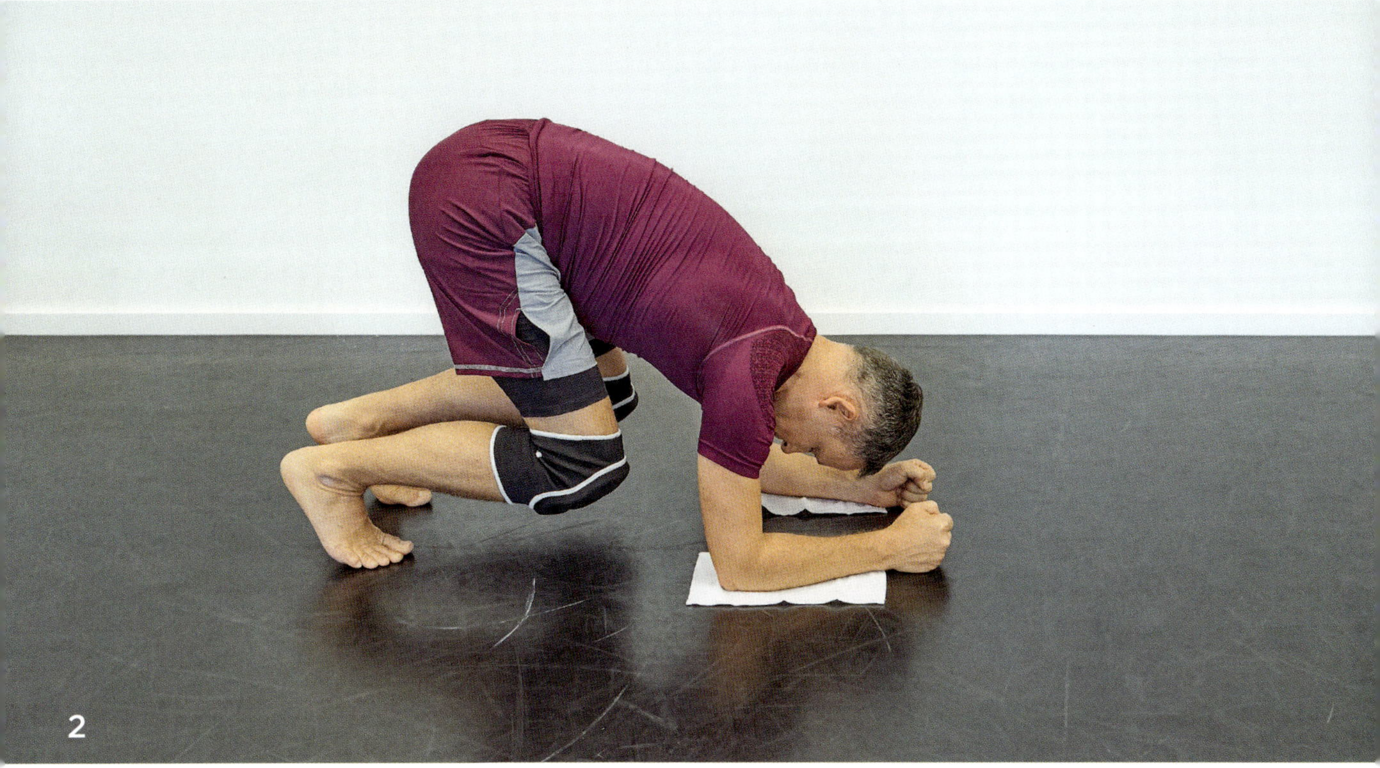

2

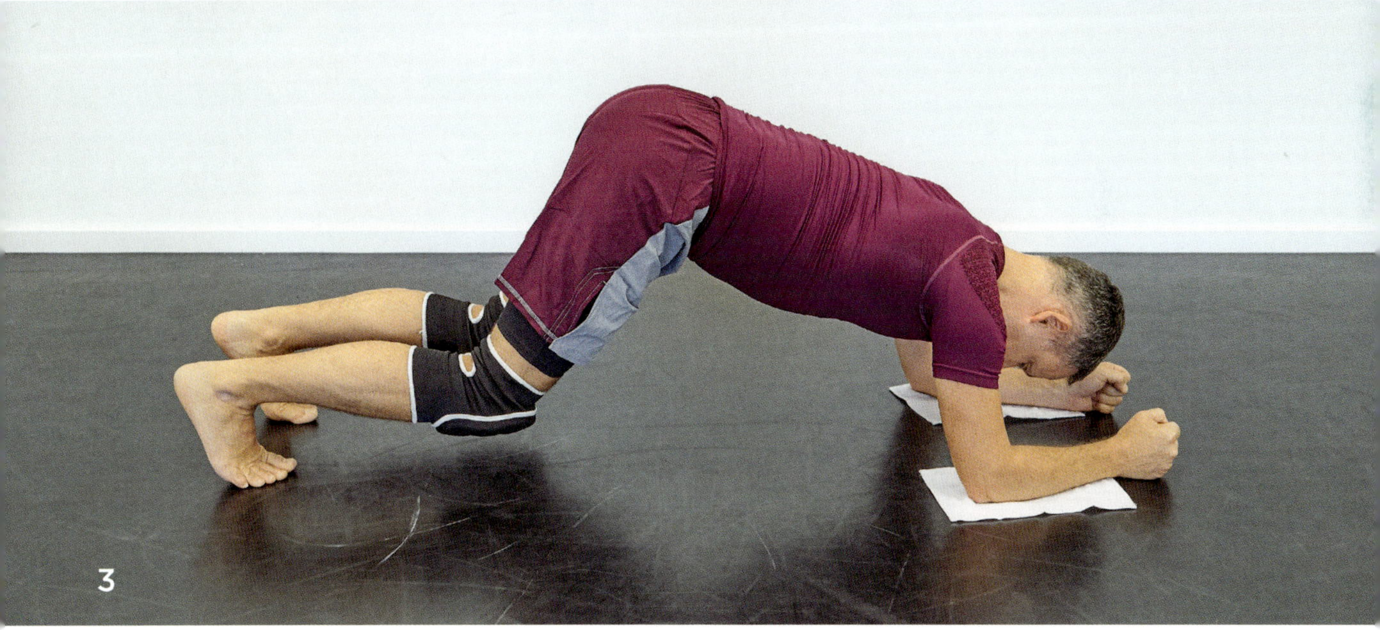

3

EXTENDED CROSS SLIDE

Adduktoren, Abduktoren, Rotation der Wirbelsäule, seitliche Rumpfmuskulatur

1 Nehmen Sie die fortgeschrittene Ausgangsstellung ein.

2 Kreuzen Sie Ihre Beine, indem Sie das rechte unter dem linken hindurch nach vorn und das linke nach hinten strecken. Dadurch dreht sich Ihr Becken nach links und Ihre Wirbelsäule verschraubt sich.

3 Kommen Sie in die Ausgangsposition zurück und wechseln Sie die Seite.

AUSRÜSTUNG
Sliding Pads oder zwei Handtücher für die Füße

WIEDERHOLUNGEN
8–10 × je Seite

ATMUNG
Atmen Sie in der Ausgangsstellung ein und beim Cross Slide aus.

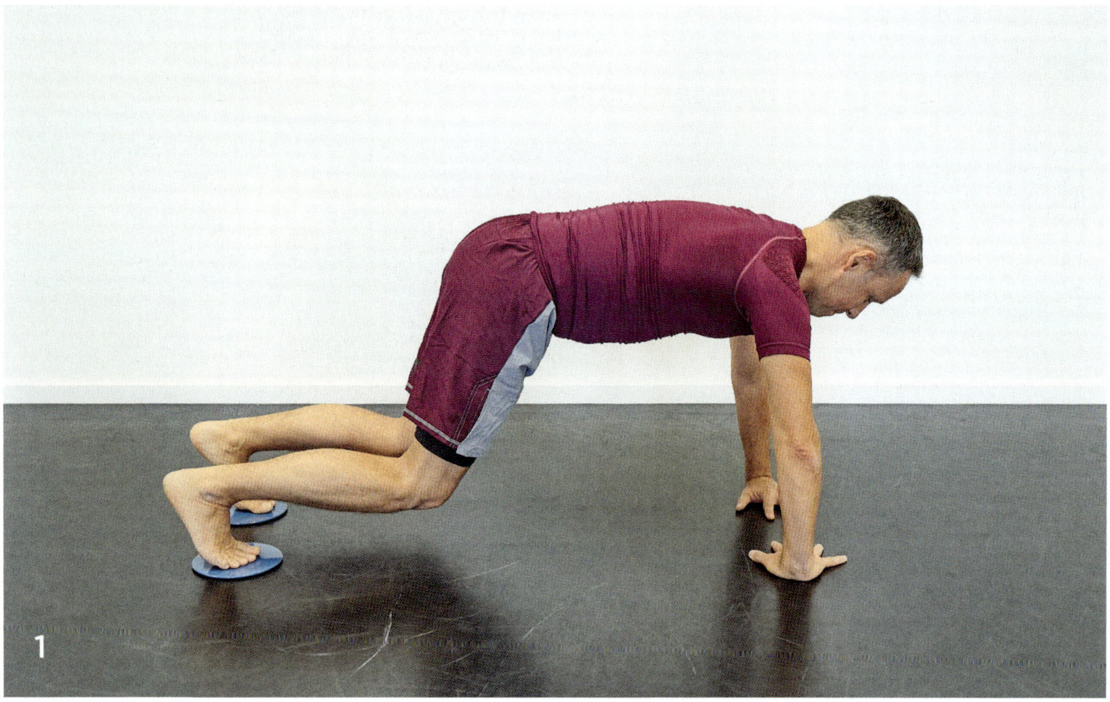

1

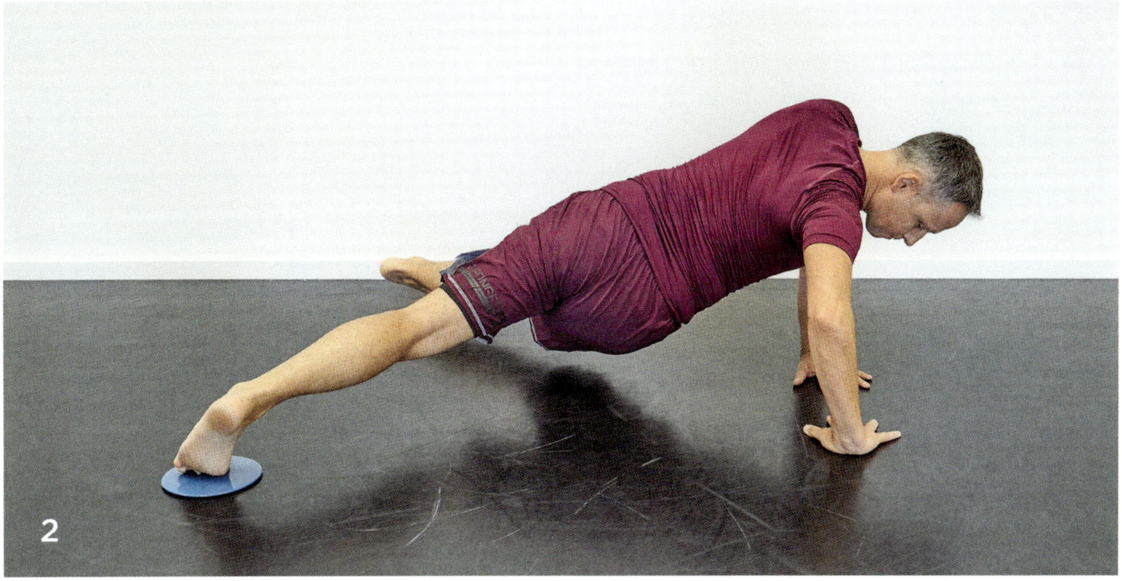

2

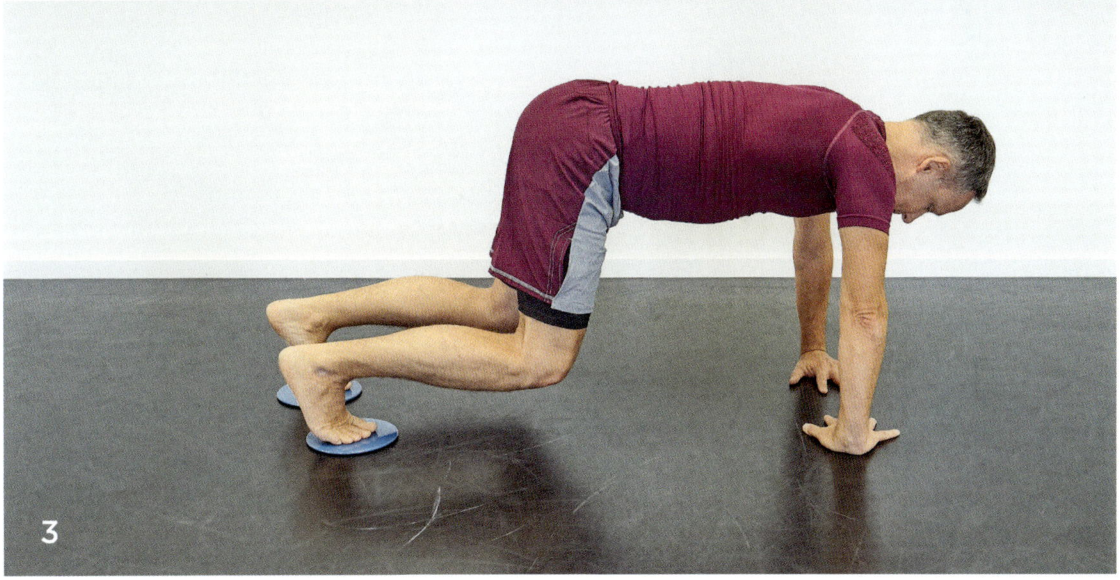

3

HINWEIS

Ihre Bauchmuskulatur muss immer aktiv sein, damit die Wirbelsäule nicht überlastet wird.

HOVERING CRAWL

Oberarmmuskulatur, vor allem Trizeps

1 Nehmen Sie als Ausgangsstellung die Bauchlage ein, der Kopf ist in Verlängerung der Wirbelsäule angehoben, die Füße sind aufgestellt und maximal angezogen, die Handflächen liegen etwa auf Schulterhöhe auf dem Boden.

2 Drücken Sie Ihren kompletten Körper aus der Kraft der Hände hoch. Ihr ganzes Gewicht lastet auf den Händen und auf den Zehenspitzen.

3 Schieben Sie sich nun ein kleines Stück nach vorn und legen Sie Ihren Körper langsam wieder auf dem Boden ab. Bringen Sie Ihre Füße und Ihre Hände wieder in die Ausgangsstellung.

AUSRÜSTUNG
Keine

WIEDERHOLUNGEN
4–6×

ATMUNG
Atmen Sie in der Ausgangsstellung ein und beim Hoch- und Vordrücken aus.

HINWEIS

Die Muskulatur Ihres gesamten Körpers ist durchgehend stark angespannt. Diese Übung beansprucht den Trizeps stark, geben Sie Acht, ihn nicht zu überlasten.

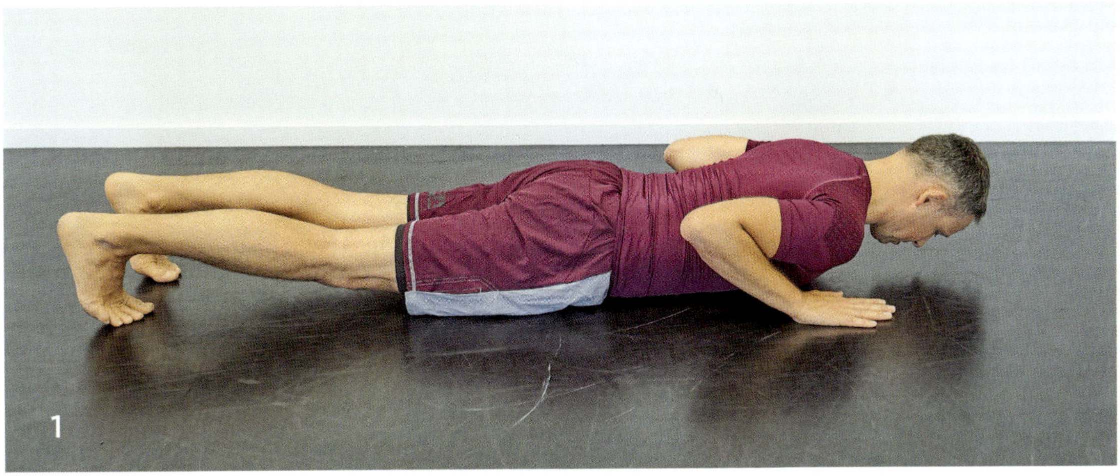
1

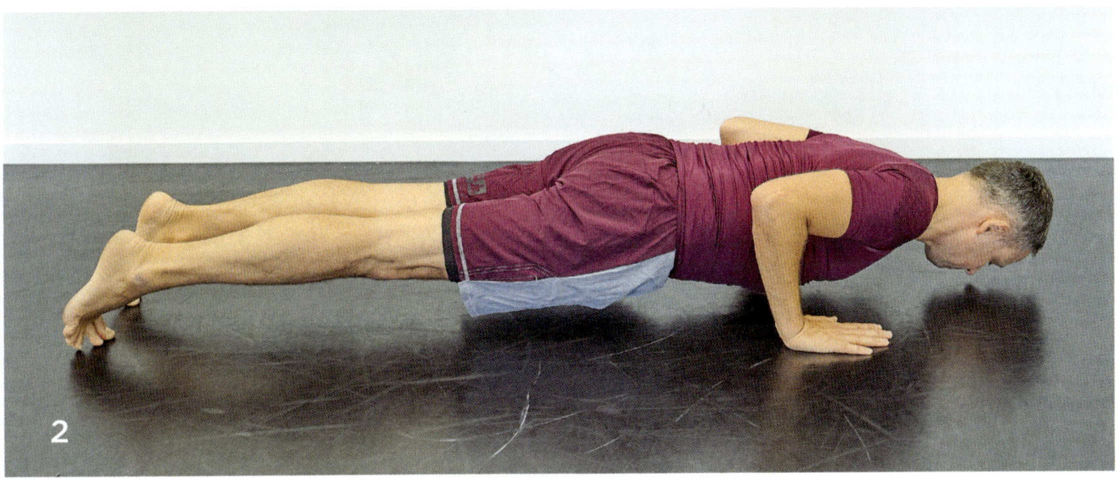
2

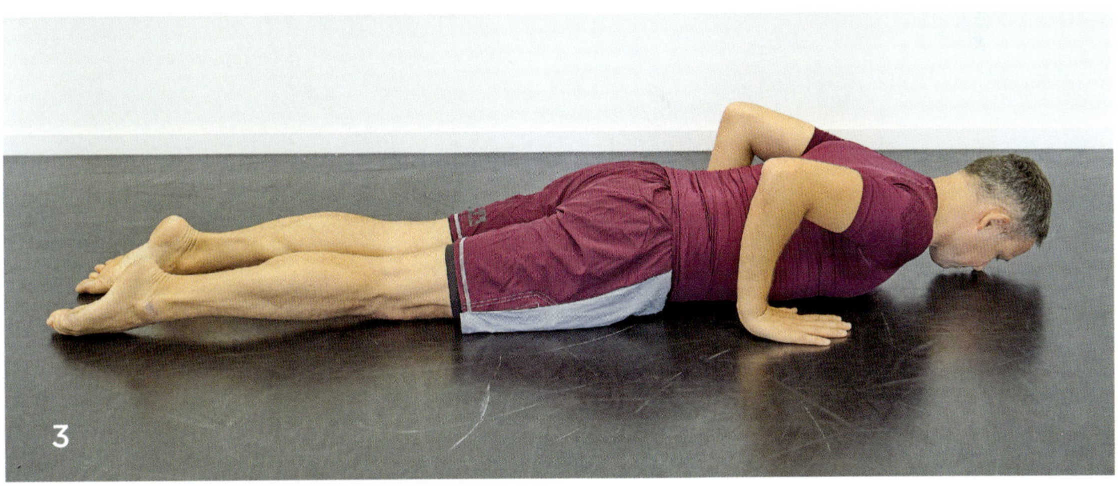
3

ROUNDABOUT

Gleichgewicht und Koordination, seitliche Rumpfmuskulatur

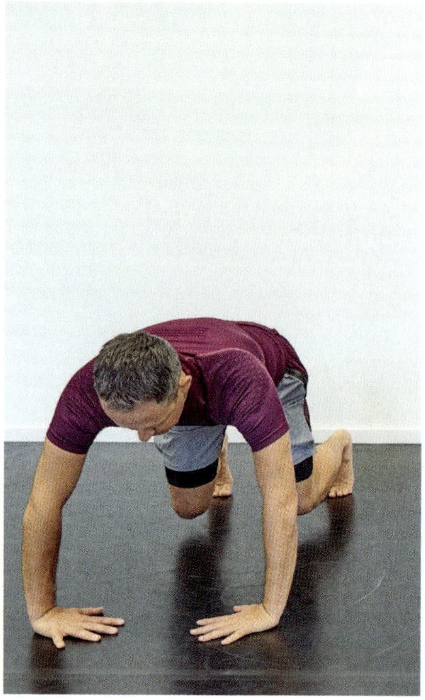

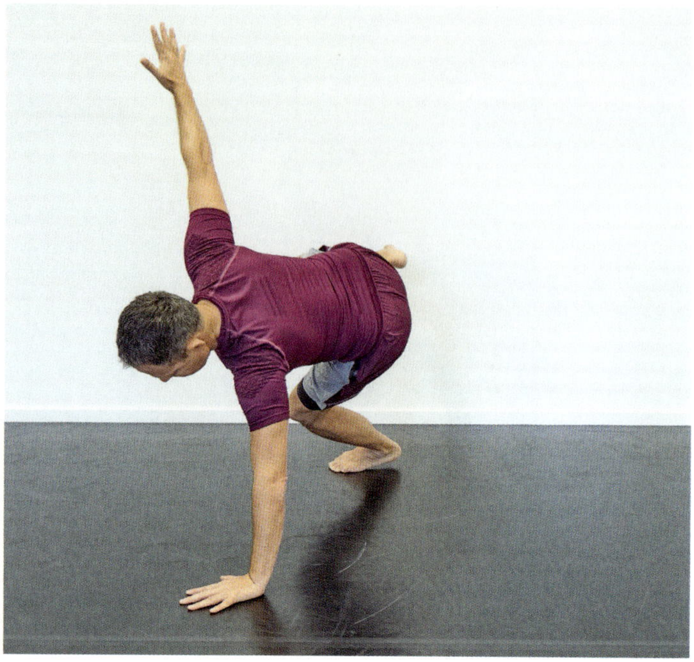

1 Nehmen Sie die fortgeschrittene Ausgangsstellung ein. Achten Sie darauf, dass Ihre Bauchmuskulatur durchgehend angespannt ist.

2 Bei dieser Übung führen Sie eine volle Drehung um die Längsachse ihres Körpers aus. Heben Sie das rechte Bein waagerecht und den rechten Arm senkrecht an.

TIPP

Die Intensität der Übung ist umso höher, je langsamer Sie sie ausführen.

AUSRÜSTUNG

Keine

WIEDERHOLUNGEN

2–4 × pro Seite

ATMUNG

Atmen Sie ein, wenn beide Hände und Füße am Boden sind, und aus, während Sie in der Bewegung sind.

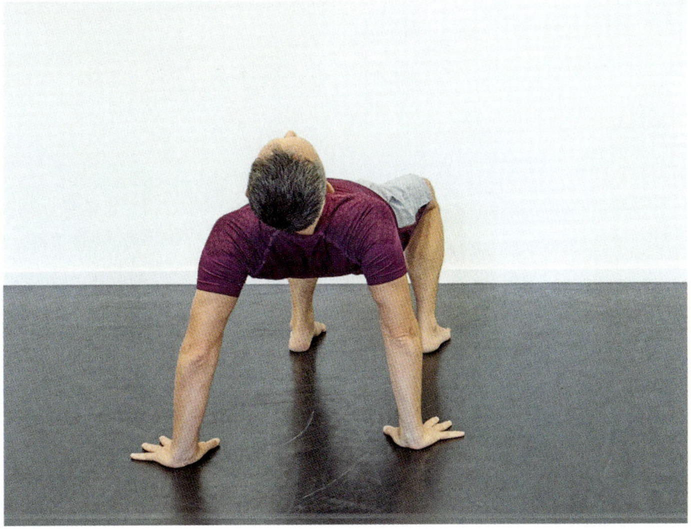

3 Vollenden Sie die erste halbe Drehung, sodass Sie in der umgekehrten Ausgangsstellung landen.

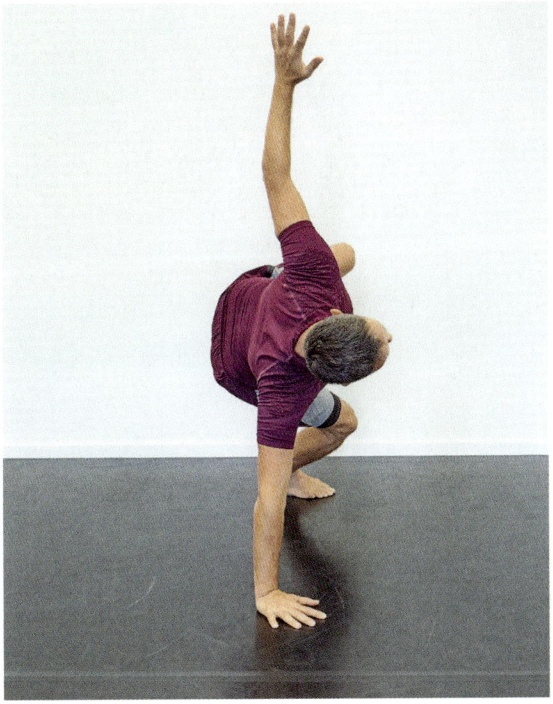

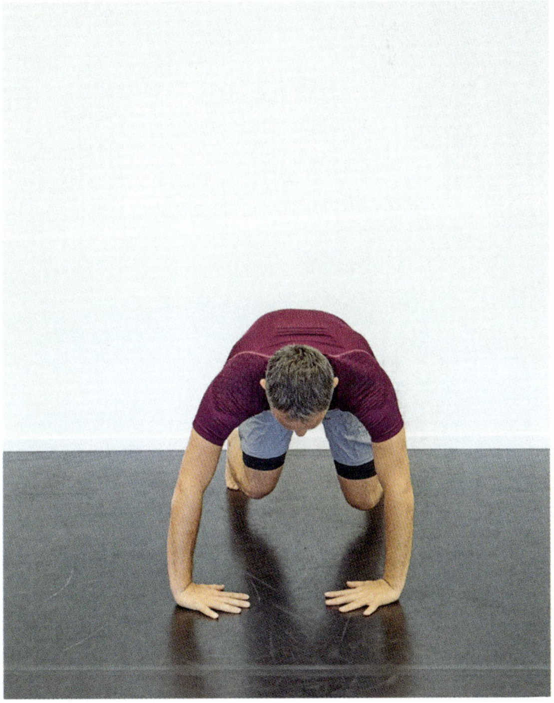

4 Verlagern Sie Ihr Gewicht auf die rechte Seite und heben Sie das linke Bein und den linken Arm.

5 Vollenden Sie die Drehung, sodass Sie wieder in der Ausgangsstellung landen.

WALL ROLL

Gleichgewicht und Koordination

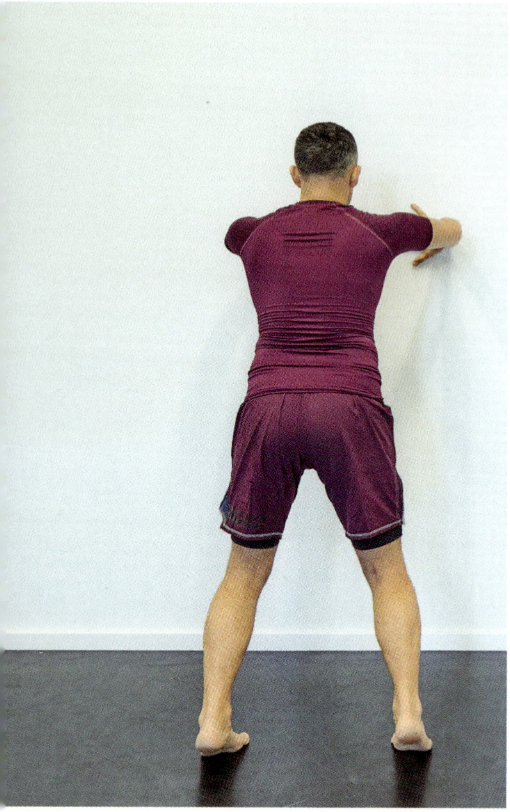

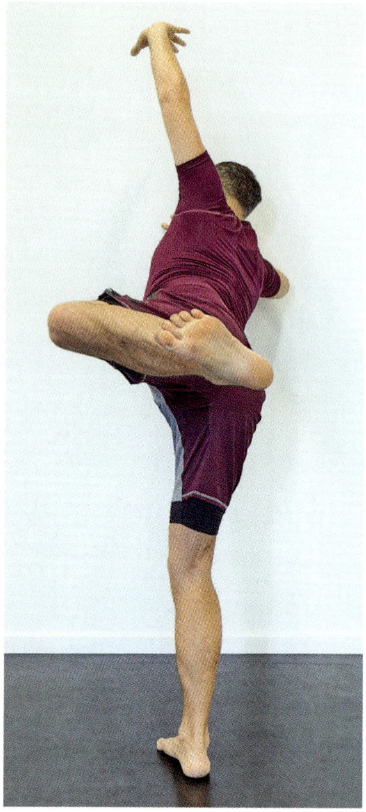

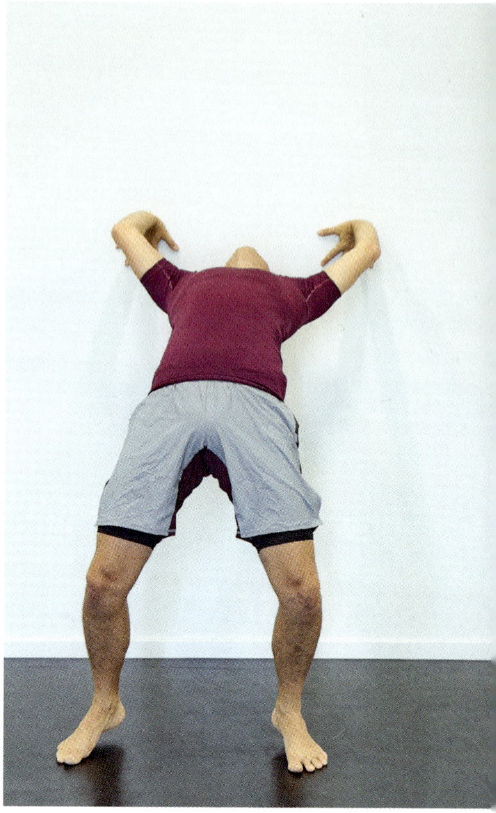

1 Nehmen Sie die fortgeschrittene Ausgangsstellung ein, jedoch im Stehen. Die Handposition ist die Basisposition, nur gegen die Wand. Die Wirbelsäule befindet sich in ihrer natürlichen Krümmung. Die Füße stehen etwas mehr als hüftbreit. Knie und Ellbogen sind leicht gebeugt.

2 Drehen Sie sich entlang Ihrer Längsachse an der Wand entlang, indem Sie zunächst den linken Arm und das linke Bein nach hinten heben und dabei den Oberkörper mitdrehen.

3 Drehen Sie sich weiter, bis Sie sich in der umgekehrten Ausgangsposition mit dem Rücken zur Wand befinden.

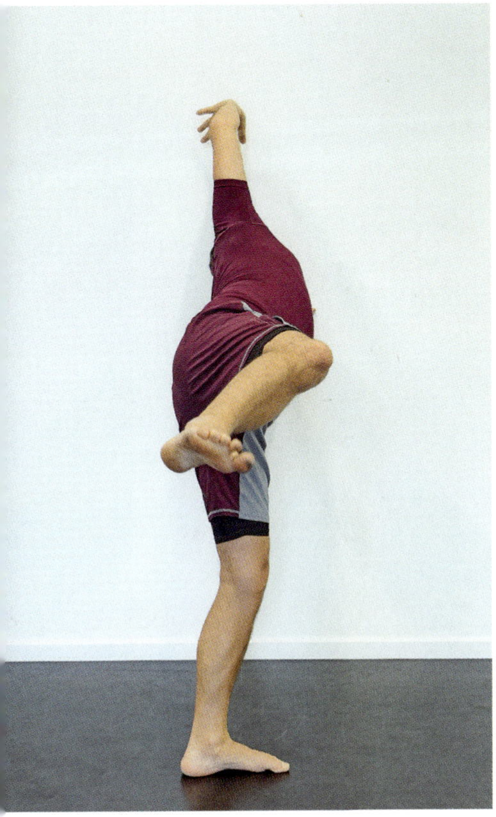

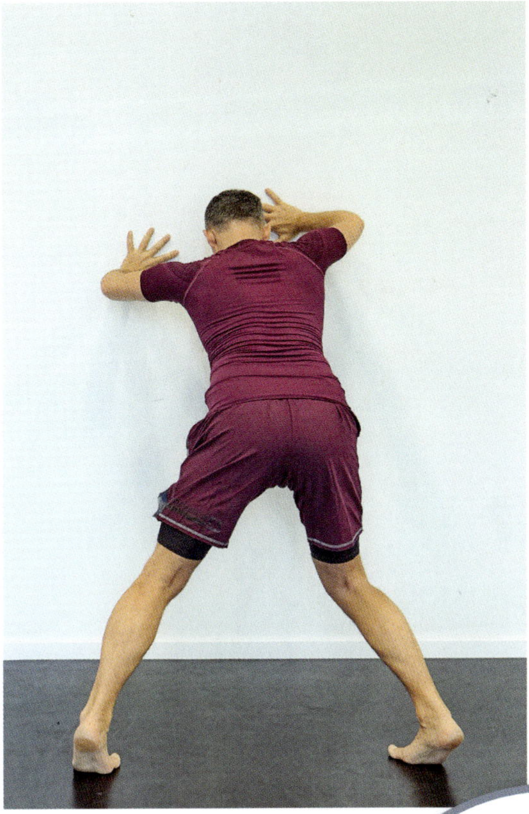

4 Heben Sie den rechten Arm und das rechte Bein.

5 Drehen Sie sich weiter, bis Sie wieder in der Ausgangsstellung sind.

AUSRÜSTUNG

Keine

WIEDERHOLUNGEN

2–4× in jede Richtung

ATMUNG

Atmen Sie beim Heben von Arm und Bein ein und beim Absetzen aus.

HINWEIS

Lassen Sie Ihre Bauchmuskulatur durchgehend angespannt und halten Sie die Halswirbelsäule gerade.

INVERTED WALL CRAWL

Armmuskulatur, Brustmuskulatur

1 Nehmen Sie die einfache Ausgangsstellung ein.

2 Bewegen Sie sich krabbelnd rückwärts auf die Wand zu.

3 Gehen Sie mit den Füßen die Wand hoch.

4 Krabbeln Sie gleichzeitig mit den Händen näher zur Wand.

5 Das Ende der Bewegung ist erreicht, wenn Ihre Arme mit dem Becken eine Linie bilden. Die Knie bleiben die ganze Zeit gebeugt. Bewegen Sie sich anschließend langsam wieder zurück in die Ausgangsstellung.

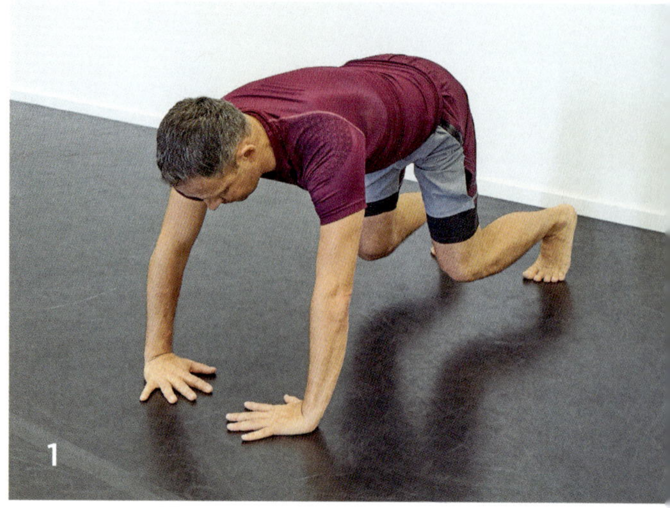
1

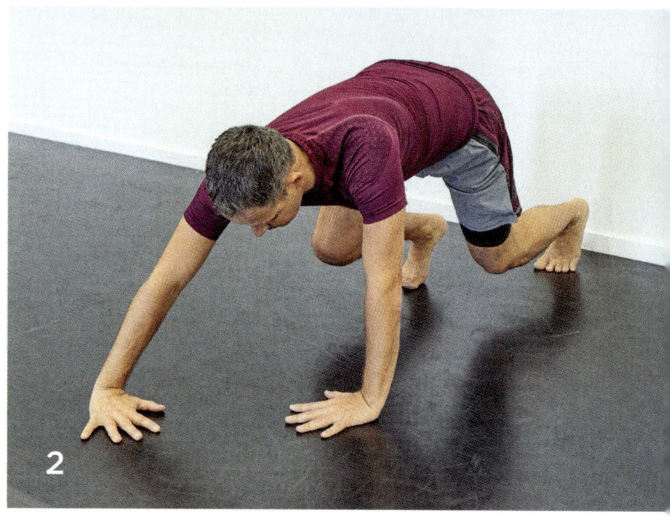
2

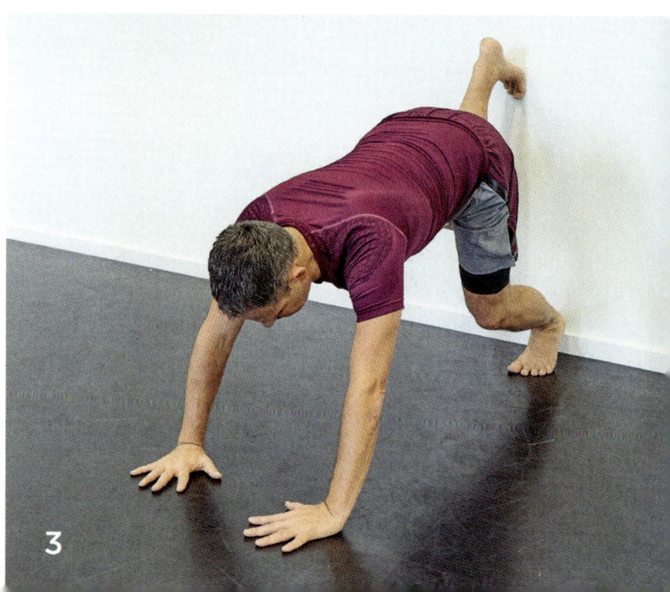
3

AUSRÜSTUNG
Keine

WIEDERHOLUNGEN
2–4 × hoch und runter

ATMUNG
Atmen Sie beim Hochheben von Arm und Bein ein und beim Absetzen aus.

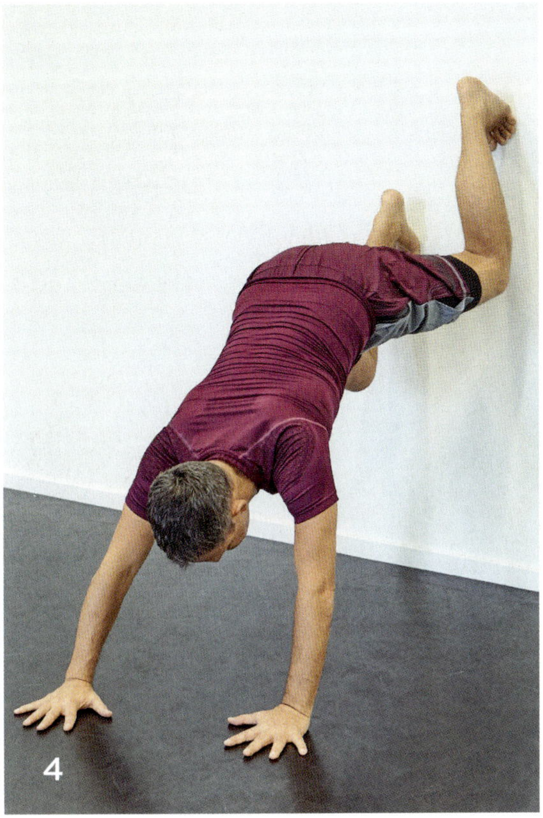

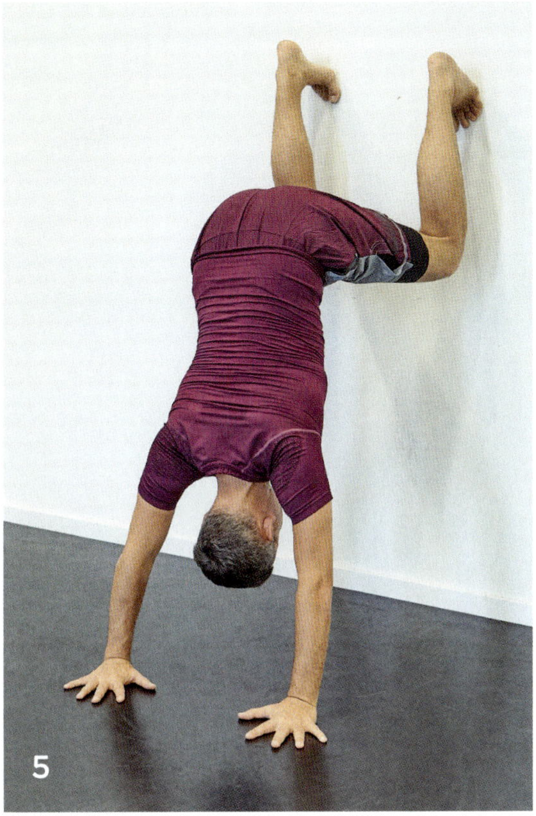

HINWEIS

Halten Sie Ihre Bauchmuskulatur durchgehend angespannt und behalten Sie die natürliche Krümmung der Wirbelsäule bei.

WALL RUN

Armmuskulatur

AUSRÜSTUNG
Keine

WIEDERHOLUNGEN
4 Schritte in jede Richtung

ATMUNG
Gleichmäßig

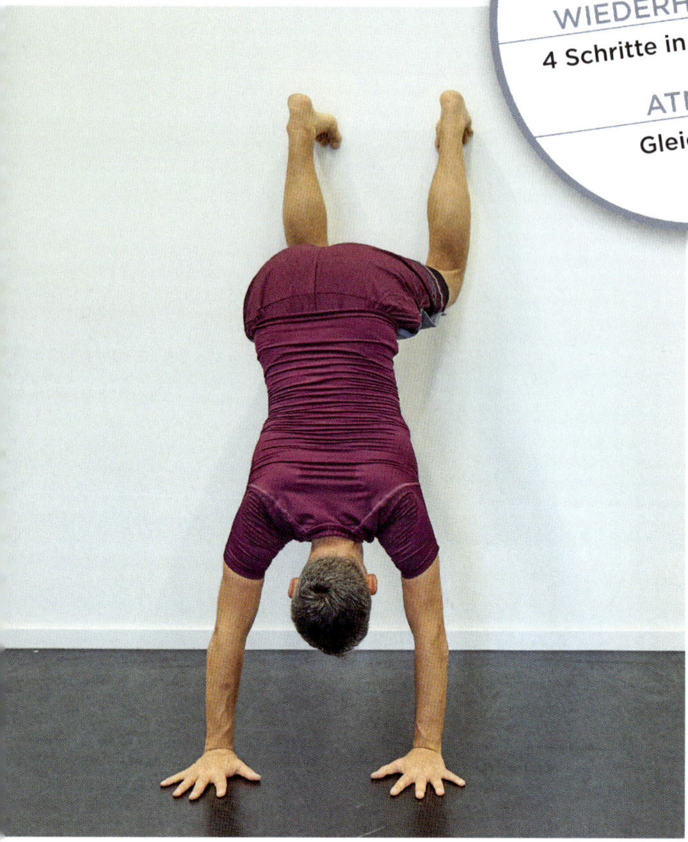

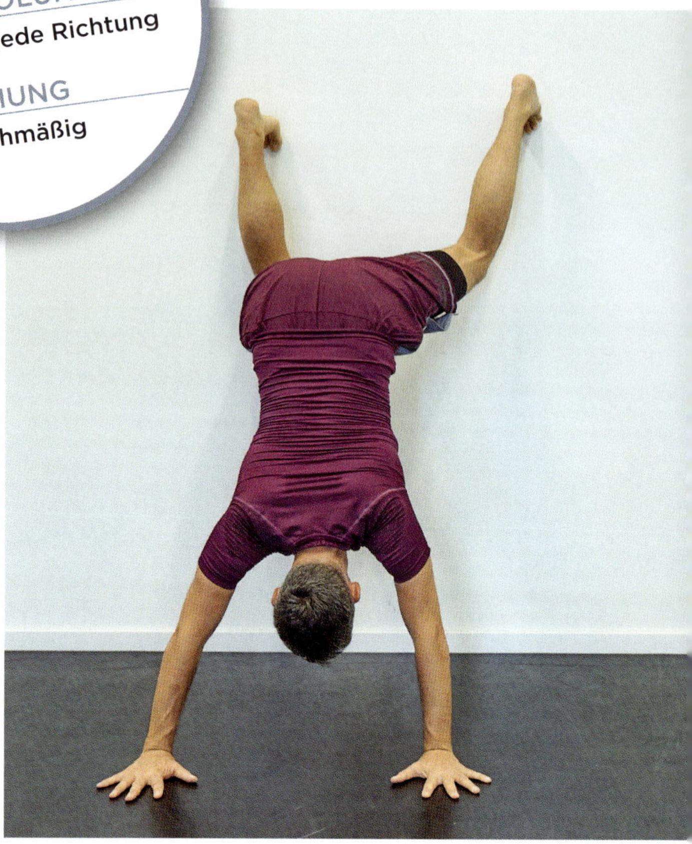

1 Nehmen Sie die Ausgangsstellung ein, indem Sie zuerst die vorhergehende Übung, Inverted Wall Crawl, ausführen und die Endposition halten.

2 Bewegen Sie sich seitlich an der Wand entlang, indem Sie für einen Schritt zuerst den Fuß und dann die Hand der einen Seite seitlich versetzen und anschließend mit der anderen Seite nachrücken.

HINWEIS

Behalten Sie die natürliche Krümmung der Wirbelsäule bei.

GROUND CLIMBER

Rückseitige Oberschenkelmuskulatur, Oberarmmuskulatur

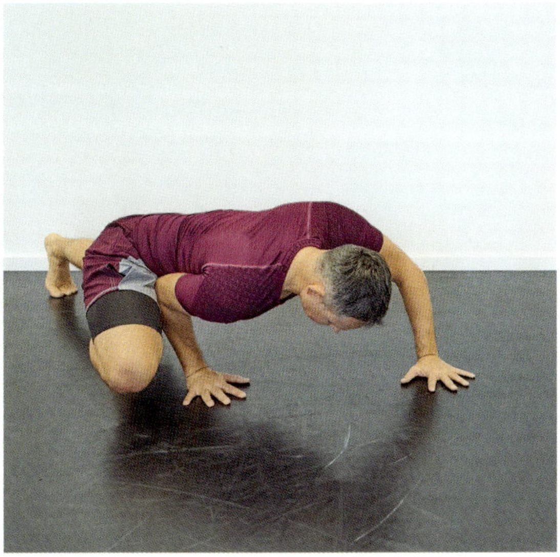

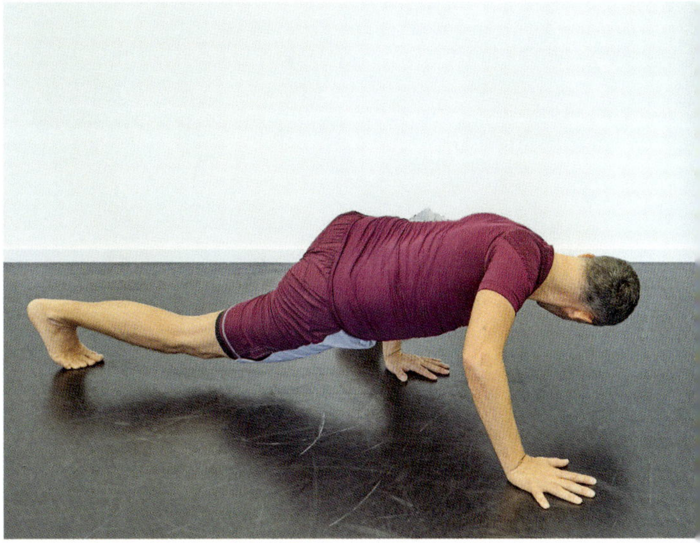

1 Nehmen Sie als Ausgangsstellung die Liegestützposition ein. Ziehen Sie das gebeugte rechte Bein neben dem Oberkörper so weit nach vorn, wie Sie können. Der rechte Arm ist ebenfalls gebeugt, der rechte Ellbogen berührt die rechte Hüfte. Der linke Arm dient der seitlichen Unterstützung.

2 Bei dieser Übung bewegen Sie sich mit dem Rumpf näher am Boden als sonst. Stellen Sie sich vor, Sie müssten auf einem geneigten Untergrund nach oben klettern. Drücken Sie sich mit dem rechten Fuß nach vorn, setzen Sie die rechte Hand weiter vorn auf den Boden. Gleichzeitig ziehen Sie das linke Knie an den Oberkörper. Nun befinden Sie sich wieder in der Ausgangstellung, nur spiegelverkehrt.

AUSRÜSTUNG
Keine

WIEDERHOLUNGEN
8–10×

ATMUNG
Regelmäßig

HINWEIS

Richten Sie den Kopf immer zum gebeugten Bein.

CRAWLING-FLOWS

Wenn Sie sich mit den Übungen für Fortgeschrittene schon wohlfühlen, können Sie mit den Flow-Übungen Ihre akrobatische Ader ausleben. Dabei geht es vor allem um Balance und komplexere Koordination. Für die meisten brauchen Sie Schwung – das heißt vor allem, dass die Bewegungen im Fluss und ohne Unterbrechung ablaufen. In meinen Crawling-Kursen baue ich die Flow-Übungen gerne am Ende des Trainings ein – einerseits, um eine neue Herausforderung zu bieten, andererseits, um einen fließenden Bewegungsablauf zu üben.

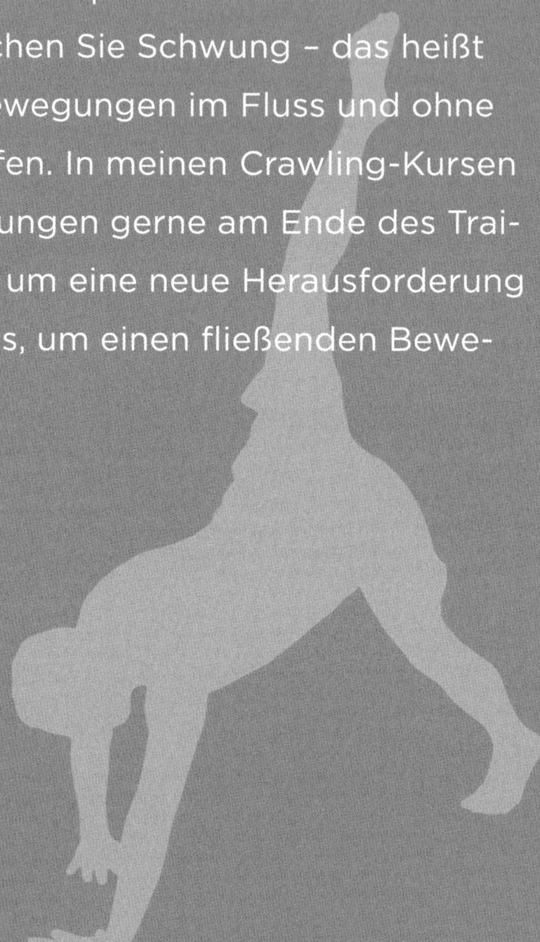

FLIP SIDE CRAWL

Rumpfmuskulatur, Armmuskulatur

AUSRÜSTUNG
Knieschoner

WIEDERHOLUNGEN
6–8 × pro Seite

ATMUNG
Atmen Sie in der Ausgangsstellung ein und während der Bewegung aus.

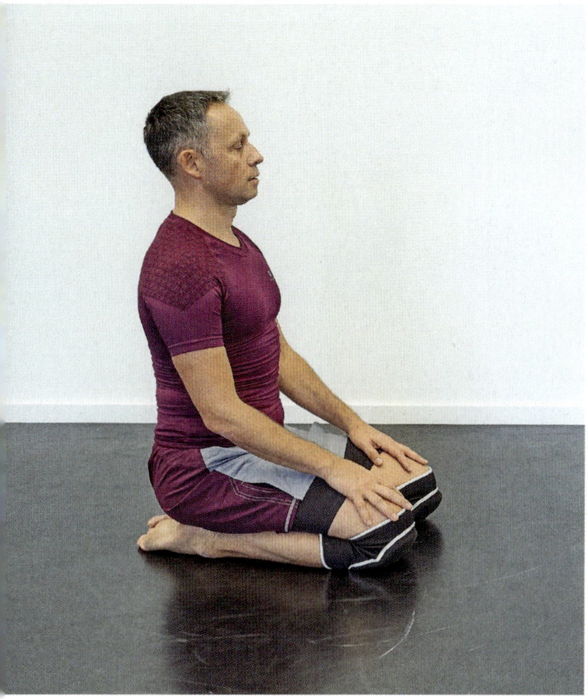

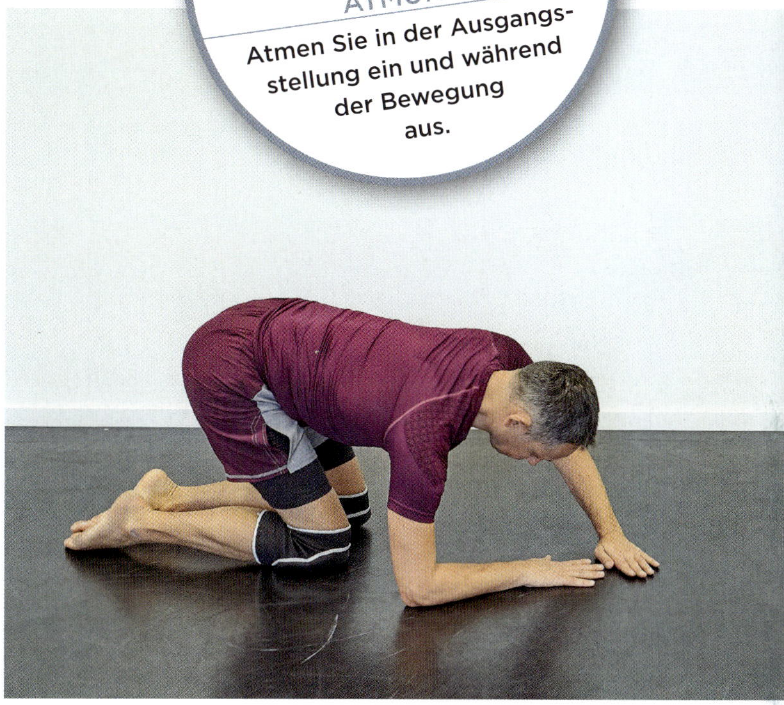

1 Nehmen Sie die Ausgangsstellung, den Fersensitz mit geradem Rücken, ein.

2 Beugen Sie sich nach vorn, die linke Hand nimmt die Basisposition ein, der rechte Arm den Unterarmstütz. Verlagern Sie Ihr Gewicht nach vorn auf die linke Hand und den rechten Unterarm.

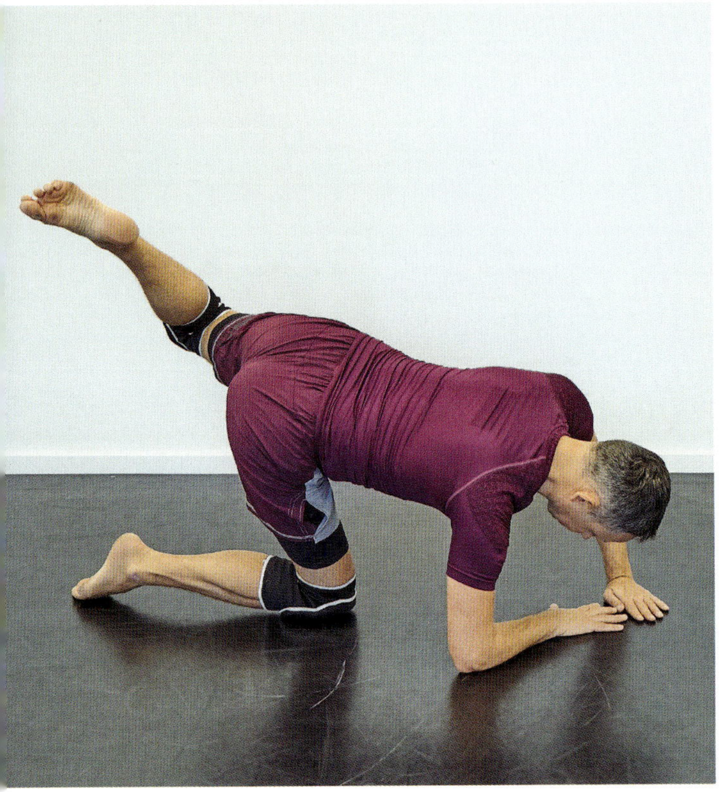

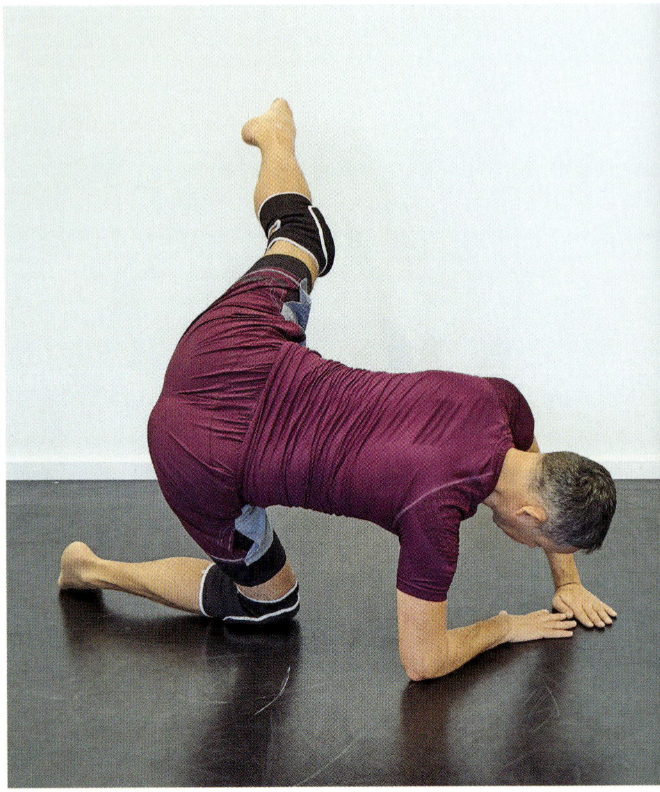

3 Heben Sie mit Schwung Ihr linkes, gebeugtes Bein hoch und führen Sie es in der Luft eine Schrittweite nach links, ohne es abzustellen.

4 Während das linke Bein in der Luft ist, drehen Sie Ihr rechtes Knie am Boden im 90-Grad-Winkel.

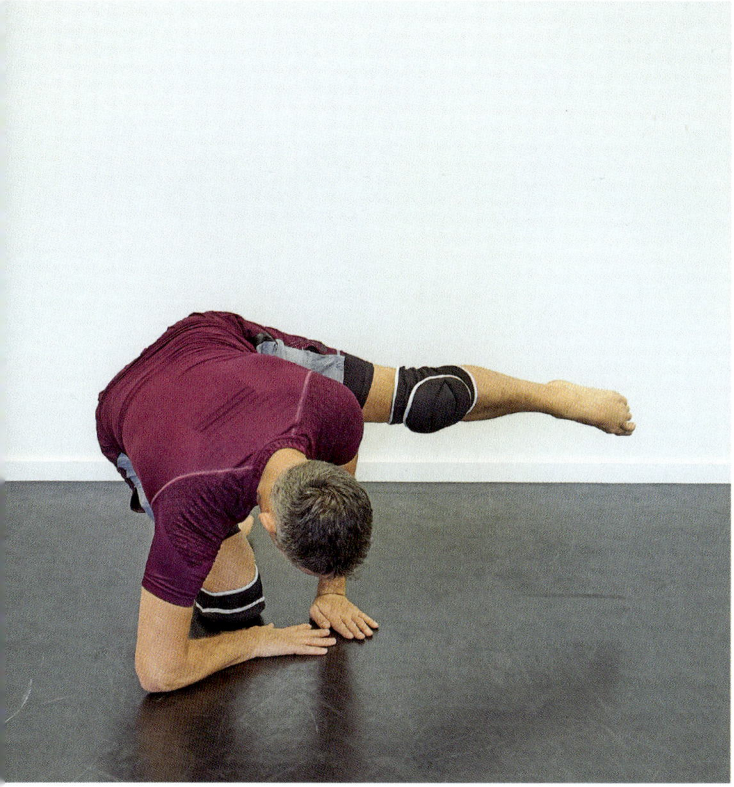

5 Führen Sie das gebeugte linke Knie in einem Bogen zu Boden und stellen Sie es neben dem rechten ab.

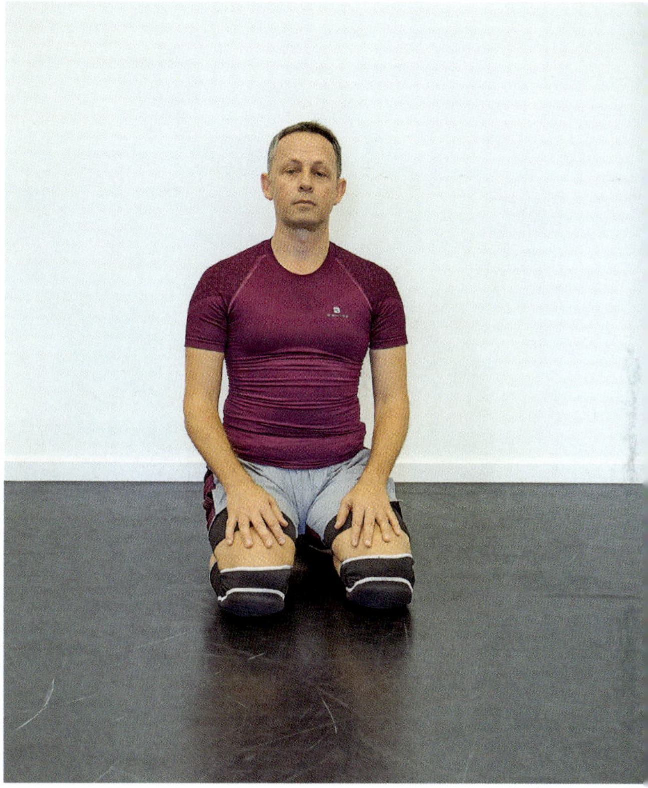

6 Richten Sie sich auf und kommen Sie wieder in die Ausgangsstellung zurück.

FLIP WHEEL

Gleichgewicht, Rumpfmuskulatur

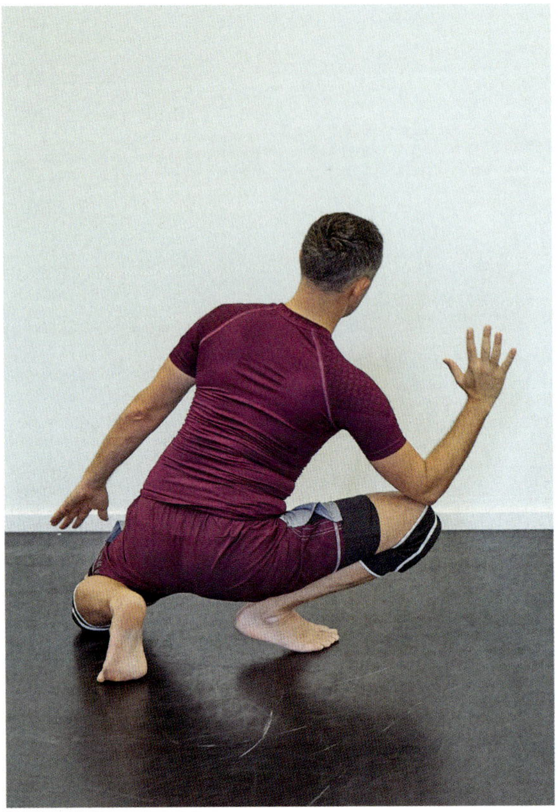

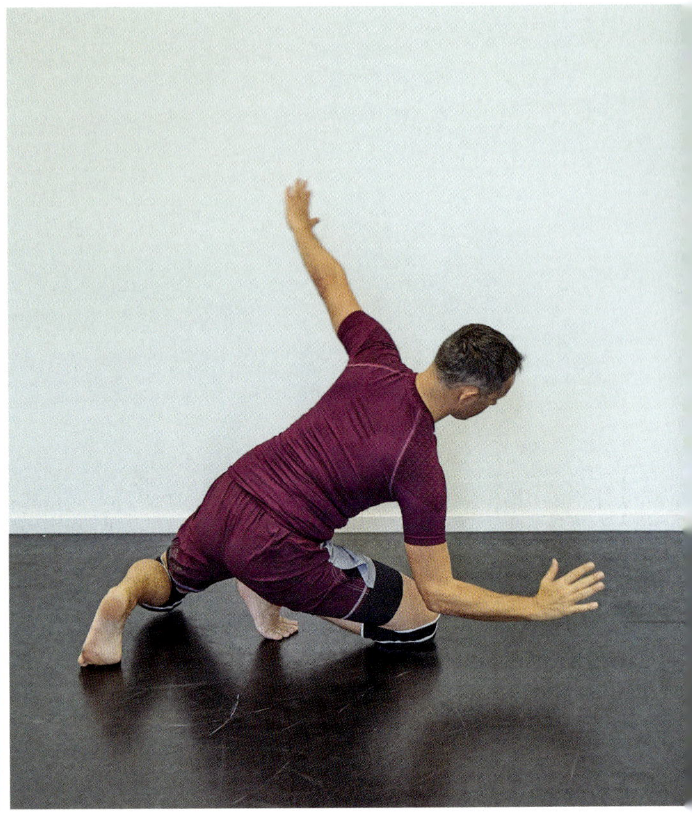

1 In der Ausgangsstellung knien Sie auf dem linken Knie, die linke Fußspitze ist aufgestellt. Die rechte Ferse ist angehoben, der rechte Ellbogen steht gebeugt auf dem rechten Knie. Der linke Arm befindet sich locker gestreckt leicht vor dem Körper.

2 Verlagern Sie Ihr Gewicht auf den rechten Fuß, führen Sie das rechte Knie und den rechten Unterarm zum Boden.

AUSRÜSTUNG
Knieschoner

WIEDERHOLUNGEN
6–8 × pro Seite

ATMUNG
Atmen Sie in der Ausgangsstellung ein und während der Bewegung aus.

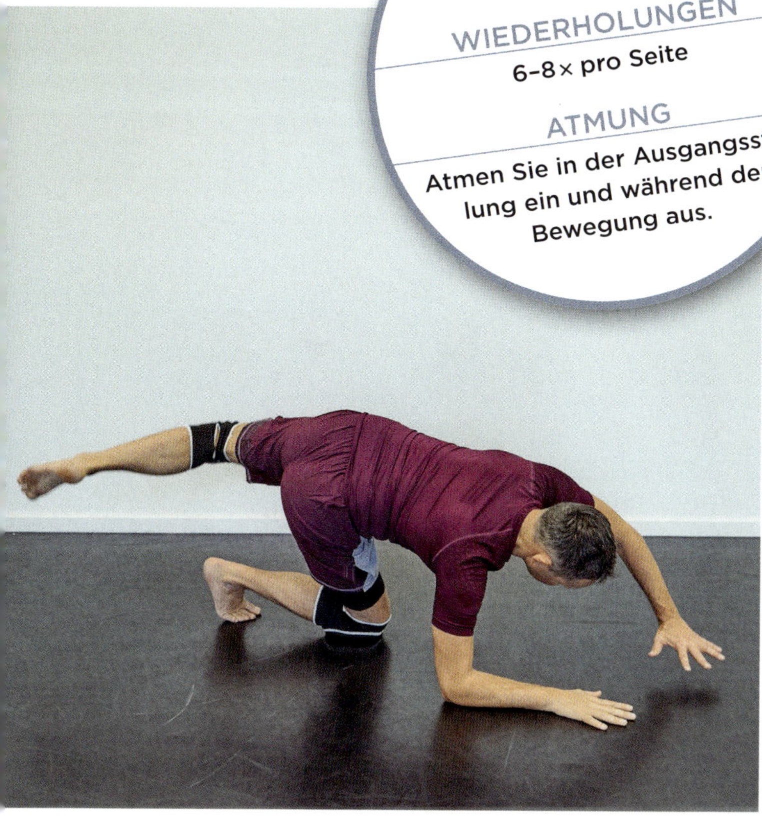

3 Führen Sie die linke Hand neben die rechte und heben Sie das linke gebeugte Bein.

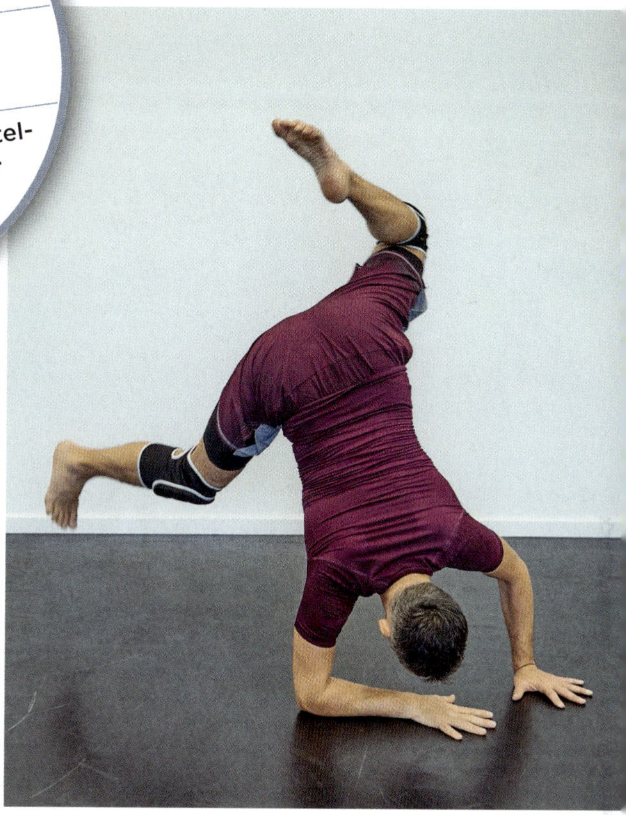

4 Sobald Sie mit Ihren Armen eine stabile Position eingenommen haben, stoßen Sie sich mit dem rechten Fuß vom Boden ab. Beide Beine sind kurz in der Luft.

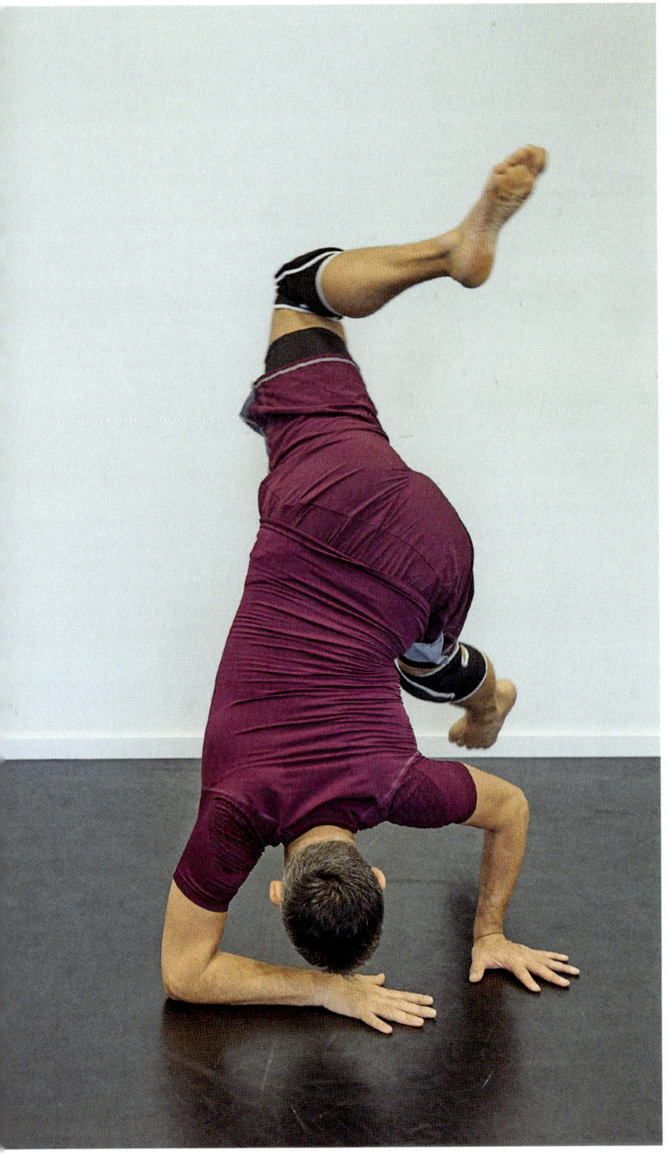

5 Bringen Sie Ihren linken Fuß zum Boden.

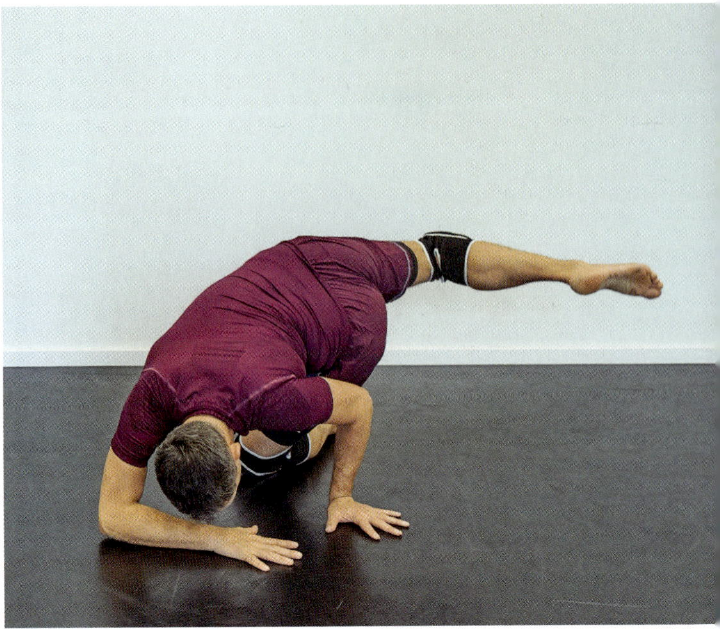

6 Führen Sie das rechte Bein über das linke weiter.

HINWEIS

Halten Sie den Kopf durchgehend in der Verlängerung der Wirbelsäule.

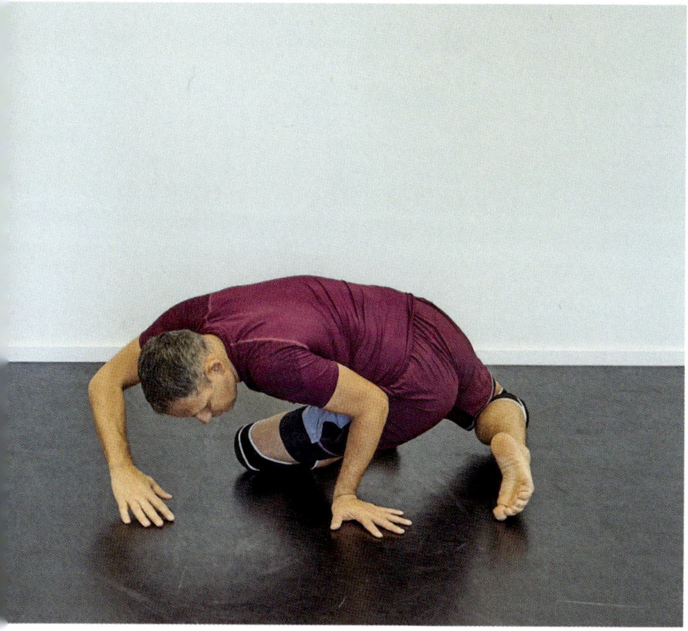

7 Setzen Sie den rechten Fußrücken auf dem Boden auf. Dabei kommt der Oberkörper in eine starke Seitneigung.

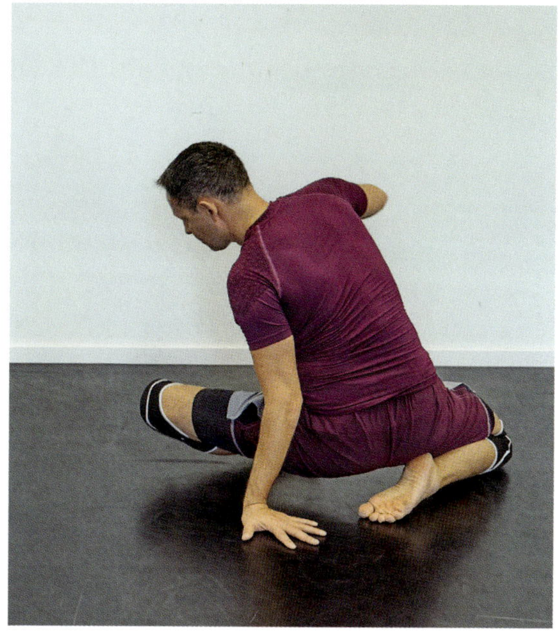

8 Drücken Sie sich mit den Armen ab und folgen Sie mit dem Oberkörper der Bewegung der Beine.

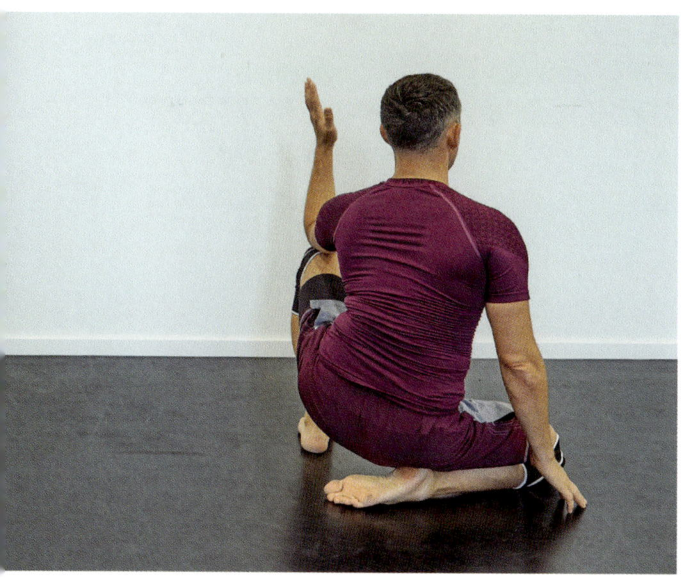

9 Sie knien nun auf dem rechten Knie. Stellen Sie die rechte Fußspitze auf. Heben Sie das linke Knie hoch, sodass Sie auf dem linken Fuß stehen, und stützen Sie den linken Ellbogen auf das linke Knie. Sie sind nun mit der anderen Seite in der Ausgangsstellung.

LOW SIDE LEAN CRAWL

Seitliche Rumpfmuskulatur, seitliche Oberschenkelmuskulatur

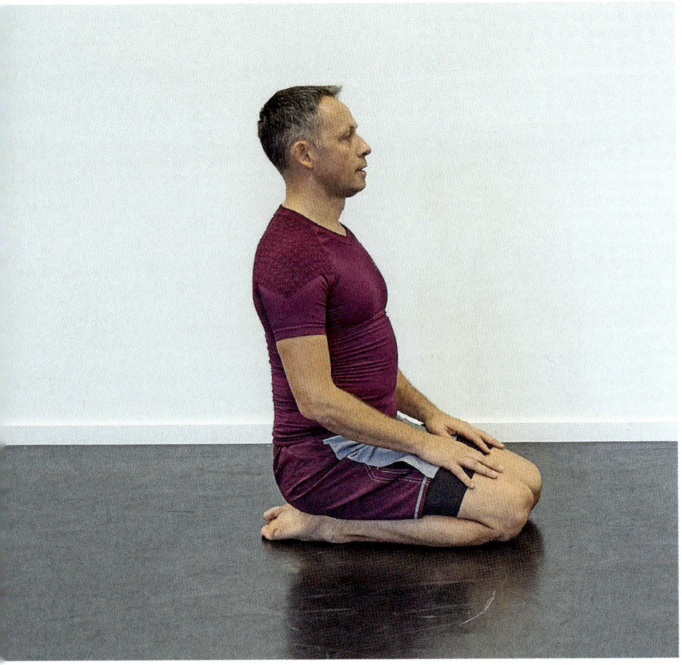

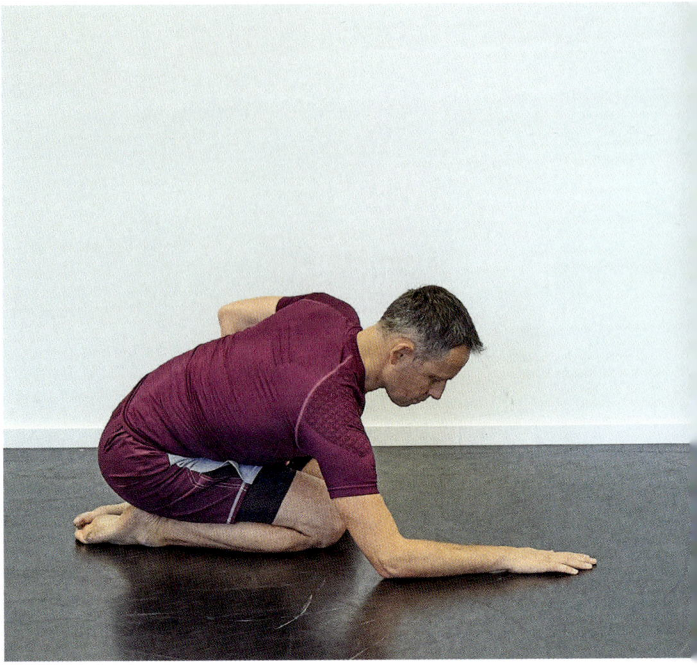

1 Nehmen Sie als Ausgangsstellung den Fersensitz ein.

2 Beugen Sie den Oberkörper nach vorn, legen Sie den rechten Unterarm im Unterarmstütz ab und verlagern Sie Ihr Gewicht darauf sowie auf das rechte Knie.

AUSRÜSTUNG
Knieschoner

WIEDERHOLUNGEN
6–8 × pro Seite

ATMUNG
Gleichmäßig

VARIATION
High Side Lean Crawl
(s. S. 140)

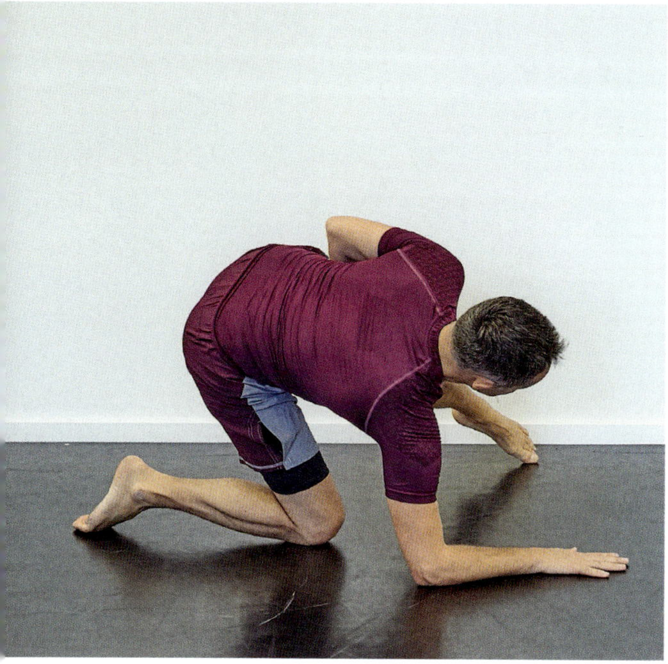

3 Ziehen Sie das gebeugte linke Bein im 90-Grad-Winkel nach vorn und stellen Sie es ab.

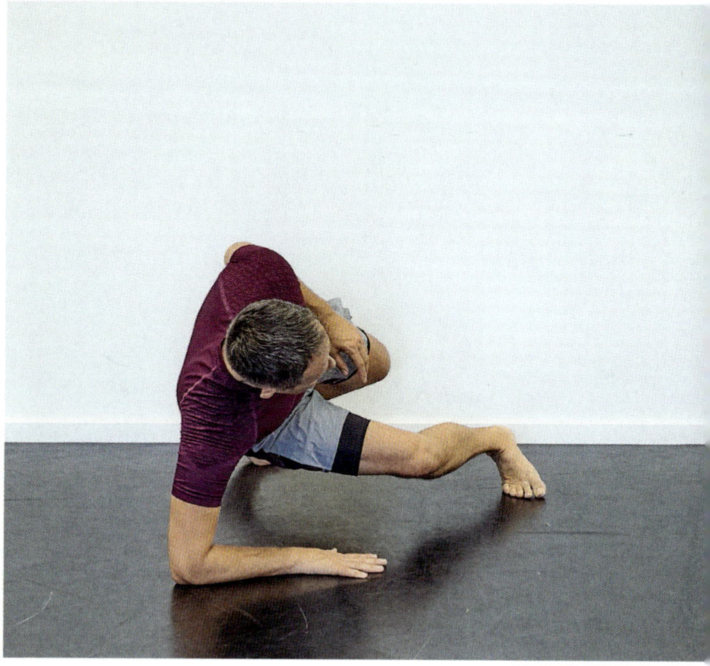

4 Bringen Sie Ihren Oberkörper in die Seitenlage.

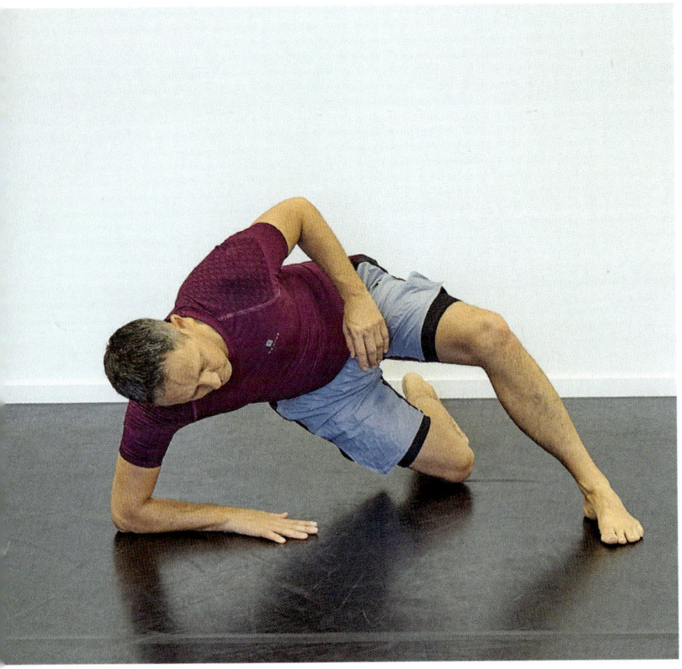

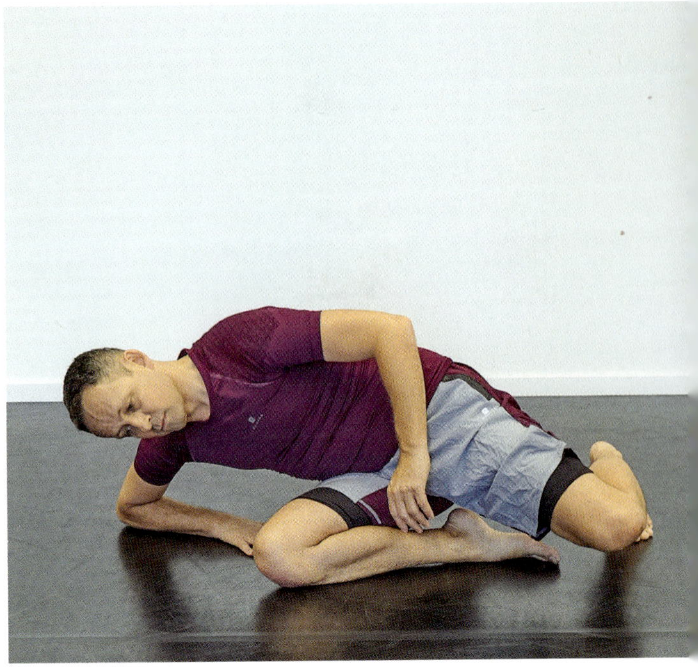

5 Führen Sie drei Schritte im Halbkreis aus, abwechselnd mit dem rechten und dem linken Bein.

6 Ziehen Sie das rechte Knie nach vorn neben das linke.

7 Richten Sie Ihren Oberkörper auf. Sie befinden sich wieder in der Ausgangsstellung.

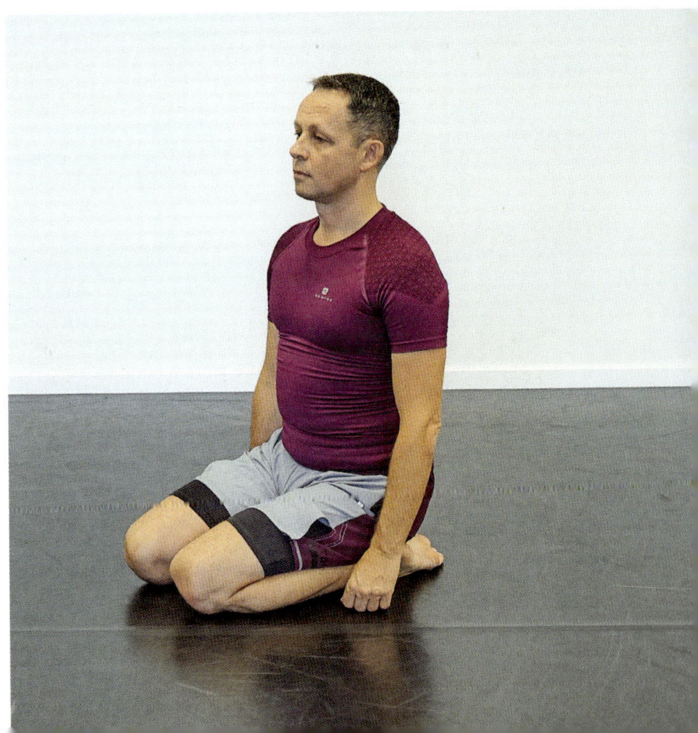

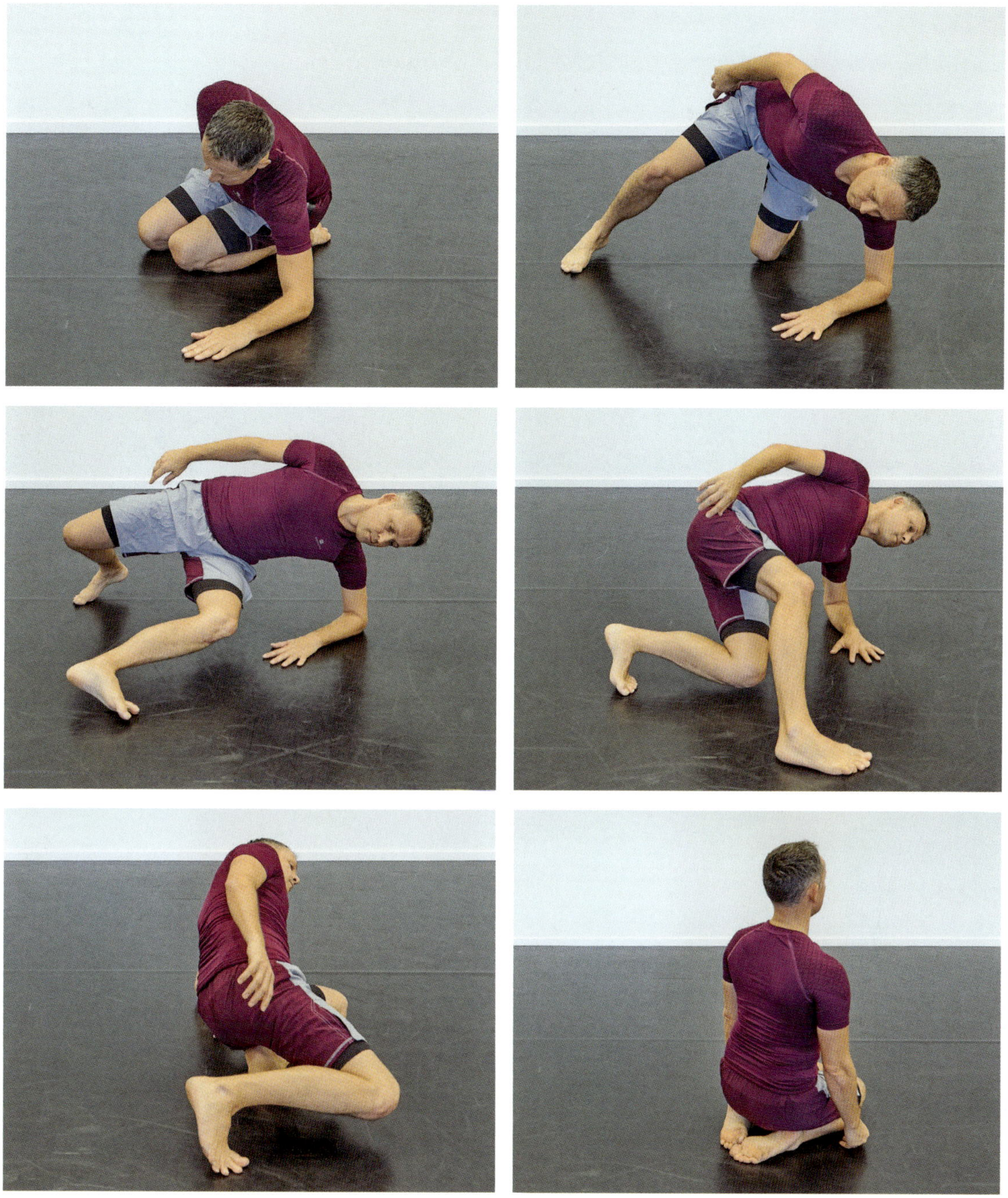

8 Führen Sie den Side Lean Crawl nun auf der anderen Seite aus.

HIGH SIDE LEAN CRAWL

Seitliche Rumpfmuskulatur, seitliche Oberschenkelmuskulatur

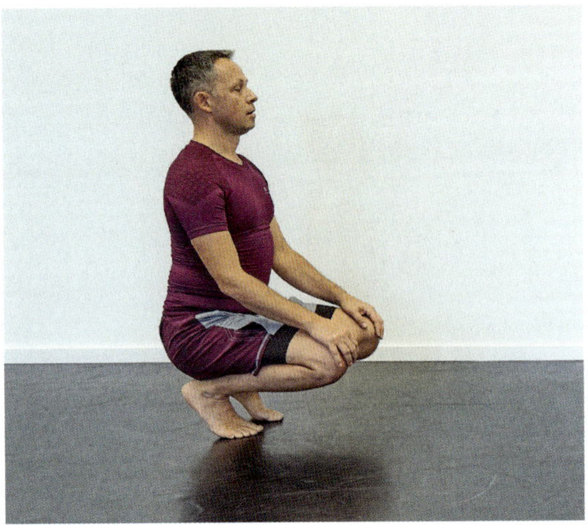

1 Gehen Sie als Ausgangsstellung in die Hocke mit geradem Rücken.

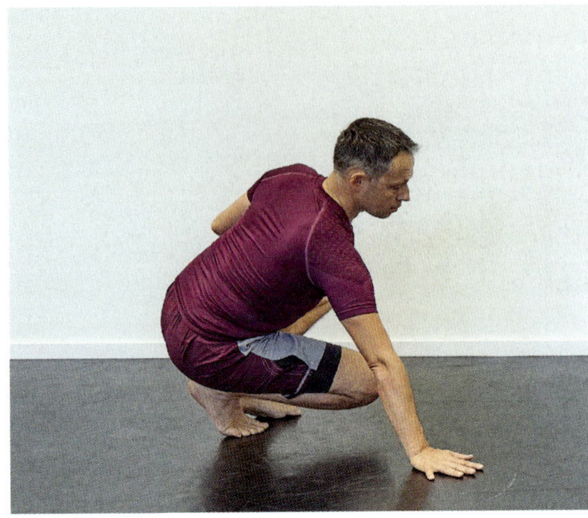

2 Lehnen Sie den Oberkörper leicht nach rechts vorn und stützen Sie sich dabei mit der rechten Hand ab.

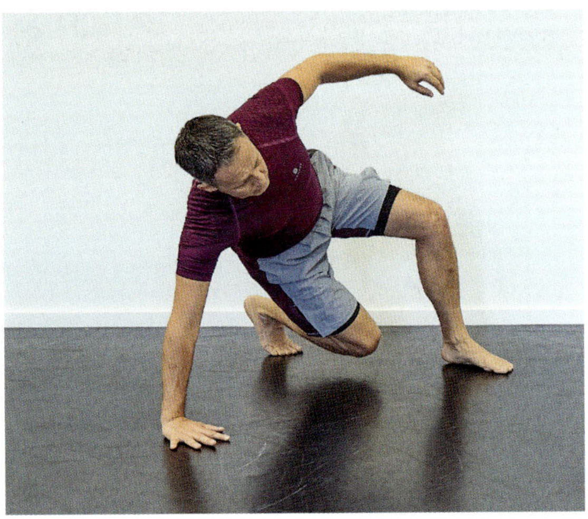

3 Führen Sie mit gebeugten Knien vier Schritte im Halbkreis um Ihre rechte Hand herum aus.

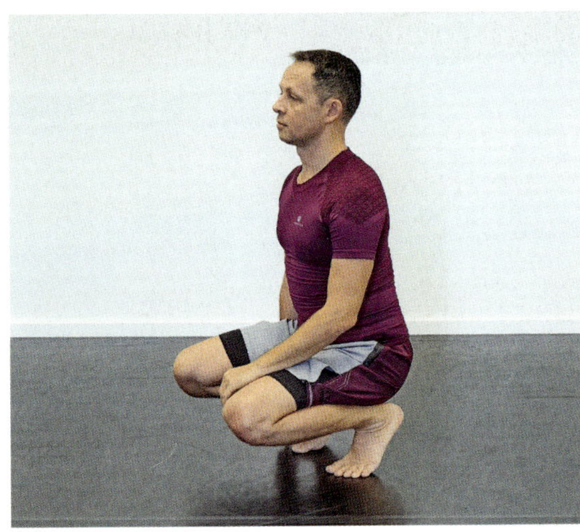

4 Stellen Sie beide Füße parallel und richten Sie sich auf. Sie sind zurück in der Ausgangsposition.

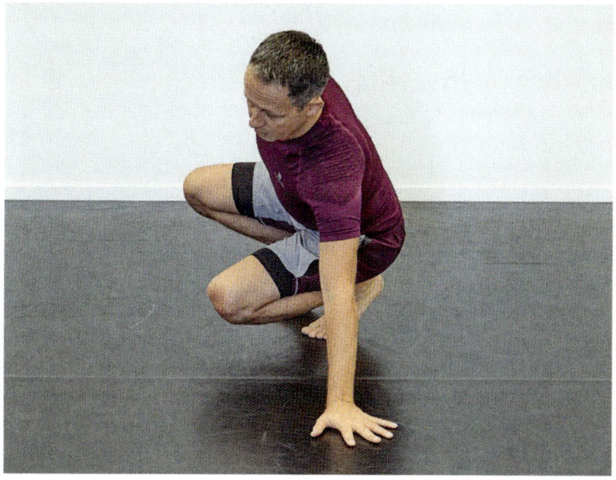

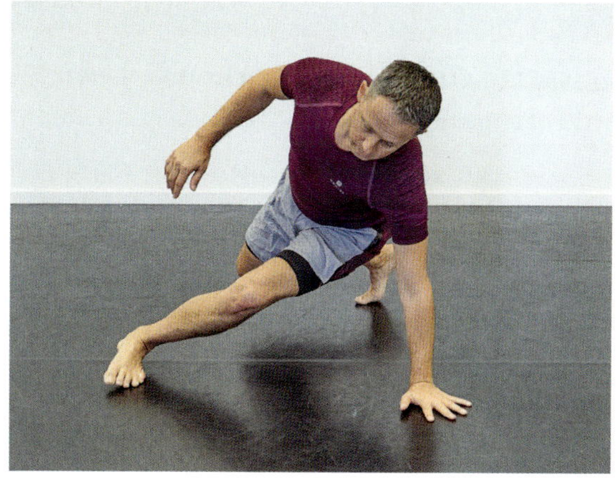

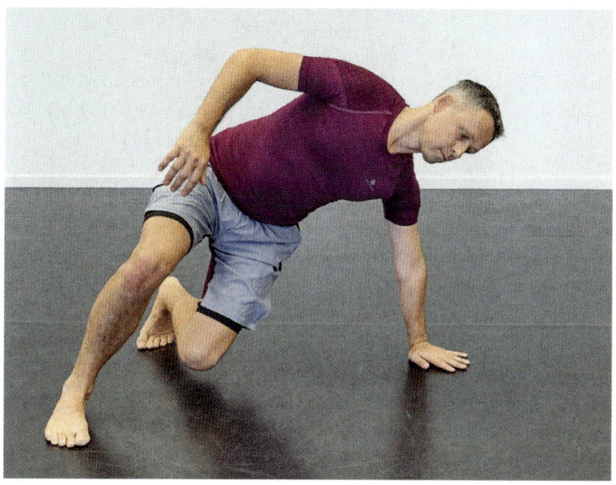

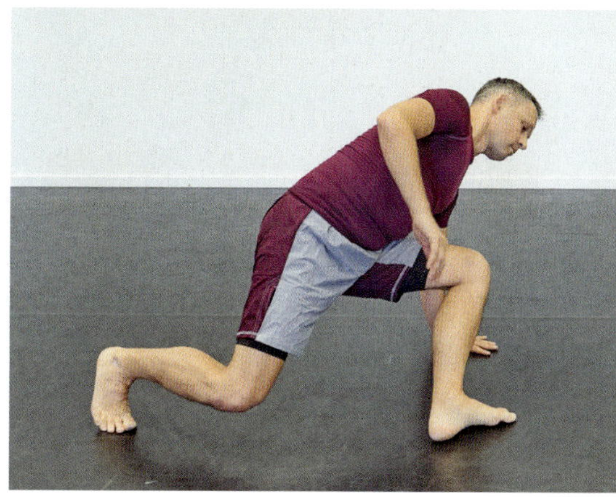

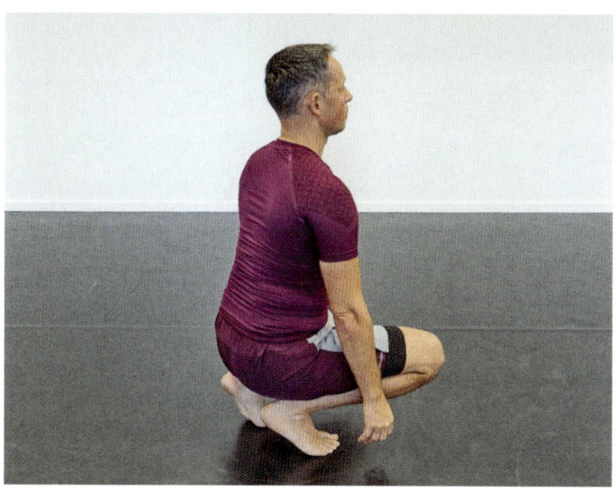

5 Wiederholen Sie die Übung auf der anderen Seite.

AUSRÜSTUNG
Knieschoner

WIEDERHOLUNGEN
6–8× pro Seite

ATMUNG
Gleichmäßig

VARIATION
Low Side Lean Crawl
(s. S. 136)

PEACOCK

Gesamte Bein-, Arm- und Rumpfmuskulatur

AUSRÜSTUNG

Keine

WIEDERHOLUNGEN

4–6 × pro Seite

ATMUNG

Atmen Sie beim Heben des Beins und Drehen des Oberkörpers ein, bei der Landung aus und beim erneuten Heben und Zurückkehren in die Ausgangsstellung wieder ein.

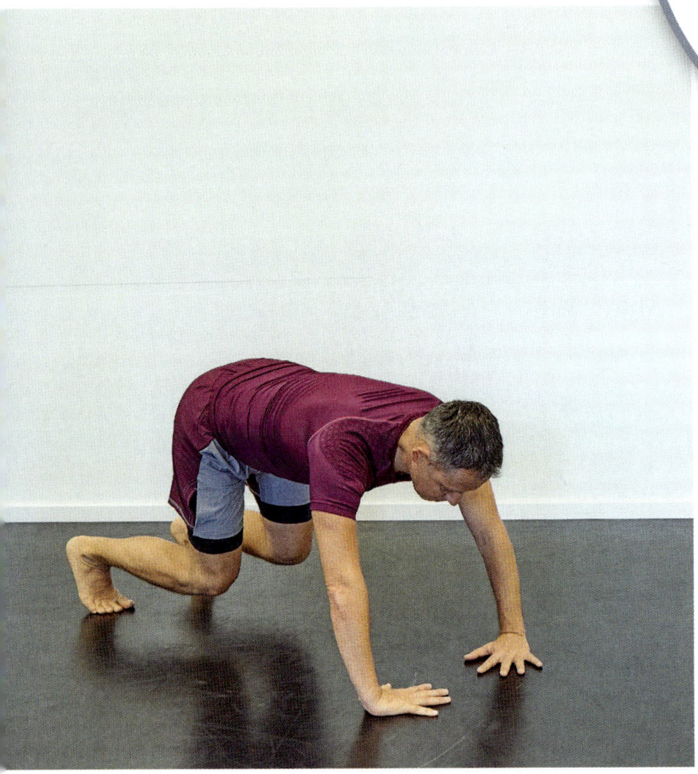

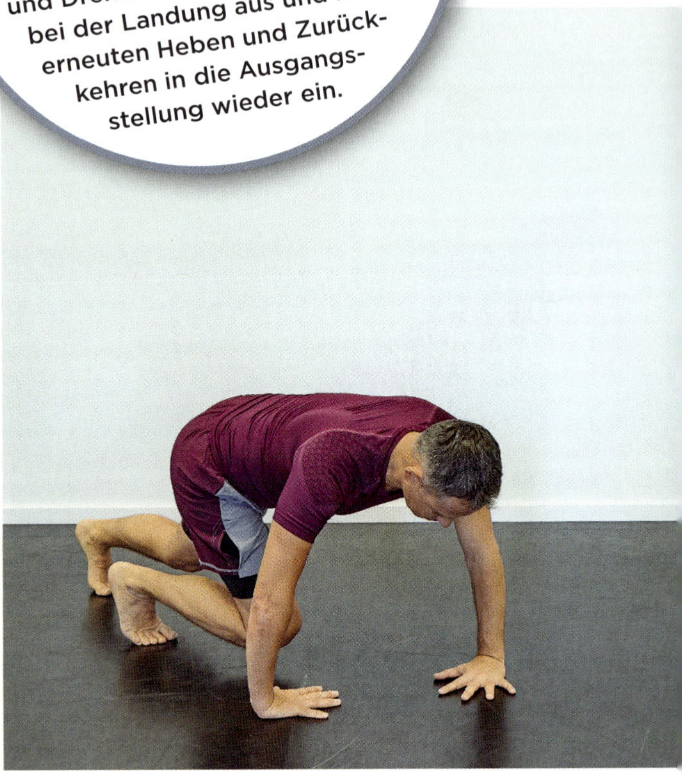

1 Nehmen Sie die fortgeschrittene Ausgangsstellung ein.

2 Setzen Sie den rechten Fuß einen Schritt nach vorn.

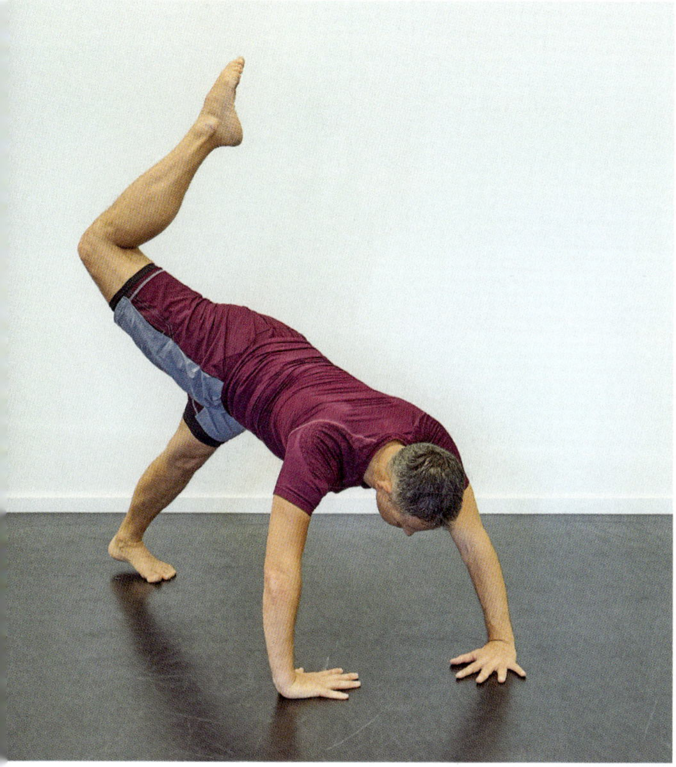

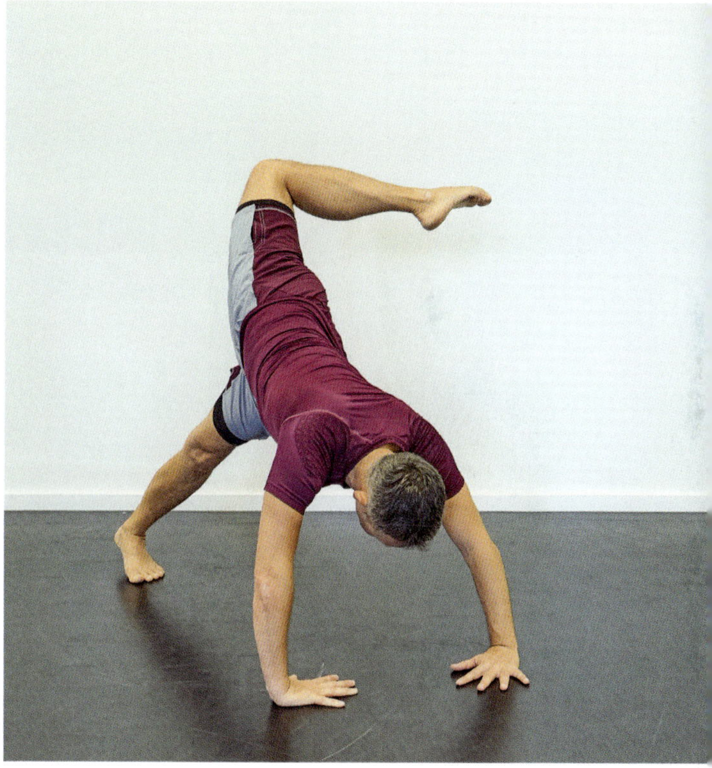

3 Heben Sie das rechte Bein hoch, während Sie Ihr linkes Bein strecken, dabei hebt sich das Becken ein wenig.

4 Führen Sie Ihr rechtes Bein hinter sich nach links, sodass Ihr Becken sich nach oben dreht.

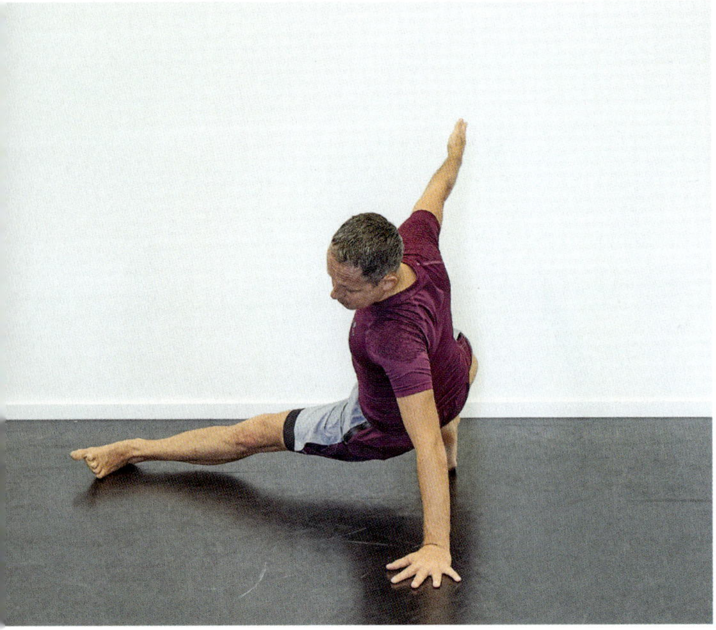

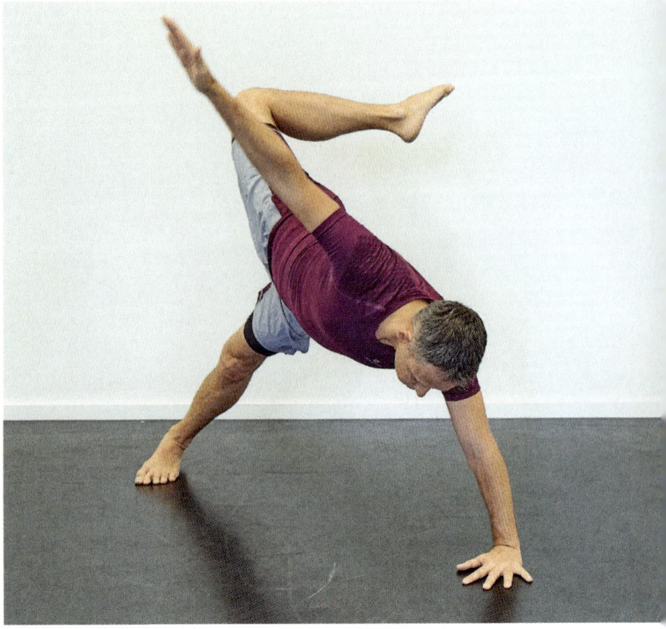

5 Bringen Sie das Bein hinter Ihrem Körper zum Boden und drehen Sie den Oberkörper ebenfalls mit. Sie landen auf dem rechten Fuß, Ihr linkes Bein bleibt gestreckt.

6 Stoßen Sie sich mit dem rechten Fuß wieder ab.

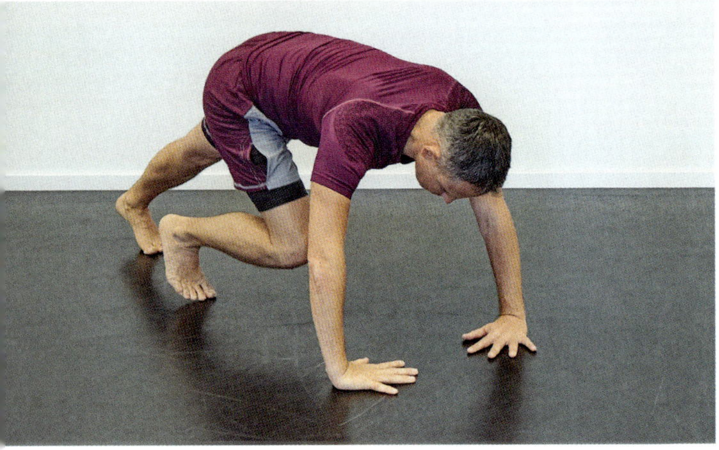

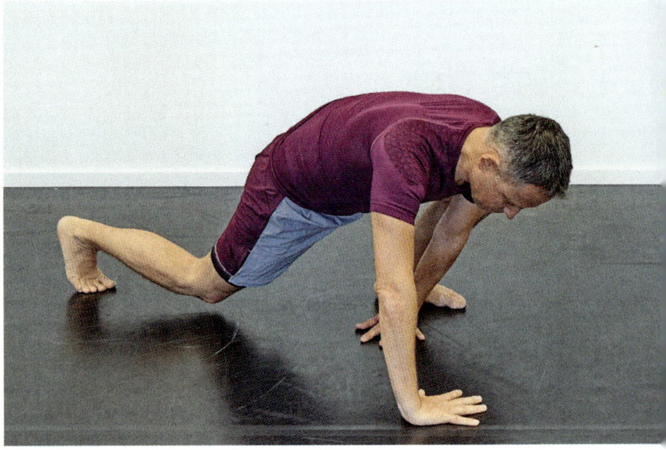

7 Kommen Sie zurück in die Schrittstellung

8 Setzen Sie das linke Bein einen Schritt nach vorn.

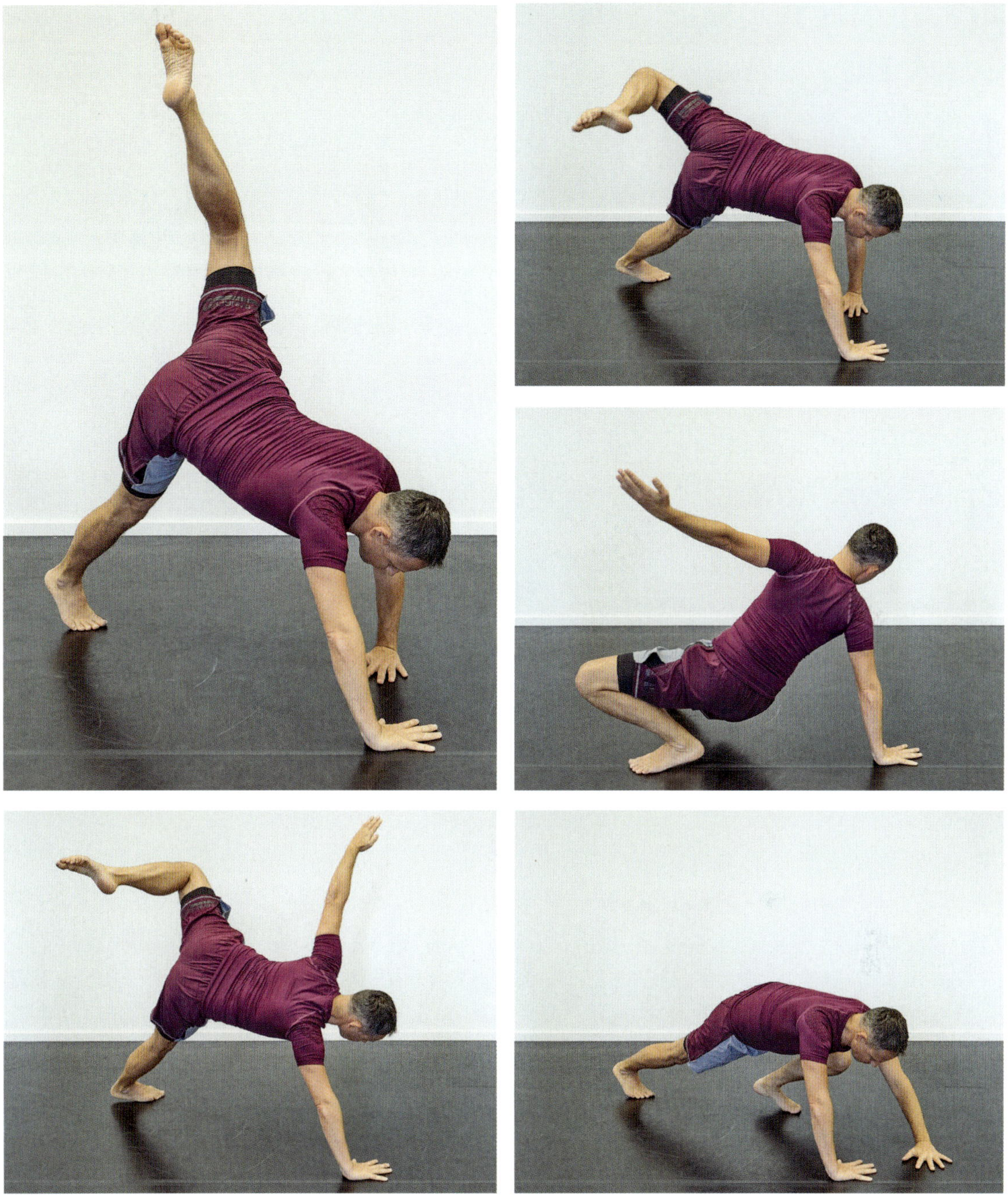

9 Wiederholen Sie den Ablauf zur anderen Seite.

FOAM ROLL

Gesamte Rumpfmuskulatur

1 Gehen Sie als Ausgangsstellung in die Rückenlage, Kopf, Arme und Beine angehoben.

2 Ziehen Sie das linke Bein über das rechte, sodass Sie Ihren Körper verschrauben. Beziehen Sie Oberkörper und die Arme in die Drehung mit ein. Führen Sie diese Bewegung ganz langsam, wie in Zeitlupe, aus.

3 Vervollständigen Sie eine halbe Rolle entlang Ihrer Längsachse, indem Sie sich vollständig in die Bauchlage drehen.

4 Richten Sie Ihren Körper in der Bauchlage parallel aus. Arme, Beine und Kopf sind angehoben.

5 Heben Sie Ihre linke Seite an.

6 Ziehen Sie Ihr rechtes Bein über das linke. Sie befinden sich erneut in der Verschraubung. Beziehen Sie auch Oberkörper und Arme in die Drehung mit ein.

7 Bringen Sie sich mit der Zugkraft des rechten Beins zurück in die Rückenlage und nehmen Sie die Ausgangsstellung wieder ein.

AUSRÜSTUNG
Keine

WIEDERHOLUNGEN
2–4 Rollen in jede Richtung

ATMUNG
Langsam und gleichmäßig

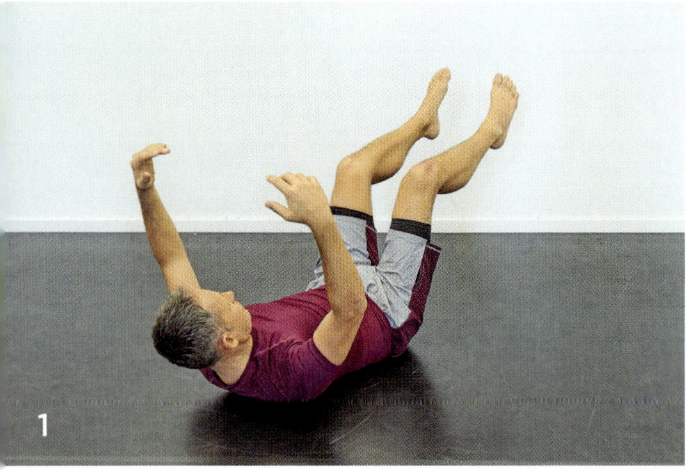
1

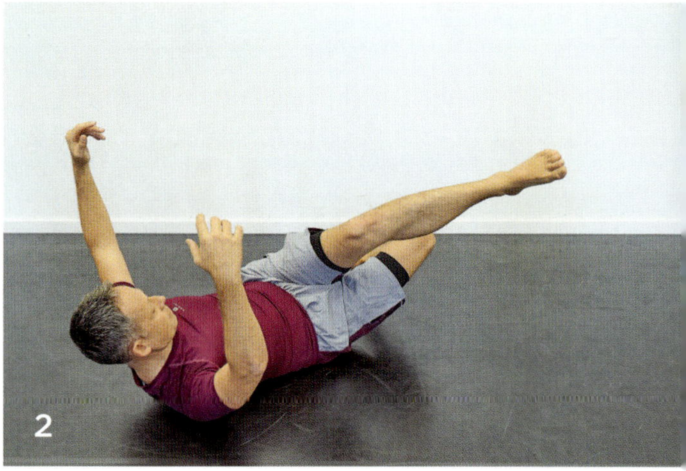
2

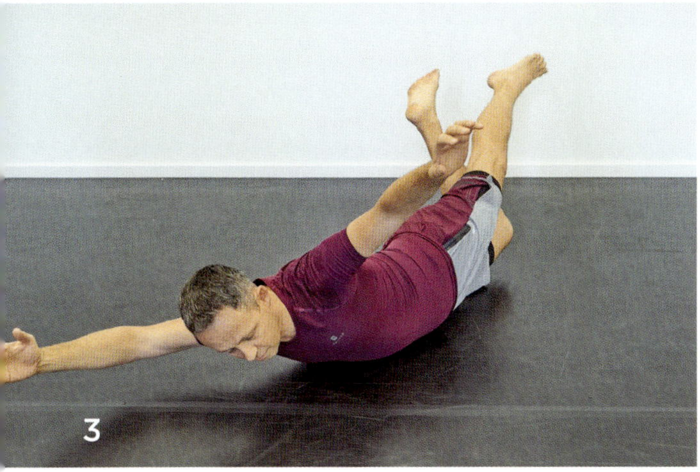
3

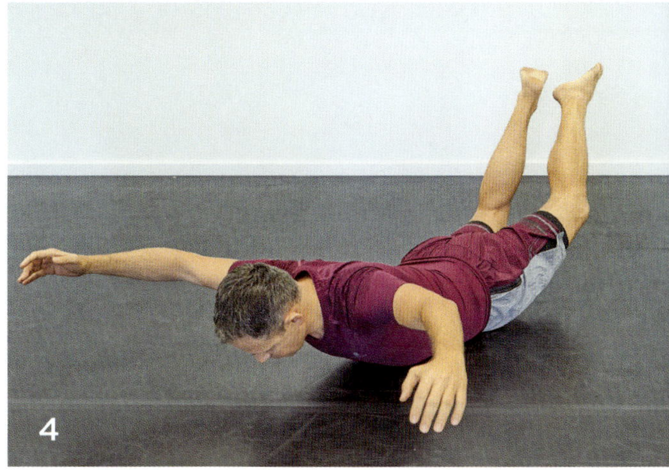
4

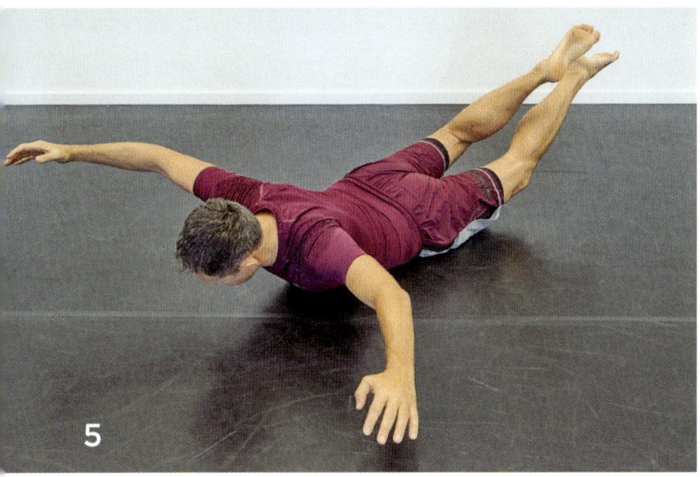
5

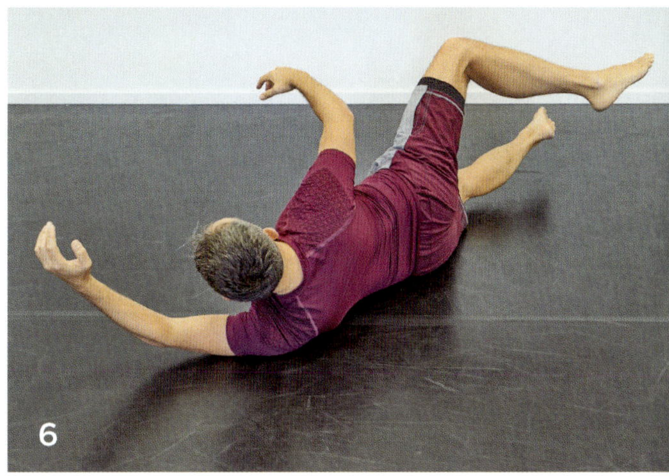
6

HINWEIS

Die große Herausforderung ist, die Bewegung langsam, gleichmäßig und ohne Schwung auszuführen und dabei die ganze Rumpfmuskulatur arbeiten zu lassen, ohne Hände, Arme oder Schultern zu Hilfe zu nehmen. Die Gliedmaßen und der Kopf sollen den Boden nicht berühren.

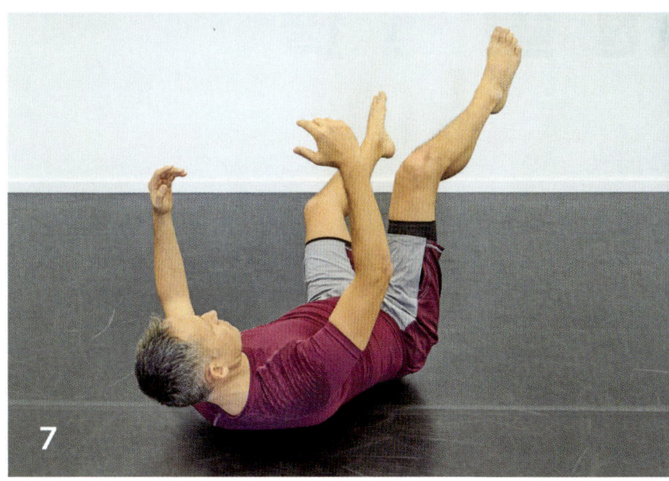
7

FLYING CRAWL

Rückseitige Oberschenkelmuskulatur, Brustmuskulatur

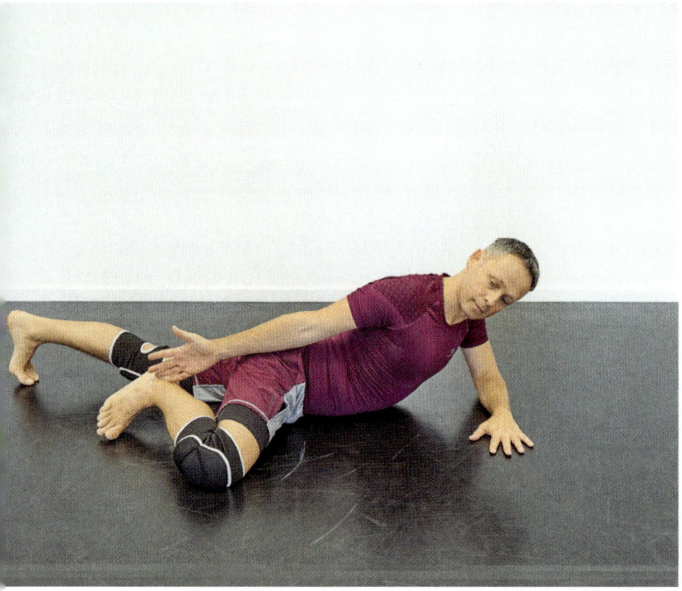

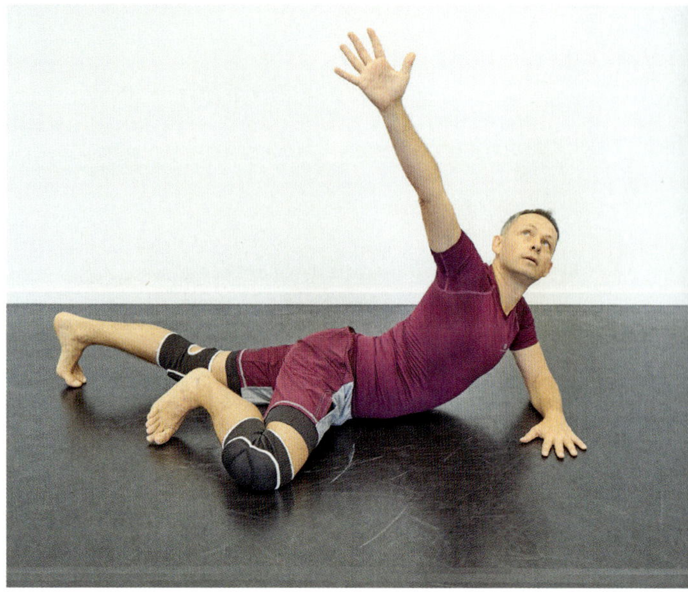

1 Gehen Sie als Ausgangsstellung in die Bauchlage, der linke Arm befindet sich im Unterarmstütz, das linke Bein ist gestreckt, das rechte seitlich gebeugt und angezogen, der rechte Arm nach hinten gestreckt und die Hand liegt an der rechten Ferse auf, der Kopf ist zur rechten Hand gerichtet.

2 Führen Sie mit dem gestreckten rechten Arm eine kreisförmige Bewegung von hinten nach vorn aus.

AUSRÜSTUNG

Knieschoner

WIEDERHOLUNGEN

10 × pro Seite

ATMUNG

Atmen Sie während der Armbewegung ein und beim Hochziehen aus.

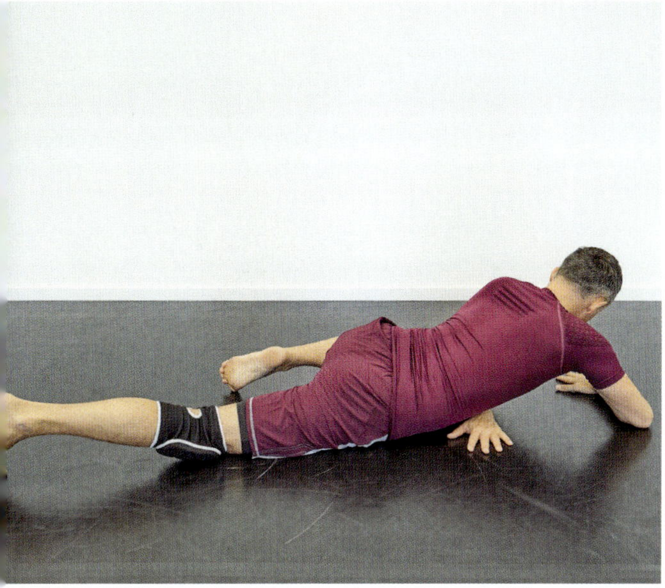

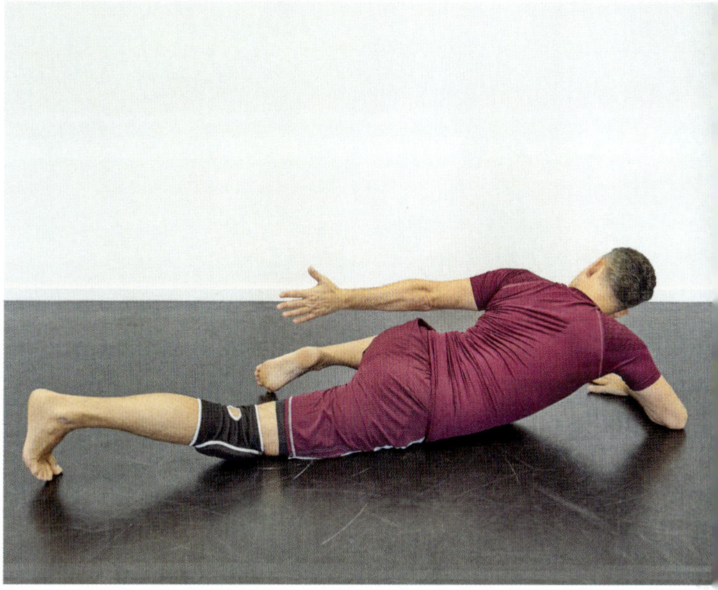

3 Beugen Sie den rechten Arm, legen Sie ihn vor dem linken Unterarm ab und ziehen Sie sich mit dem rechten Unterarm nach vorn, während Sie sich mit dem rechten Fuß in den Boden drücken. Indem Sie bei dieser Bewegung Ihr rechtes Bein strecken, schieben Sie Ihren gesamten Körper ein Stück nach vorn. Beugen Sie nun das linke Bein und ziehen Sie es seitlich an.

4 Strecken Sie Ihren linken Arm nach hinten und legen Sie die Hand auf der linken Ferse ab. Sie befinden sich nun in der Ausgangsstellung für die andere Seite.

HINWEIS

Der Blick ist immer auf die Hand gerichtet, die die Bewegung ausführt.

ABSCHLIESSENDE DEHNUNG UND ENTSPANNUNG

Am Ende Ihres Crawling-Workouts sollten Sie die stark beanspruchten Körperregionen (insbesondere Brustmuskulatur, Handgelenke, Hüftbeuger und Sprunggelenke) dehnen, entlasten und noch einmal mobilisieren. Dadurch können Sie einem drohenden Muskelkater vorbeugen und gleichzeitig Ihre Geschmeidigkeit verbessern. Nur ein gedehnter Muskel ist ein funktionell kräftiger Muskel, da er mehr Bewegungsweg zur Verfügung hat. Die Übung zur Entlastung der Handgelenke (siehe Seite 152) sollten Sie auch zwischen den einzelnen Crawling-Übungen durchführen, um einer Überlastung vorzubeugen.

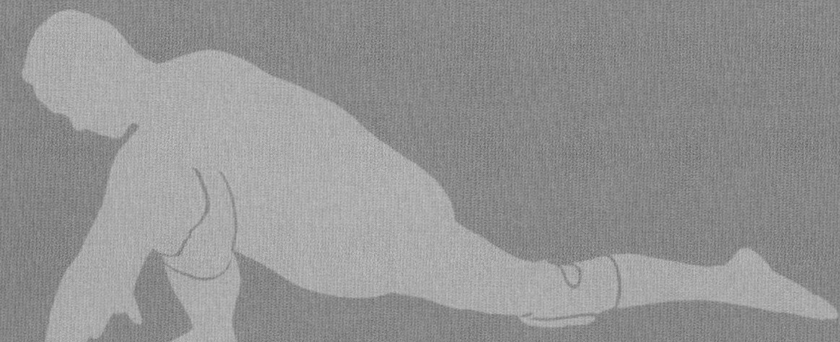

DEHNUNG DER BRUSTMUSKULATUR

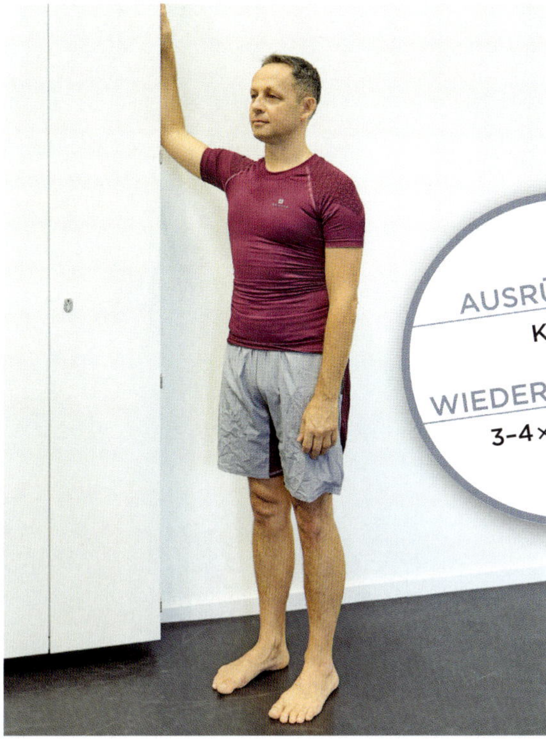

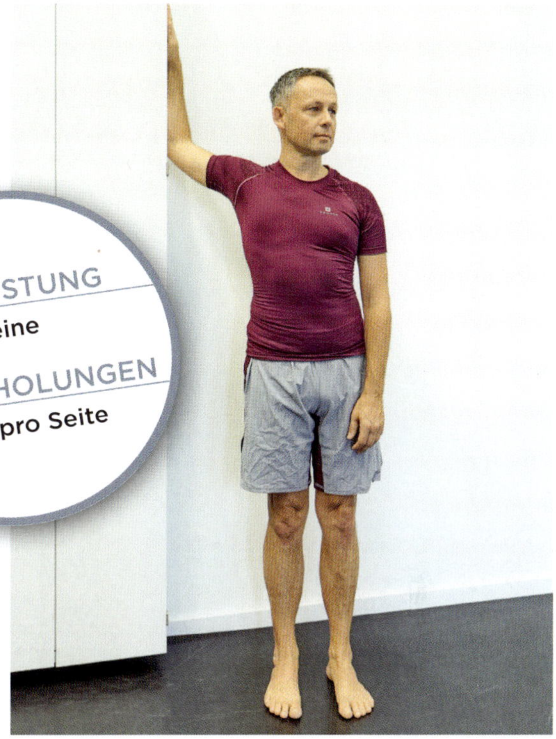

AUSRÜSTUNG
Keine

WIEDERHOLUNGEN
3–4 × pro Seite

1 Stellen Sie sich an einen Türrahmen oder einen Schrank, legen Sie Ihren Unterarm an den Rahmen oder die Kante des Schranks.

2 Drehen Sie den ganzen Körper ab der Schulter weg, bis Sie in der Brustmuskulatur ein Ziehen spüren. Halten Sie diese Position 20 Sekunden lang. Anschließend verstärken Sie die Dehnung, indem Sie sich noch etwas weiter drehen. Bleiben Sie in dieser Position etwa 30 Sekunden lang.

HINWEIS

Je nachdem, wie hoch Sie den Unterarm halten, dehnen Sie einen anderen Bereich Ihrer Brustmuskulatur. Suchen Sie nach der Position, bei der Sie das stärkste Ziehen spüren. Das ist die Stelle, an der Ihre Brustmuskeln am meisten verkürzt sind.

ENTLASTUNG DER HANDGELENKE

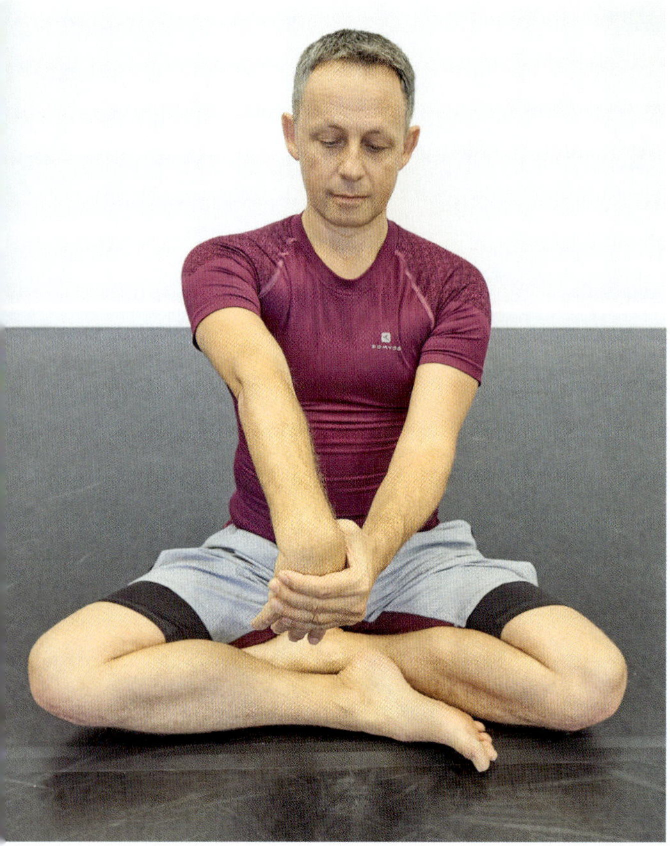

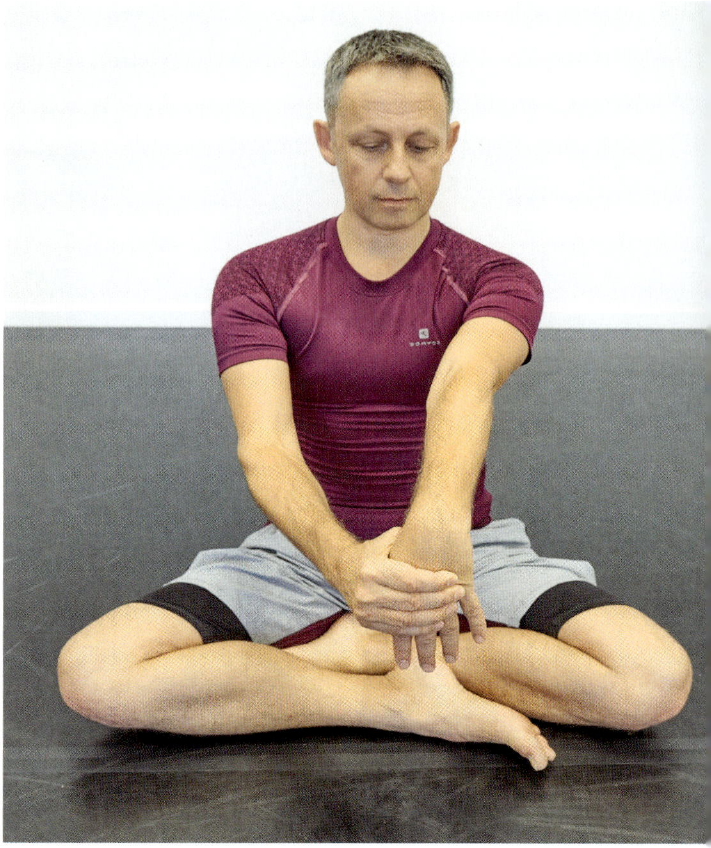

1 Strecken Sie den rechten Arm nach vorn und ziehen Sie mit der linken Hand das rechte Handgelenk sanft in Richtung Unterarm. Halten Sie diese Position 15–20 Sekunden lang.

2 Dehnen Sie nun das linke Handgelenk auf dieselbe Weise.

AUSRÜSTUNG
Keine

WIEDERHOLUNGEN
4–6 × pro Seite

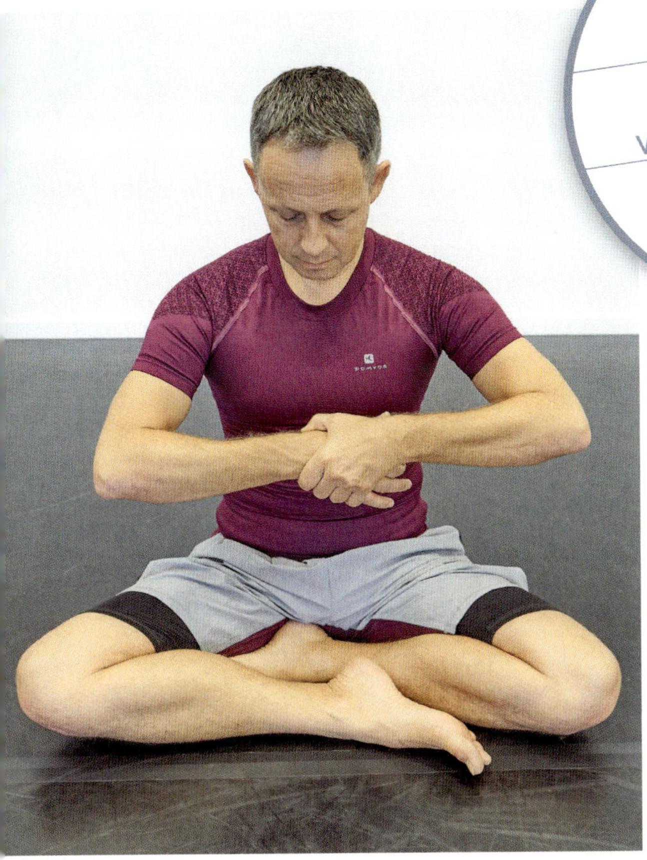

3 Umfassen Sie Ihre rechte Hand mit Ihrer linken und ziehen Sie. Halten Sie den Zug etwa 15–20 Sekunden lang. Dehnen Sie dann das andere Handgelenk.

HINWEIS

Diese Übung können Sie auch zwischen den einzelnen Übungen durchführen, wenn Sie eine starke Spannung oder Belastung in Ihren Handgelenken spüren. So können Sie Ihre Handgelenke immer wieder entlasten.

ENTLASTUNG FÜR DEN HÜFTBEUGER UND DIE LEISTE

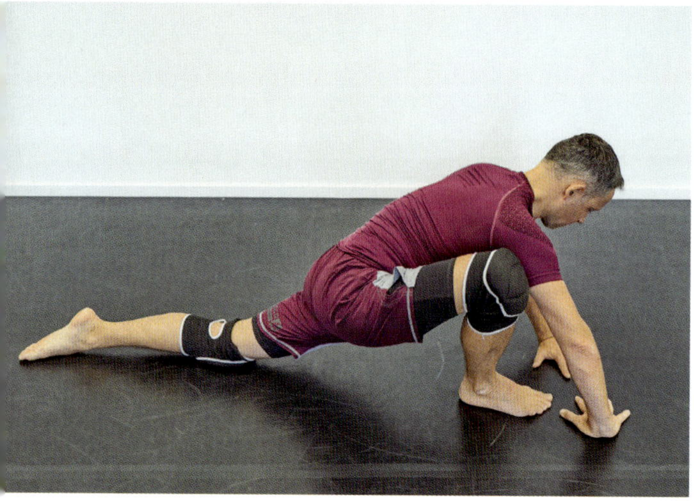

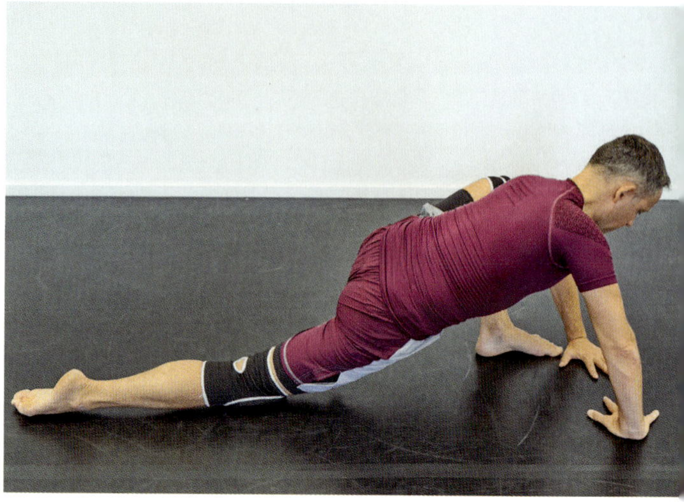

1 Für die Ausgangsstellung machen Sie mit dem rechten Bein einen tiefen Ausfallschritt nach vorn, das linke Bein ist nach hinten gestreckt. Gehen Sie nun mit dem Becken so weit wie möglich nach unten, bis Sie einen sanften Zug in der Leistenregion spüren. Drücken Sie das Becken leicht in Richtung Boden, um den Zug in der Leiste zu verstärken. Halten Sie diese Position etwa 20–30 Sekunden lang.

2 Führen Sie anschließend die Übung mit dem linken Bein nach vorn aus.

AUSRÜSTUNG
Knieschoner

WIEDERHOLUNGEN
4–6 × pro Seite

HEELROCK

Entspannung des gesamten Körpers

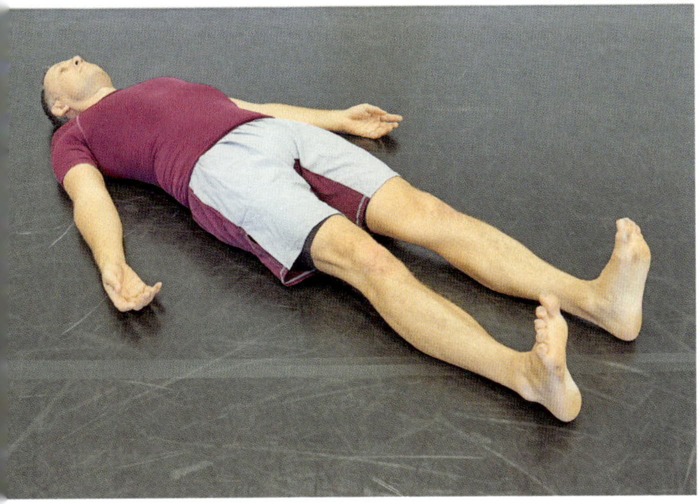

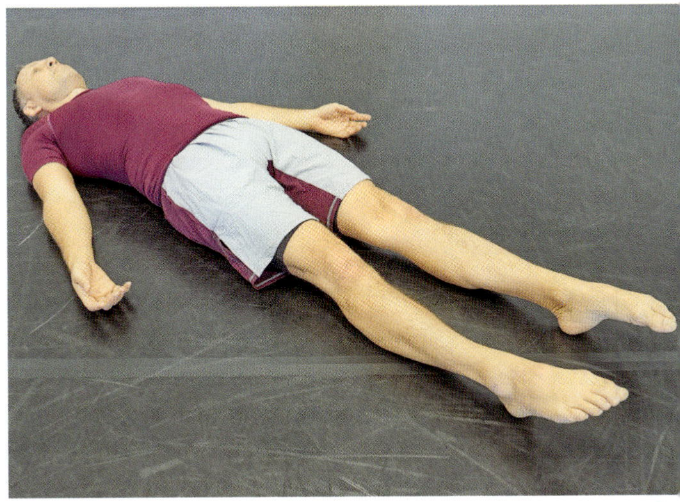

1 Legen Sie sich auf den Rücken und entspannen Sie sich.

2 Drücken Sie die Fersen in den Boden und strecken und beugen Sie Ihre Füße rasch im Wechsel. Der Körper bleibt entspannt und wippt in der Bewegung der Füße mit. Führen Sie die Übung etwa 20–30 Sekunden lang aus.

AUSRÜSTUNG
Keine

WIEDERHOLUNGEN
3× mit Pausen dazwischen

TRAININGSPLÄNE

Ich habe zwei sechswöchige Trainingspläne für Sie entworfen, einen für Anfänger und einen für Fortgeschrittene. Jede Woche wiederholen Sie bestimmte Grundübungen in Kombination mit anderen variierenden Crawling-Übungen. So ist Ihr Training effizient, ohne langweilig zu werden. Sie können mit dem ersten Programm beginnen und das zweite direkt anschließen – oder Sie beginnen gleich mit dem zweiten, wenn Ihnen die Basis- und Aufbauübungen von Beginn an leicht fallen. Die Trainingspläne können Ihnen auch als Vorlage dienen, wenn Sie Ihr Programm individuell gestalteten wollen.

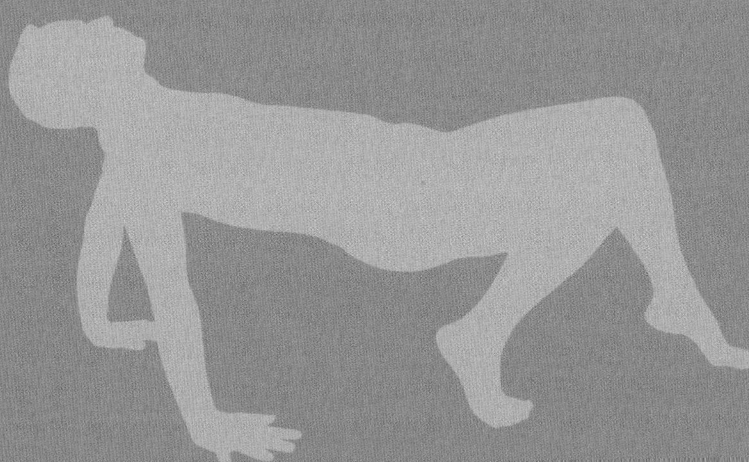

RICHTIG TRAINIEREN

Damit Sie sich kontinuierlich steigern, ohne Ihren Körper zu überfordern, empfehle ich Ihnen, an drei über die Woche verteilten Tagen je zwanzig Minuten lang zu trainieren, das Aufwärmen, Mobilisieren und anschließende Dehnen nicht mitgezählt.

Die Trainingspläne sind auf sechs Wochen ausgelegt, da wir aus der Gehirnforschung wissen, dass der Körper eine Veränderung, also auch ein muskuläres Training und ein Koordinationstraining, erst nach sechs Wochen vollständig verinnerlicht hat. Nach den ersten sechs Trainigswochen sollten Sie keine Pause einlegen, sondern direkt mit Ihrem nächsten, anspruchsvolleren Plan fortfahren.

Mit dem Crawling-Workout trainieren Sie Muskelketten und komplexe Bewegungsverbindungen, die Sie sofort in Ihren Alltagsbewegungen nutzen können. Einer der Effekte des Crawlings ist, dass Ihr Körper die neuen Bewegungen und Bewegungsmuster im Laufe des Trainings so verinnerlicht, dass Ihre gekräftigte und besser koordinierte Muskulatur alle anderen Körperregionen auch bei reflexartigen und abrupten Bewegungen stabilisiert und schützt.

Arbeiten Sie nach dem Plan für Fortgeschrittene, wenn Sie das Basisprogramm absolviert haben, um Ihr Training kontinuierlich effizient zu gestalten.

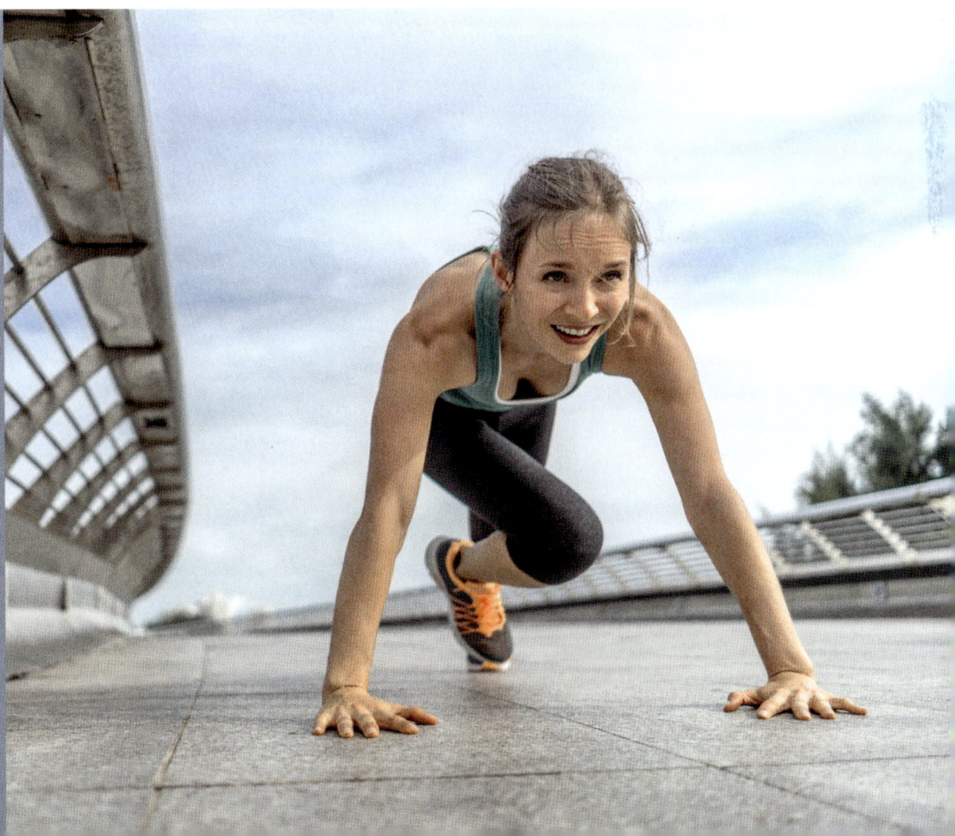

BASISPROGRAMM FÜR EINSTEIGER

ERSTE UND ZWEITE WOCHE

	TAG 1	TAG 3	TAG 5
VORBEREITENDE ÜBUNGEN	**CROSS PULL** (s. S. 63) 6–8× pro Seite **SEESAW** (s. S. 64) 8× **DRUMMING** (s. S. 66) 2× 10 Sekunden **HIGH SCREWDRIVER** (s. S. 70) 6× pro Seite	**CROSS PULL** (s. S. 63) 6–8× pro Seite **SEESAW** (s. S. 64) 8× **DRUMMING** (s. S. 66) 2× 10 Sekunden **HIGH SCREWDRIVER** (s. S. 70) 6× pro Seite	**CROSS PULL** (s. S. 63) 6–8× pro Seite **SEESAW** (s. S. 64) 8× **DRUMMING** (s. S. 66) 2× 10 Sekunden **HIGH SCREWDRIVER** (s. S. 70) 6× pro Seite
CRAWLING	**SIMPLE CRAWL** (s. S. 74) 1 Minute **MERRY-GO-ROUND** (s. S. 76) 6 Kreise in beide Richtungen **HIGH SPIRAL CRAWL** (s. S. 80) 8× pro Seite **KNEELING CROSS SLIDE** (s. S. 86) 8× pro Seite **FORWARD ARCH SLIDE** (s. S. 88) 8× **REGULAR WALL CRAWL** (s. S. 100) 4×	**SIMPLE CRAWL** (s. S. 74) 1 Minute **MERRY-GO-ROUND** (s. S. 76) 6 Kreise in beide Richtungen **HIGH SPIRAL CRAWL** (s. S. 80) 8× pro Seite **SIMPLE FRONT SLIDE** (s. S. 73) 8× pro Seite **SIDE CRAWL** (s. S. 98) 4× pro Seite **REGULAR WALL CRAWL** (s. S. 100) 4×	**SIMPLE CRAWL** (s. S. 74) 1 Minute **MERRY-GO-ROUND** (s. S. 76) 6 Kreise in beide Richtungen **HIGH SPIRAL CRAWL** (s. S. 80) 8× pro Seite **SIMPLE FRONT SLIDE** (s. S. 73) 8× pro Seite **SIDE CRAWL** (s. S. 98) 4× pro Seite **BACK SLIDE CRAWL** (s. S. 102) 8 Schritte vor und zurück

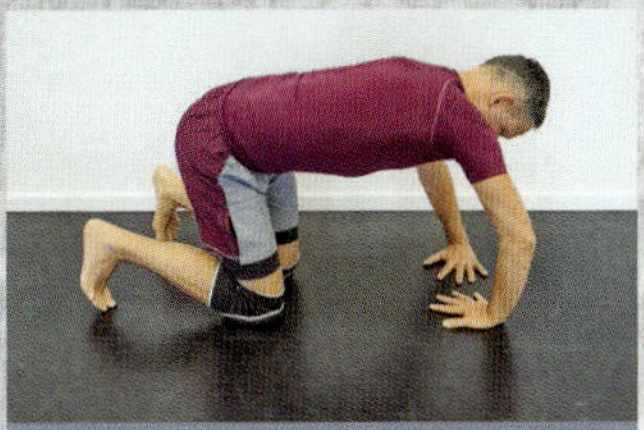

Cross Pull

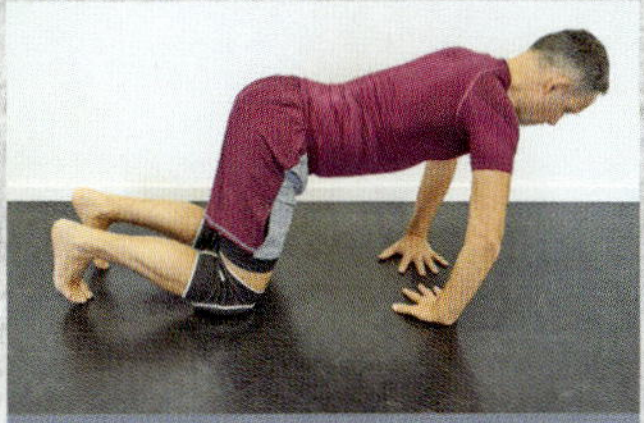

Seesaw

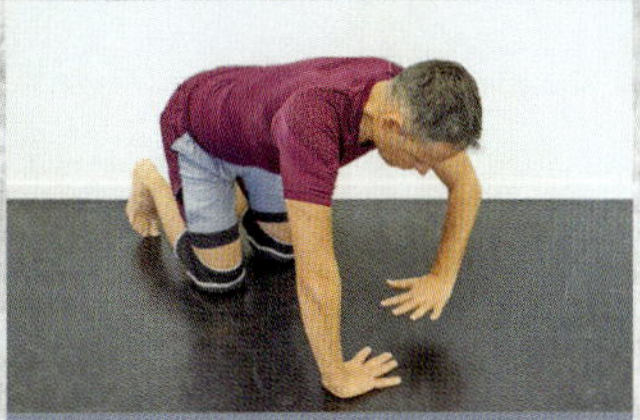

Drumming

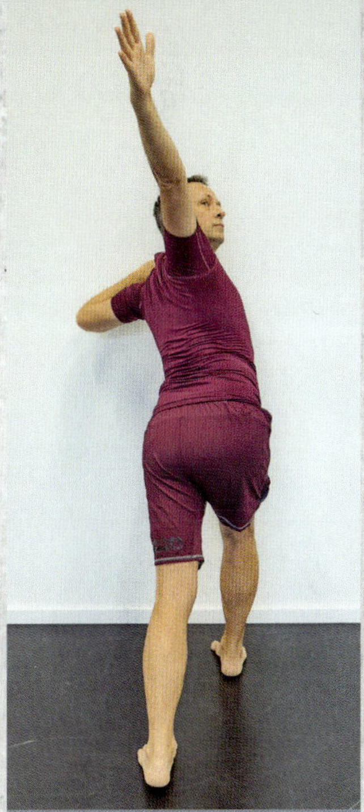

High Screwdriver

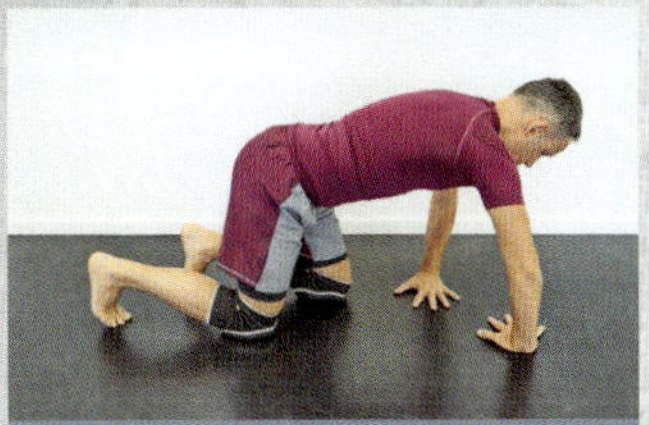

Simple Crawl

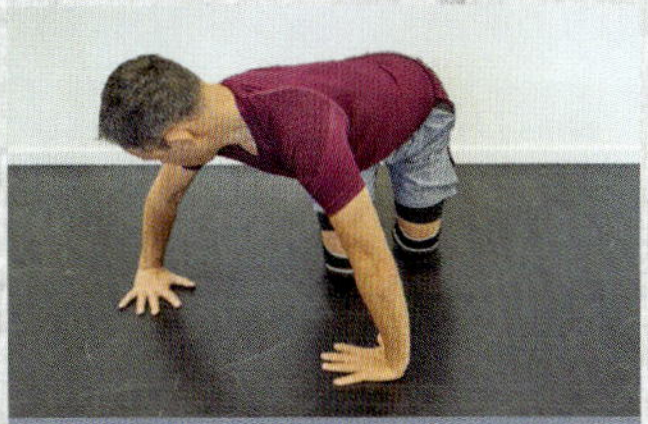

Merry-Go-Round

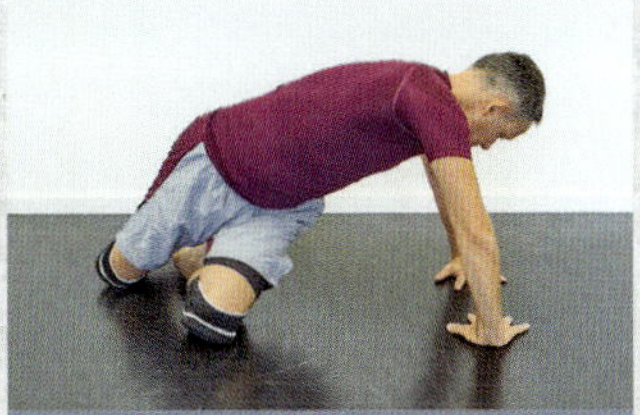

Kneeling Cross Slide

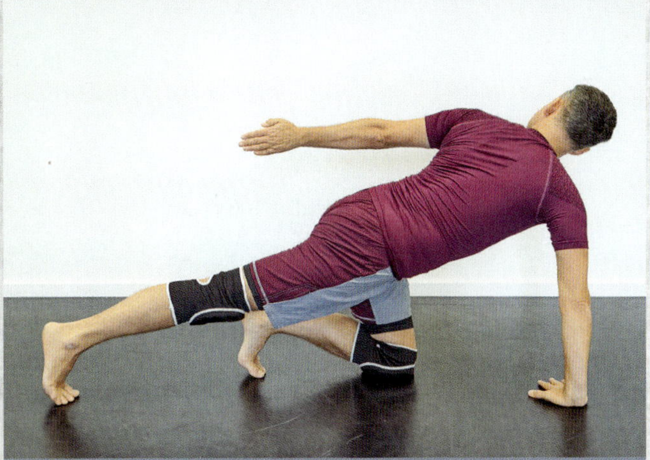

High Spiral Crawl

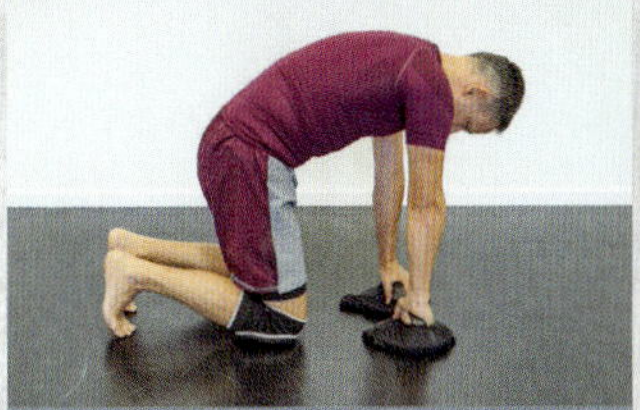

Forward Arch Slide

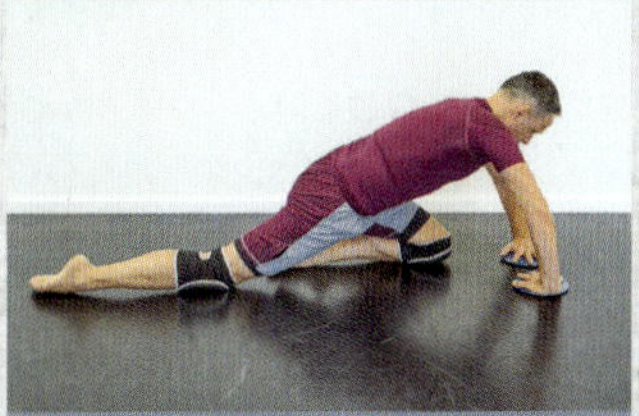

Simple Front Slide

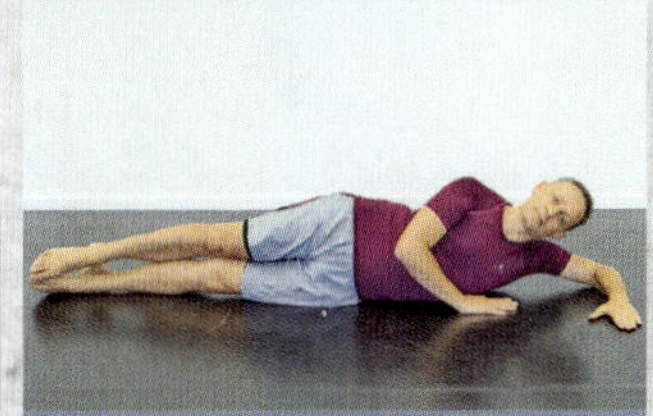

Side Crawl

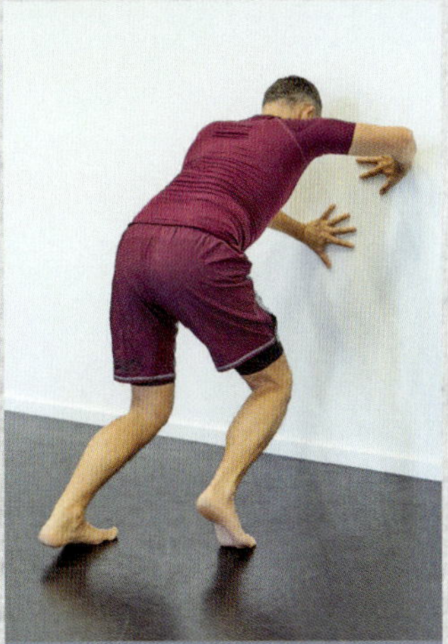

Regular Wall Crawl

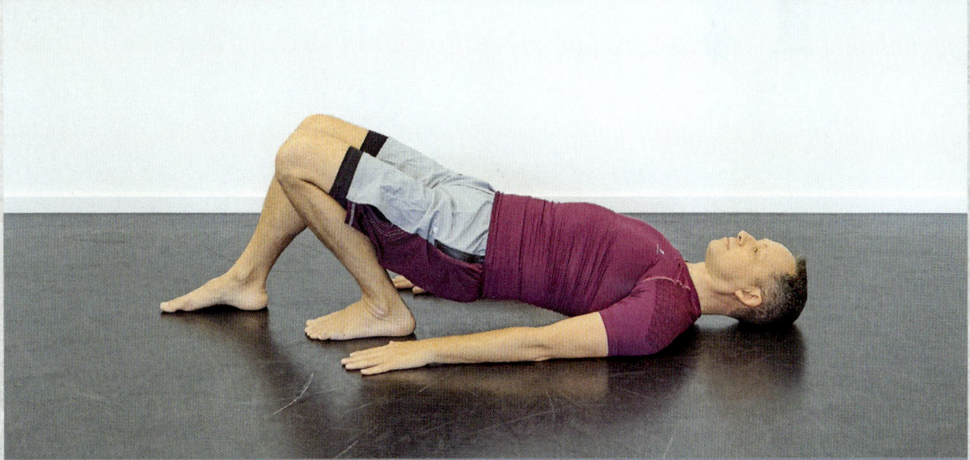

Back Slide Crawl

DRITTE UND VIERTE WOCHE

	TAG 1	TAG 3	TAG 5
VORBEREITENDE ÜBUNGEN	**CROSS PULL** (s. S. 63) 6–8× pro Seite **SEESAW** (s. S. 64) 10× **DRUMMING** (s. S. 66) 2× 10 Sekunden **LOW SCREWDRIVER** (s. S. 68) 6× pro Seite	**CROSS PULL** (s. S. 63) 6–8× pro Seite **SEESAW** (s. S. 64) 10× **DRUMMING** (s. S. 66) 2× 10 Sekunden **LOW SCREWDRIVER** (s. S. 68) 6× pro Seite	**CROSS PULL** (s. S. 63) 6–8× pro Seite **SEESAW** (s. S. 64) 10× **DRUMMING** (s. S. 66) 2× 10 Sekunden **LOW SCREWDRIVER** (s. S. 68) 6× pro Seite
CRAWLING	**SIMPLE CRAWL** (s. S. 74) 1 Minute **AIRPLANE** (s. S. 78) 6 Kreise pro Seite **LOW SPIRAL CRAWL** (s. S. 82) 8× pro Seite **KNEELING CROSS SLIDE** (s. S. 86) 8× pro Seite **FORWARD ARCH SLIDE** (s. S. 88) 8× **SIDEWAY SLIDE** (s. S. 90) 7× pro Seite **MILITARY CRAWL** (s. S. 94) 10× **REGULAR WALL CRAWL** (s. S. 100) 4×	**SIMPLE CRAWL** (s. S. 74) 1 Minute **AIRPLANE** (s. S. 78) 6 Kreise pro Seite **LOW SPIRAL CRAWL** (s. S. 82) 8× pro Seite **KNEELING CROSS SLIDE** (s. S. 86) 8× pro Seite **FORWARD CROSS SLIDE** (s. S. 92) 8× pro Seite **SIDEWAY SLIDE** (s. S. 90) 7× pro Seite **MILITARY CRAWL** (s. S. 94) 10× **REGULAR WALL CRAWL** (s. S. 100) 4×	**SIMPLE CRAWL** (s. S. 74) 1 Minute **AIRPLANE** (s. S. 78) 6 Kreise pro Seite **LOW SPIRAL CRAWL** (s. S. 82) 8× pro Seite **SIMPLE FRONT SLIDE** (s. S. 73) 8× pro Seite **FORWARD CROSS SLIDE** (s. S. 92) 8× pro Seite **SIDE CRAWL** (s. S. 98) 4× pro Seite **BACK SLIDE CRAWL** (s. S. 102) 8 Schritte vor und zurück **BRIDGE CRAWL** (s. S. 96) 8 Schritte vor und zurück

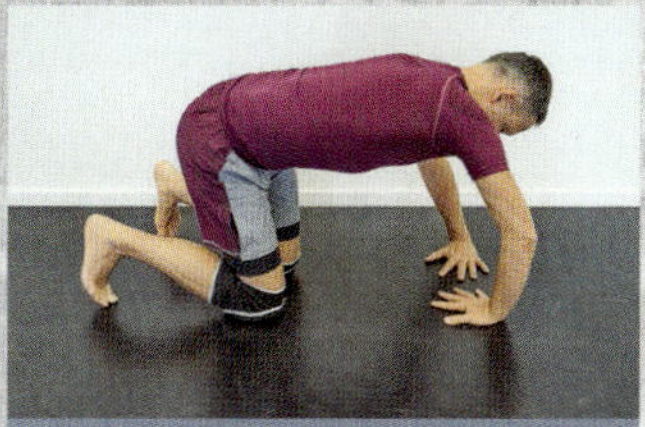
Cross Pull

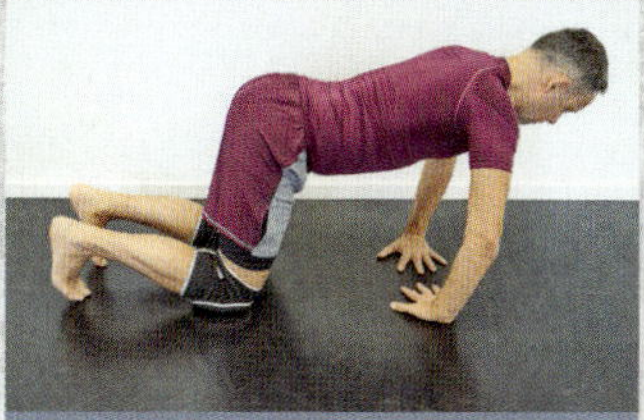
Seesaw

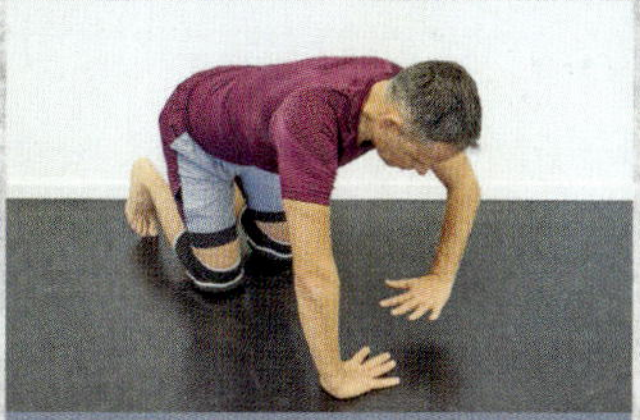
Drumming

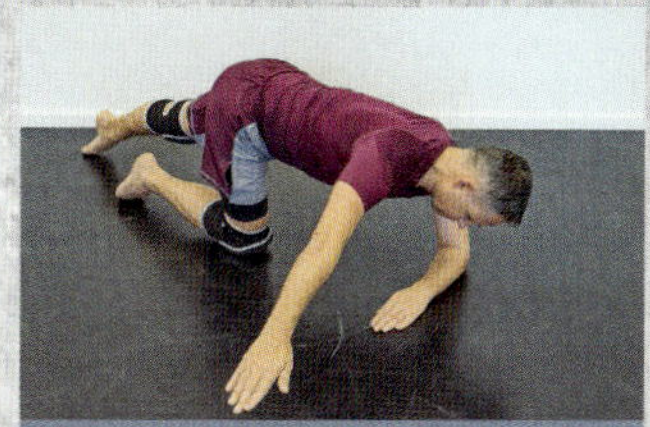
Low Screwdriver

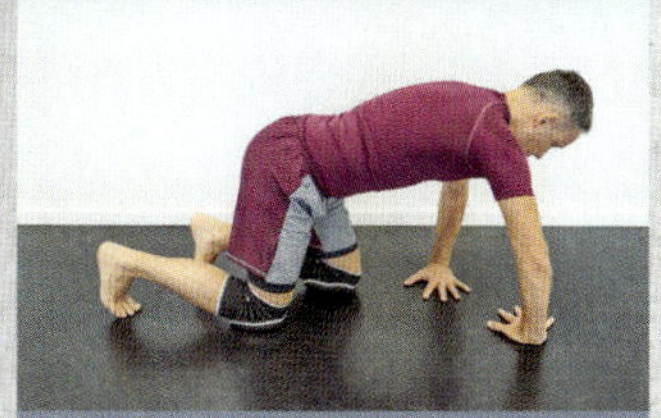
Simple Crawl

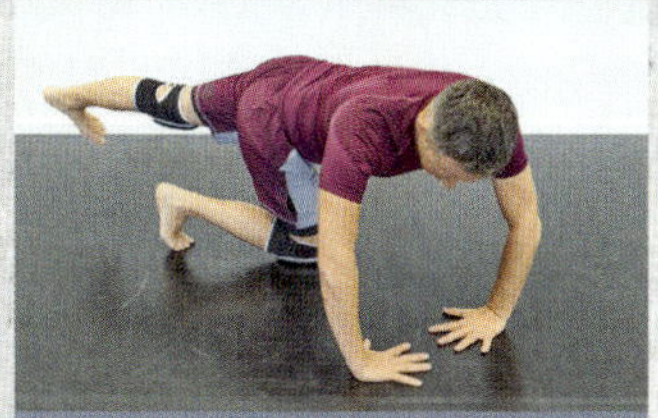
Airplane

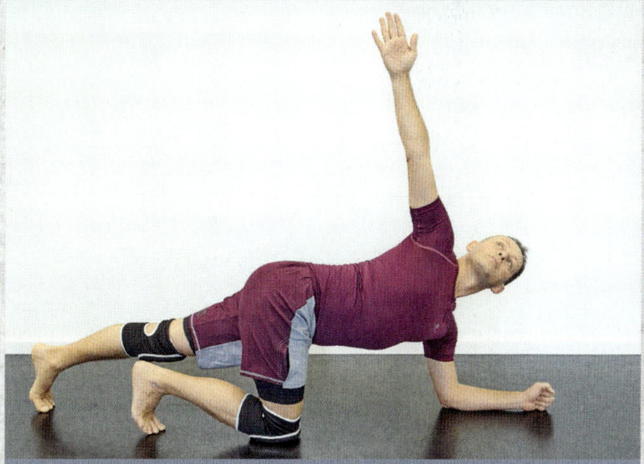
Low Spiral Crawl

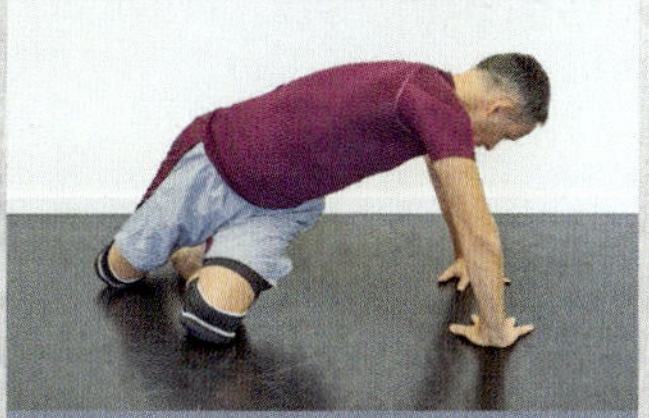
Kneeling Cross Slide

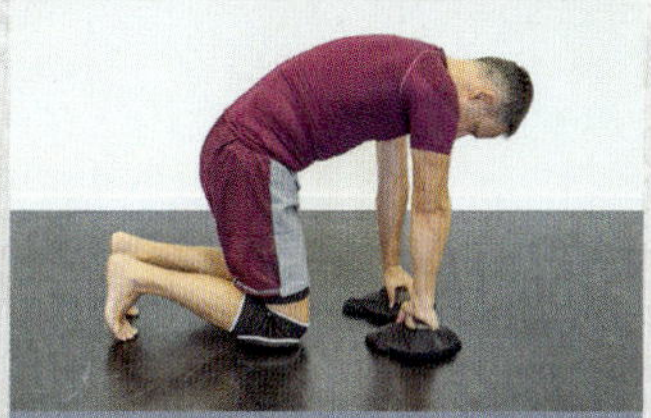
Forward Arch Slide

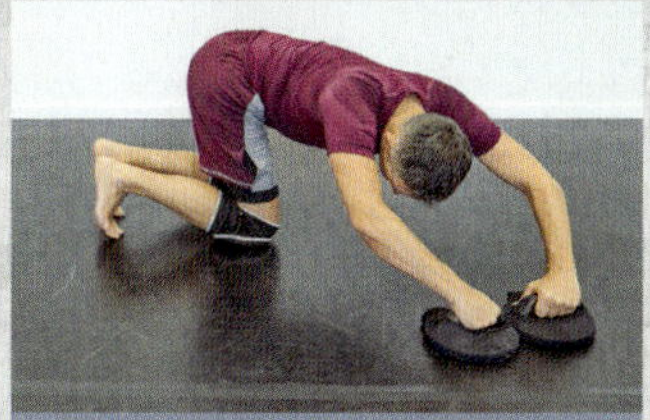
Sideway Slide

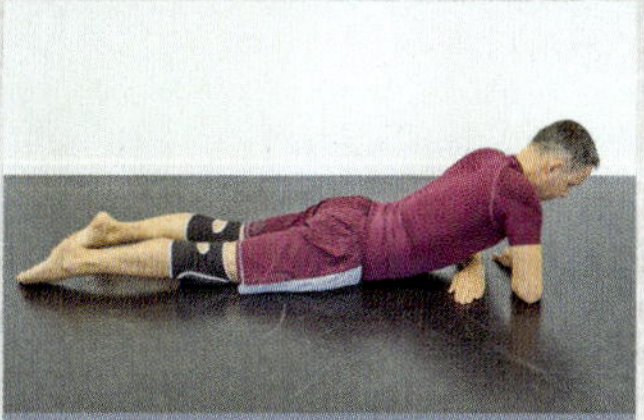
Military Crawl

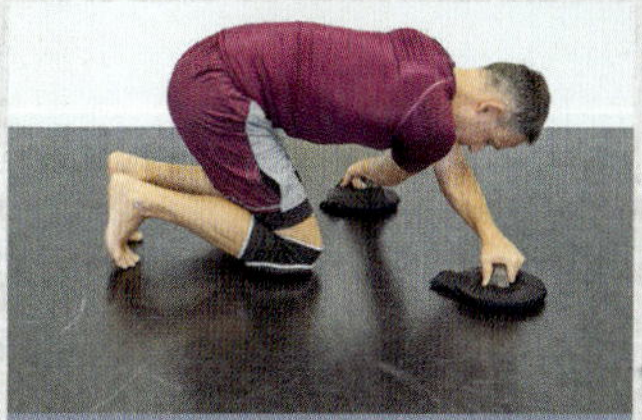
Forward Cross Slide

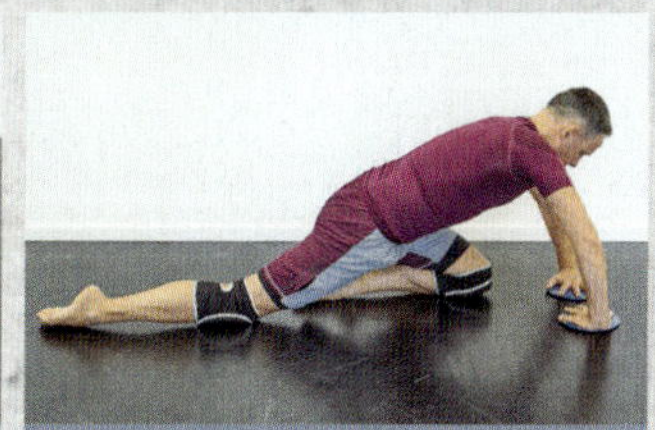
Simple Front Slide

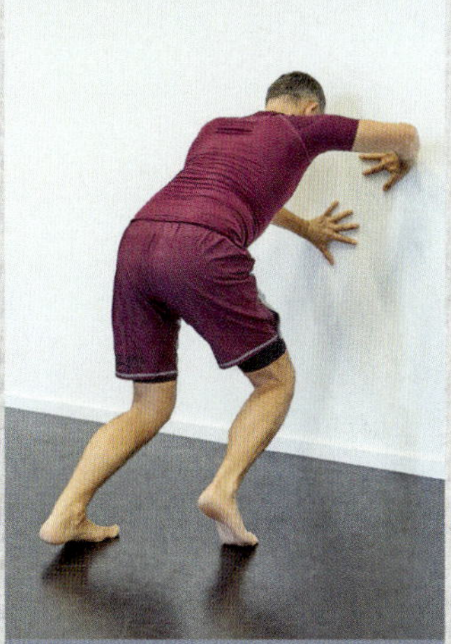
Regular Wall Crawl

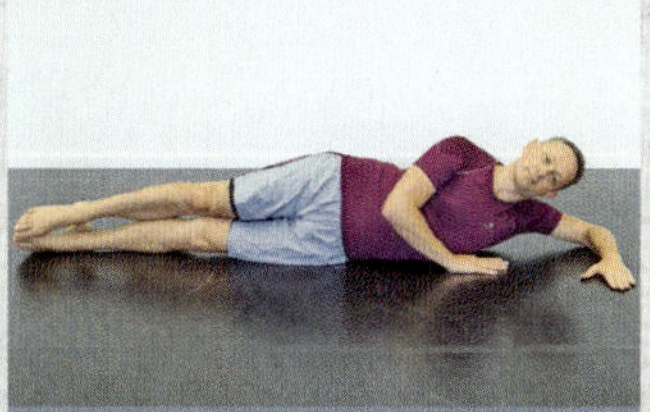
Side Crawl

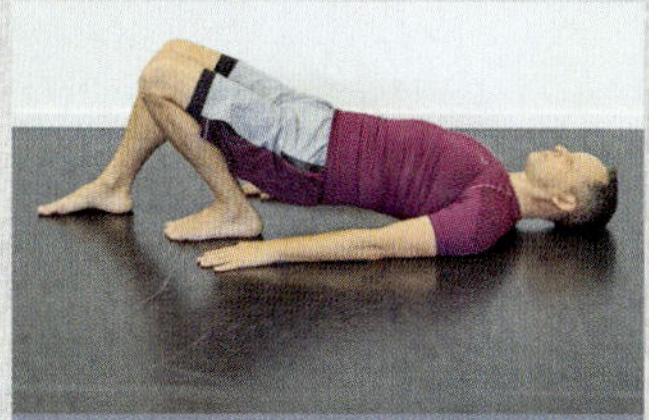
Back Slide Crawl

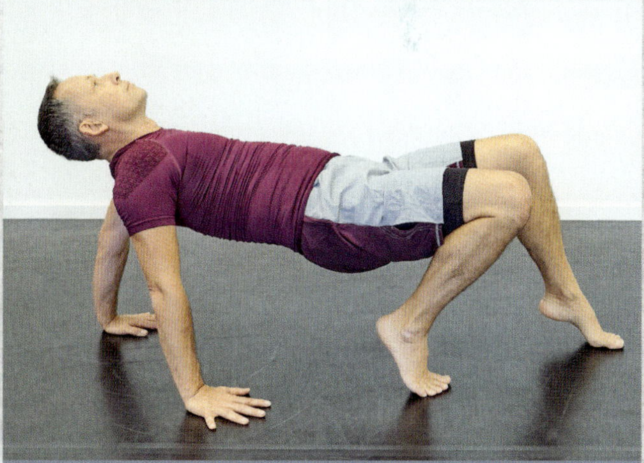
Bridge Crawl

FÜNFTE UND SECHSTE WOCHE

Ab der fünften Woche können Sie versuchsweise folgende Übungen aus dem Crawling-Flow-Programm zum Training hinzufügen: High oder Low Side Lean Crawl und Foam Roll.

	TAG 1	TAG 3	TAG 5
VORBEREITENDE ÜBUNGEN	**CROSS PULL** (s. S. 63) 6–8× pro Seite **SEESAW** (s. S. 64) 10× **DRUMMING** (s. S. 66) 2× 10 Sekunden **LOW SCREWDRIVER** (s. S. 68) 6× pro Seite	**CROSS PULL** (s. S. 63) 6–8× pro Seite **SEESAW** (s. S. 64) 10× **DRUMMING** (s. S. 66) 2× 10 Sekunden **LOW SCREWDRIVER** (s. S. 68) 6× pro Seite	**CROSS PULL** (s. S. 63) 6–8× pro Seite **SEESAW** (s. S. 64) 10× **DRUMMING** (s. S. 66) 2× 10 Sekunden **LOW SCREWDRIVER** (s. S. 68) 6× pro Seite
CRAWLING	**AIRPLANE** (s. S. 78) 6 Kreise pro Seite **LOW SPIRAL CRAWL** (s. S. 82) 8× pro Seite **KNEELING CROSS SLIDE** (s. S. 86) 8× pro Seite **SIMPLE FRONT SLIDE** (s. S. 73) 8× pro Seite **SIDEWAY SLIDE** (s. S. 90) 7× pro Seite **MILITARY CRAWL** (s. S. 94) 10 Mal **REGULAR WALL CRAWL** (s. S. 100) 4×	**AIRPLANE** (s. S. 78) 6 Kreise pro Seite **LOW SPIRAL CRAWL** (s. S. 82) 8× pro Seite **KNEELING CROSS SLIDE** (s. S. 86) 8× pro Seite **FORWARD CROSS SLIDE** (s. S. 92) 8× pro Seite **SIDEWAY SLIDE** (s. S. 90) 7× pro Seite **MILITARY CRAWL** (s. S. 94) 10× **REGULAR WALL CRAWL** (s. S. 100) 4×	**AIRPLANE** (s. S. 78) 6 Kreise pro Seite **LOW SPIRAL CRAWL** (s. S. 82) 8× pro Seite **SIMPLE FRONT SLIDE** (s. S. 73) 8× pro Seite **FORWARD CROSS SLIDE** (s. S. 92) 8× pro Seite **SIDE CRAWL** (s. S. 98) 7× pro Seite **BRIDGE CRAWL** (s. S. 96) 8 Schritte vor und zurück **BACK SLIDE CRAWL** (s. S. 102) 8 Schritte vor und zurück

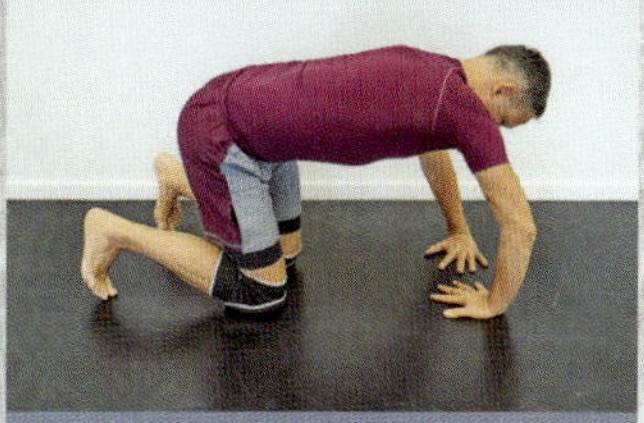
Cross Pull

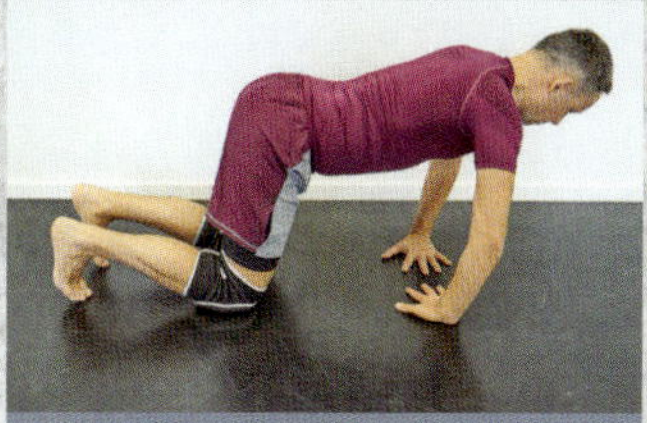
Seesaw

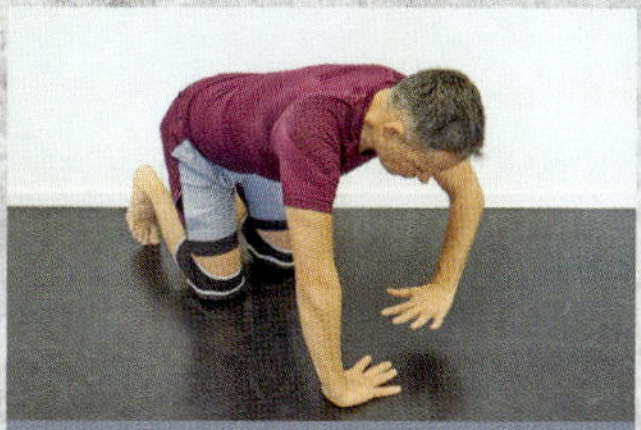
Drumming

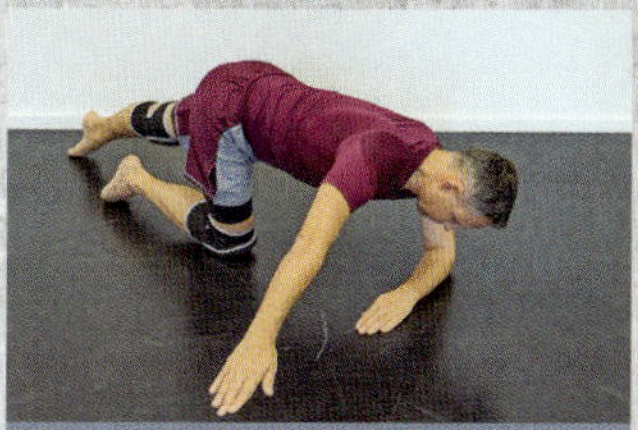
Low Screwdriver

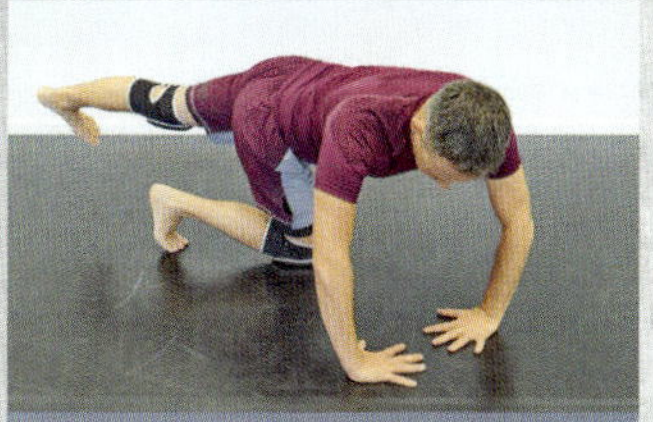
Airplane

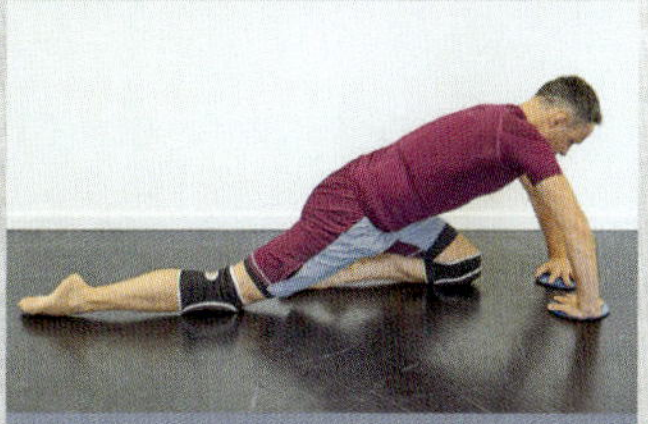
Simple Front Slide

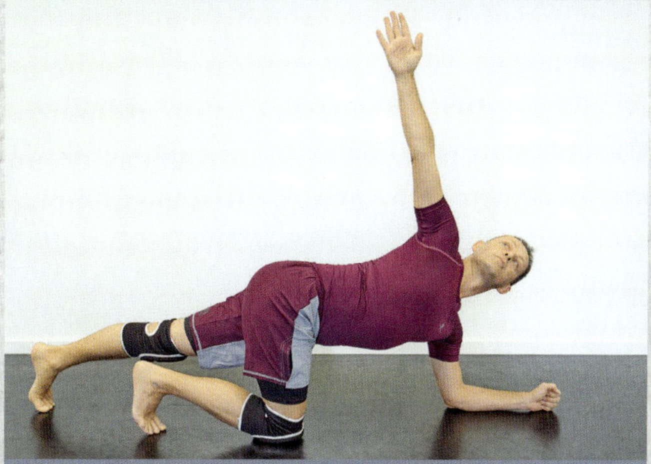
Low Spiral Crawl

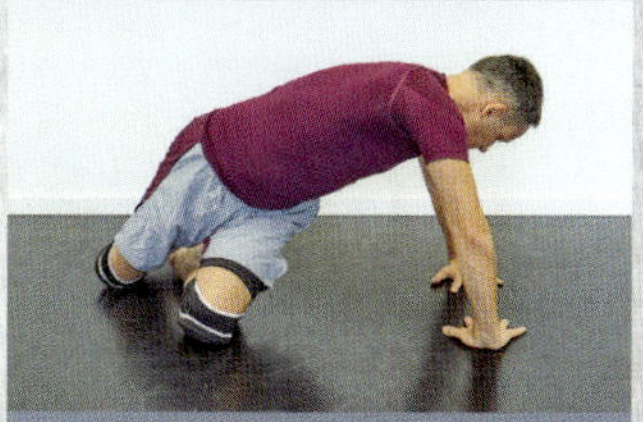
Kneeling Cross Slide

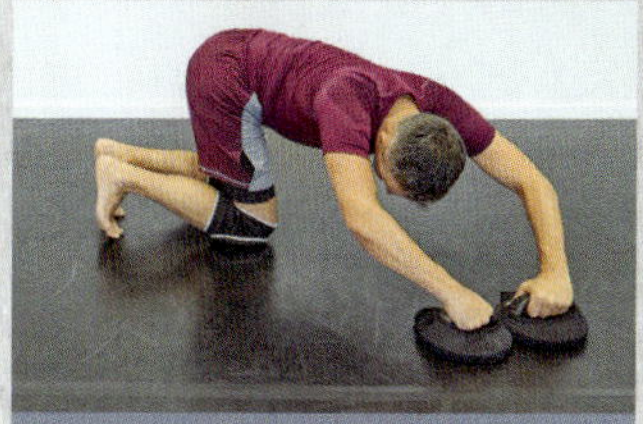
Sideway Slide

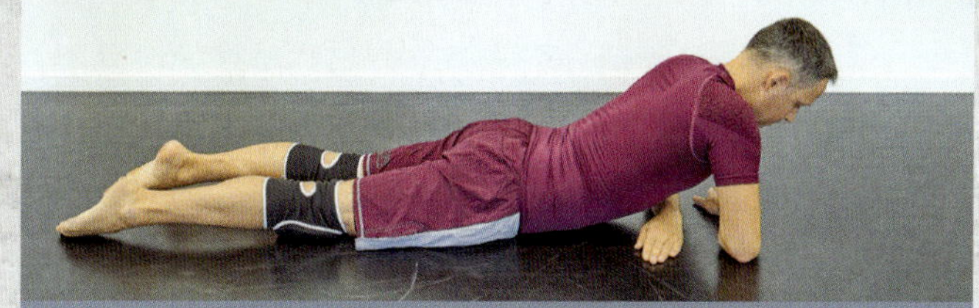
Military Crawl

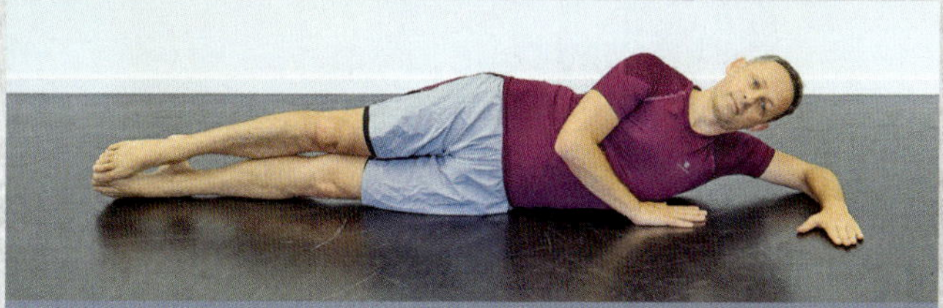
Side Crawl

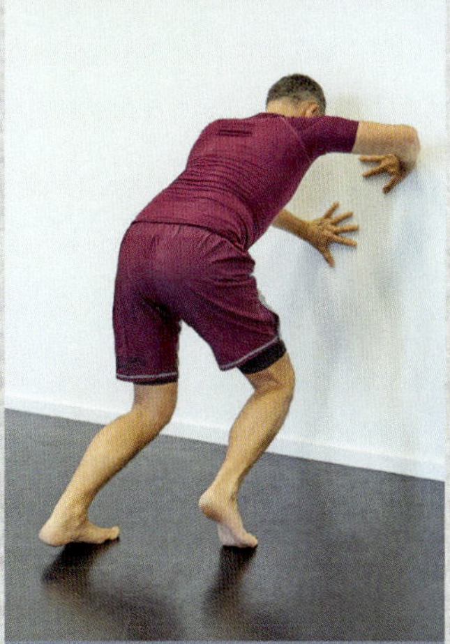
Regular Wall Crawl

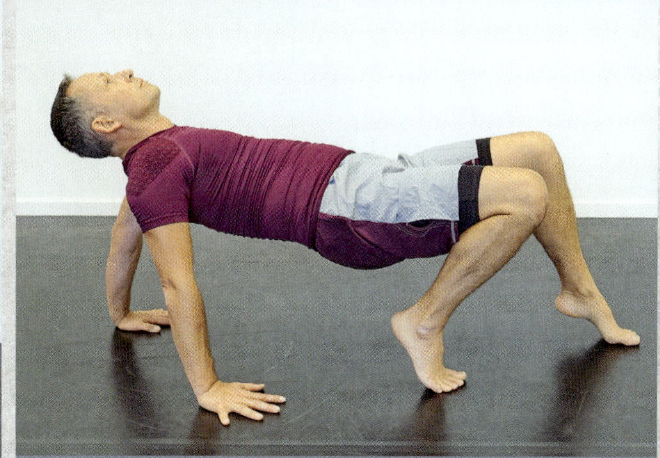
Bridge Crawl

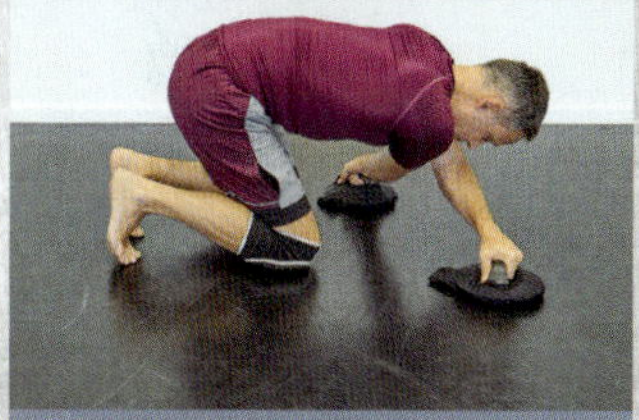
Forward Cross Slide

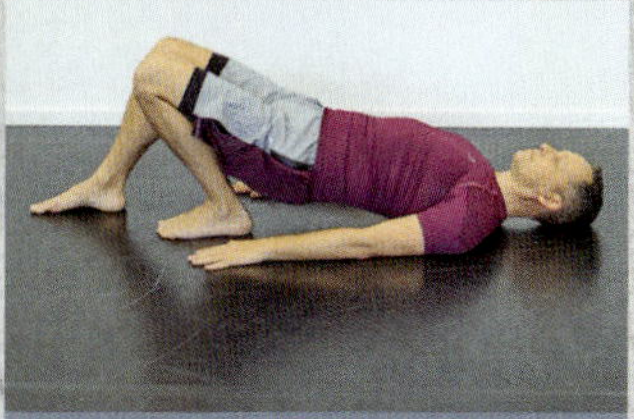
Back Slide Crawl

FORTGESCHRITTENES TRAINING

ERSTE UND ZWEITE WOCHE

	TAG 1	TAG 3	TAG 5
VORBEREITENDE ÜBUNGEN	**CROSS PULL** (s. S. 63) 6-8× pro Seite	**CROSS PULL** (s. S. 63) 6–8× pro Seite	**CROSS PULL** (s. S. 63) 6–8× pro Seite
	DRUMMING (s. S. 66) 2× 15 Sekunden	**DRUMMING** (s. S. 66) 2× 15 Sekunden	**DRUMMING** (s. S. 66) 2× 15 Sekunden
	LOW SCREWDRIVER (s. S. 68) 8× pro Seite	**LOW SCREWDRIVER** (s. S. 68) 8× pro Seite	**LOW SCREWDRIVER** (s. S. 68) 8× pro Seite
	REGULAR WALL CRAWL (s. S. 100) 4×	**REGULAR WALL CRAWL** (s. S. 100) 4×	**REGULAR WALL CRAWL** (s. S. 100) 4×
CRAWLING	**ADVANCED CRAWL** (s. S. 106) 1 Minute	**ADVANCED CRAWL** (s. S. 106) 1 Minute	**ADVANCED CRAWL** (s. S. 106) 1 Minute
	CROSS SIDE CRAWL (s. S. 108) 8× in jede Richtung	**CROSS SIDE CRAWL** (s. S. 108) 8× in jede Richtung	**CROSS SIDE CRAWL** (s. S. 108) 8× in jede Richtung
	ADVANCED FRONT SLIDE (s. S. 105) 8× pro Seite	**ADVANCED FRONT SLIDE** (s. S. 105) 8× pro Seite	**ADVANCED FRONT SLIDE** (s. S. 105) 8× pro Seite
	EXTENDED CROSS SLIDE (s. S. 116) 8× pro Seite	**EXTENDED CROSS SLIDE** (s. S. 116) 8× pro Seite	**EXTENDED CROSS SLIDE** (s. S. 116) 8× pro Seite
	GROUND CLIMBER (s. S. 127) 8×	**GROUND CLIMBER** (s. S. 127) 8×	**GROUND CLIMBER** (s. S. 127) 8×
	CATERPILLAR BEND LEGS (s. S. 110) 6×	**CATERPILLAR BEND LEGS** (s. S. 110) 6×	**CATERPILLAR BEND LEGS** (s. S. 110) 6×
	WALL ROLL (s. S. 122) 4× pro Richtung	**WALL ROLL** (s. S. 122) 4× pro Richtung	**WALL ROLL** (s. S. 122) 4× pro Richtung

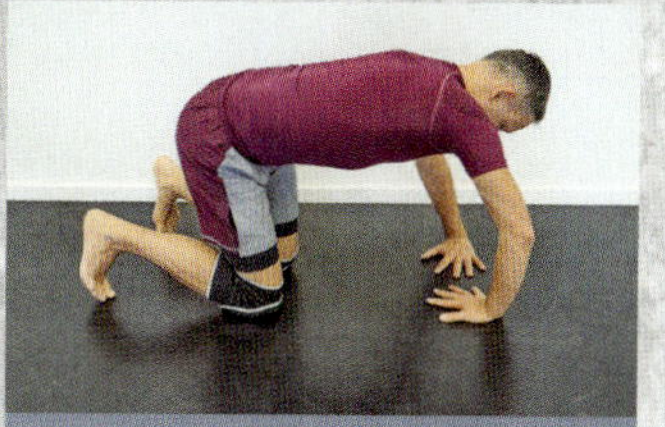
Cross Pull

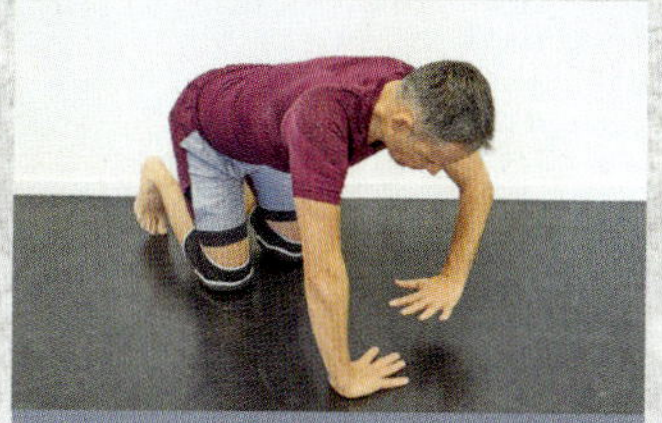
Drumming

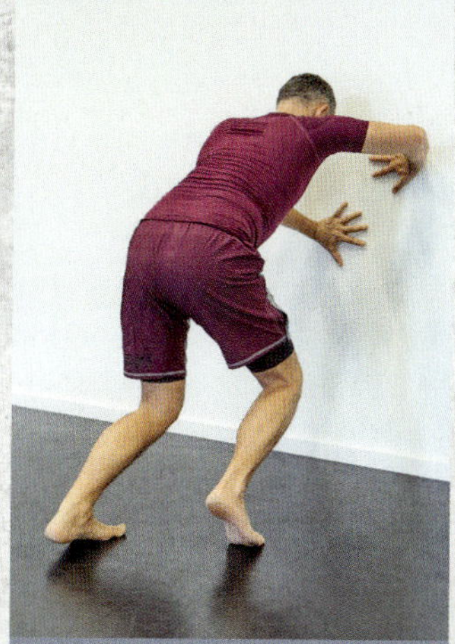
Regular Wall Crawl

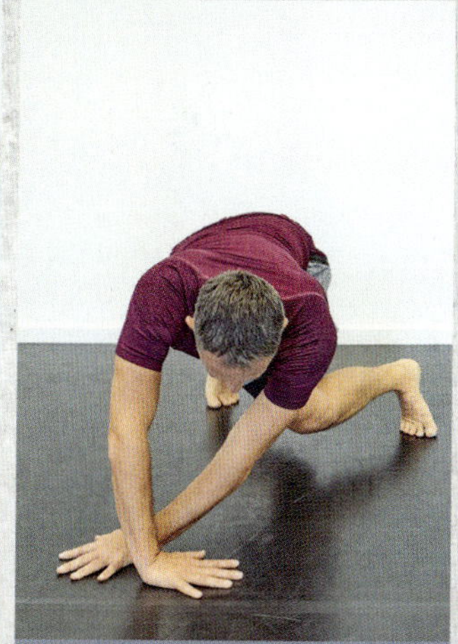
Cross Side Crawl

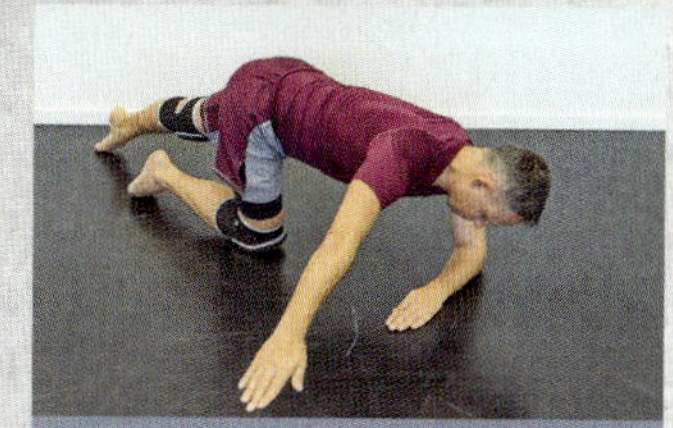
Low Screwdriver

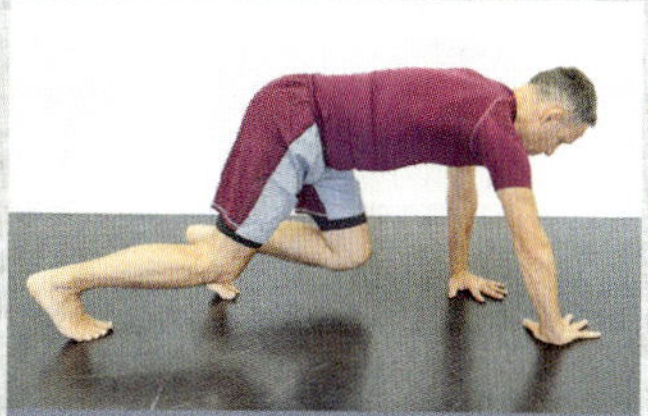
Advanced Crawl

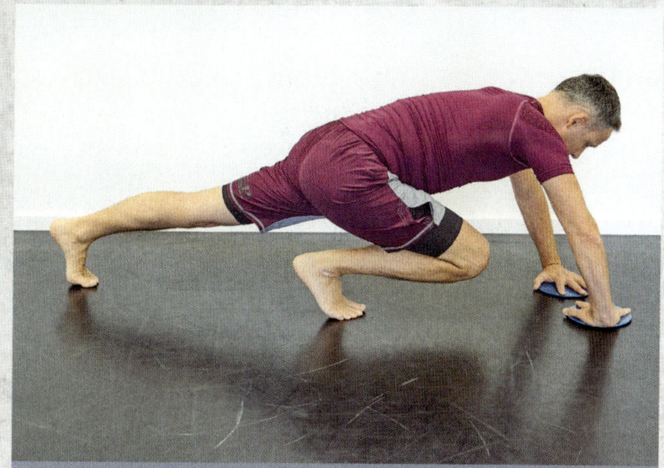
Advanced Front Slide

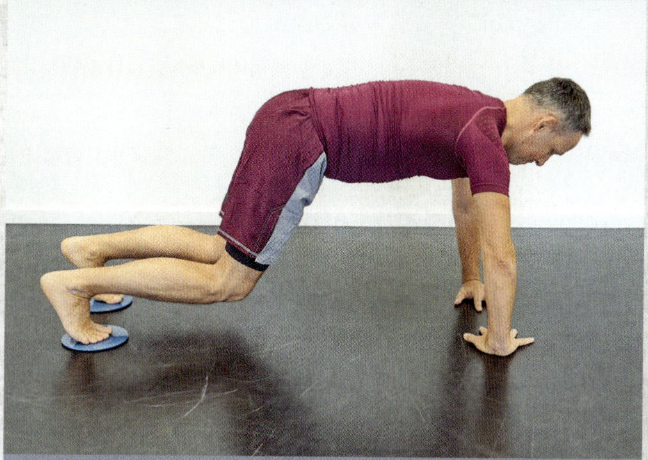
Extended Cross Slide

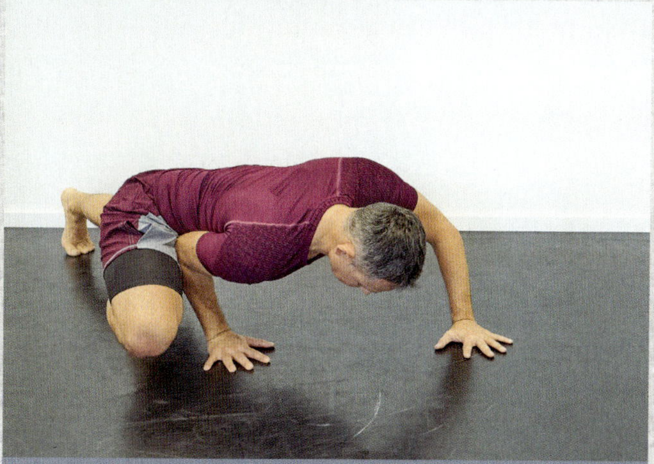
Ground Climber

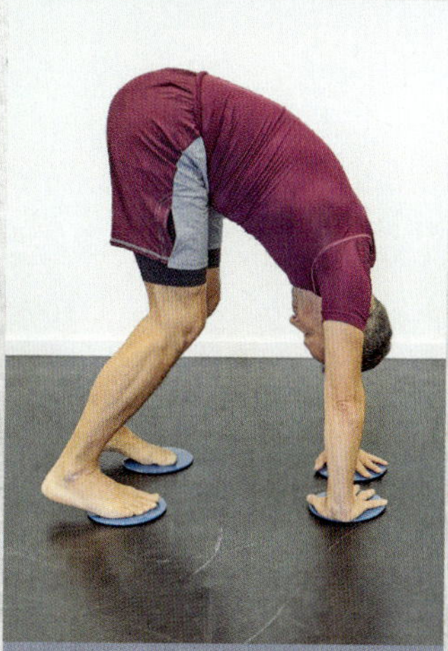
Caterpillar Bend Legs

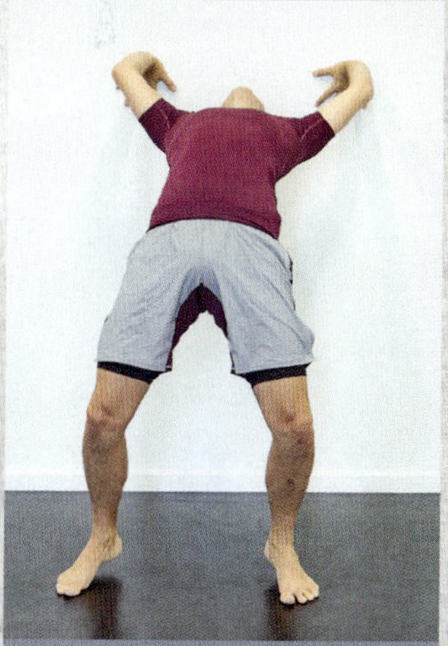
Wall Roll

DRITTE UND VIERTE WOCHE

Ab der dritten Woche können Sie sich auch aus dem Crawling-Flow-Programm Übungen aussuchen: Flip Side Crawl, Flip Wheel, Peacock, Flying Crawl.

	TAG 1	TAG 3	TAG 5
VORBEREITENDE ÜBUNGEN	**DRUMMING** (s. S. 66) 2× 15 Sekunden	**DRUMMING** (s. S. 66) 2× 15 Sekunden	**DRUMMING** (s. S. 66) 2× 15 Sekunden
	LOW SCREWDRIVER (s. S. 68) 8× pro Seite	**LOW SCREWDRIVER** (s. S. 68) 8× pro Seite	**LOW SCREWDRIVER** (s. S. 68) 8× pro Seite
	REGULAR WALL CRAWL (s. S. 100) 4×	**REGULAR WALL CRAWL** (s. S. 100) 4×	**REGULAR WALL CRAWL** (s. S. 100) 4×
CRAWLING	**ADVANCED CRAWL** (s. S. 106) 1 Minute	**ADVANCED CRAWL** (s. S. 106) 1 Minute	**ADVANCED CRAWL** (s. S. 106) 1 Minute
	CROSS SIDE CRAWL (s. S. 108) 8× in jede Richtung	**CROSS SIDE CRAWL** (s. S. 108) 8× in jede Richtung	**CROSS SIDE CRAWL** (s. S. 108) 8× in jede Richtung
	ADVANCED FRONT SLIDE (s. S. 105) 8× pro Seite	**ADVANCED FRONT SLIDE** (s. S. 105) 8× pro Seite	**ADVANCED FRONT SLIDE** (s. S. 105) 8× pro Seite
	EXTENDED CROSS SLIDE (s. S. 116) 8× pro Seite	**EXTENDED CROSS SLIDE** (s. S. 116) 8× pro Seite	**EXTENDED CROSS SLIDE** (s. S. 116) 8× pro Seite
	HOVERING CRAWL (s. S. 118) 6×	**HOVERING CRAWL** (s. S. 118) 6×	**HOVERING CRAWL** (s. S. 118) 6×
	CATERPILLAR STRAIGHT LEGS (s. S. 112) 6×	**CATERPILLAR STRAIGHT LEGS** (s. S. 112) 6×	**CATERPILLAR STRAIGHT LEGS** (s. S. 112) 6×
	ROUNDABOUT (s. S. 120) 4× pro Seite	**ROUNDABOUT** (s. S. 120) 4× pro Seite	**INVERTED WALL CRAWL** (s. S. 124) 2×

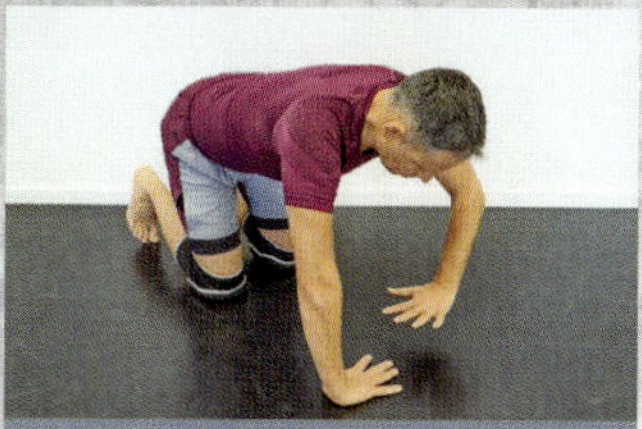
Drumming

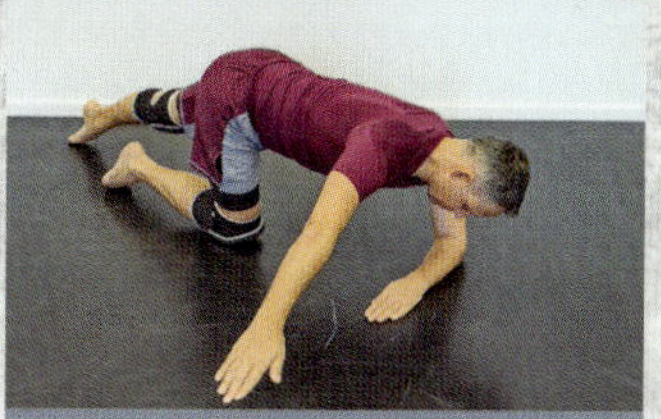
Low Screwdriver

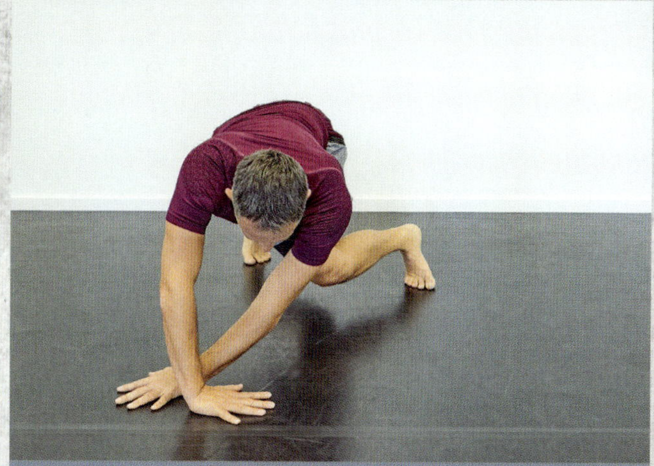
Cross Side Crawl

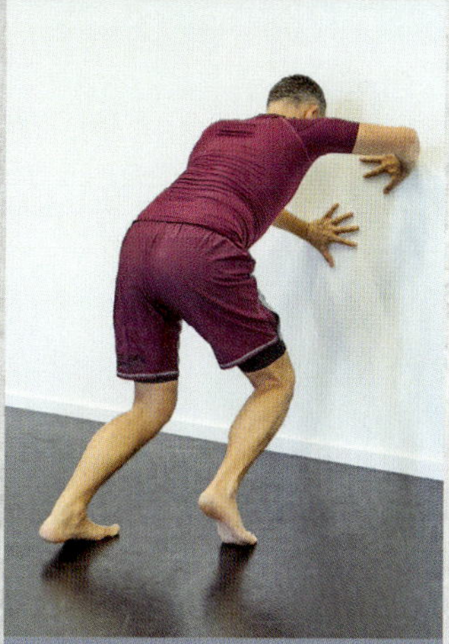
Regular Wall Crawl

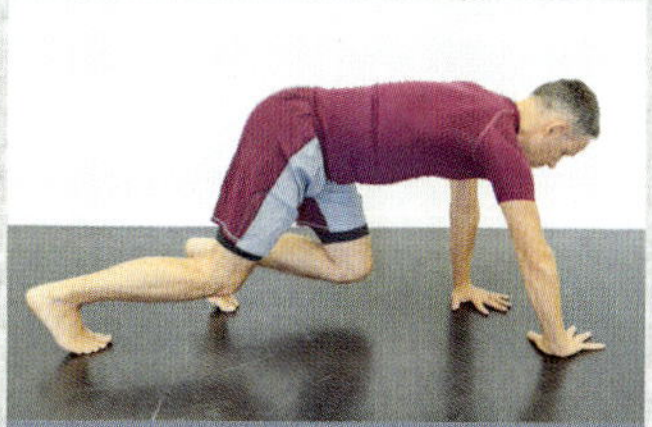
Advanced Crawl

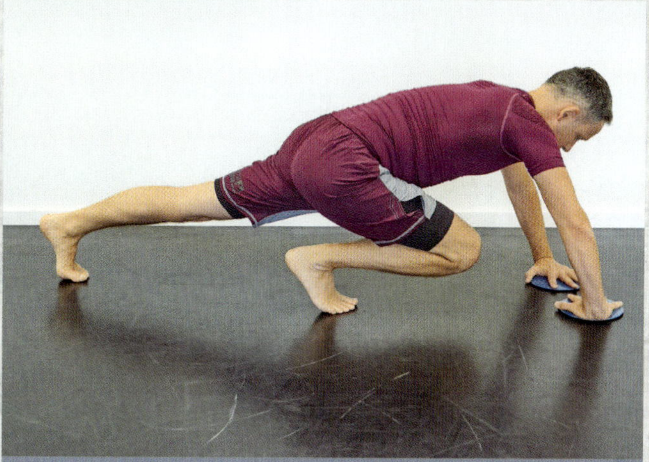
Advanced Front Slide

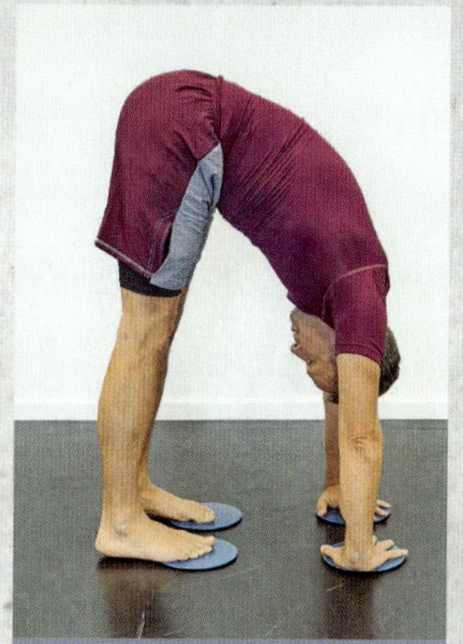
Caterpillar Straight Legs

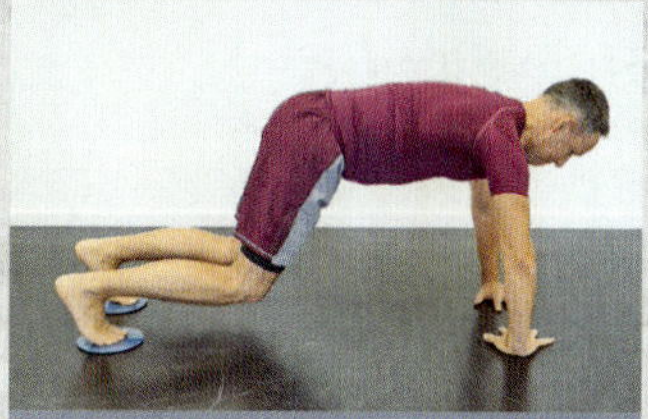
Extended Cross Slide

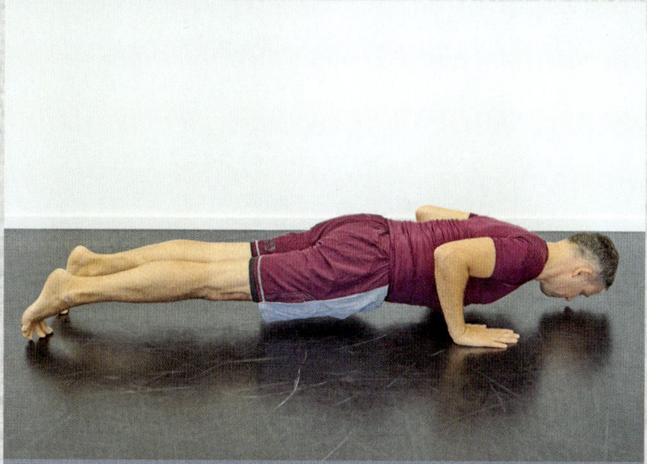
Hovering Crawl

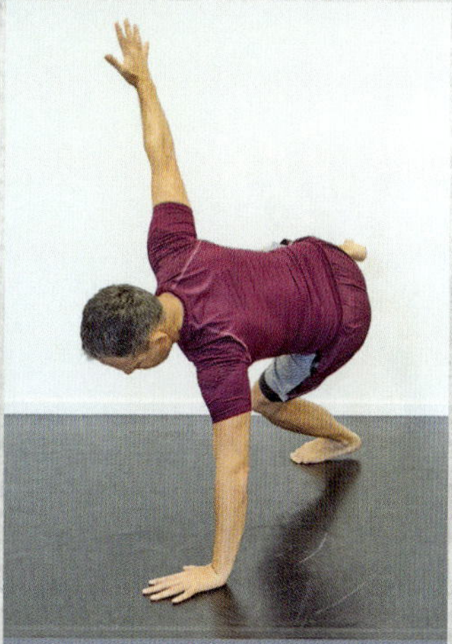
Roundabout

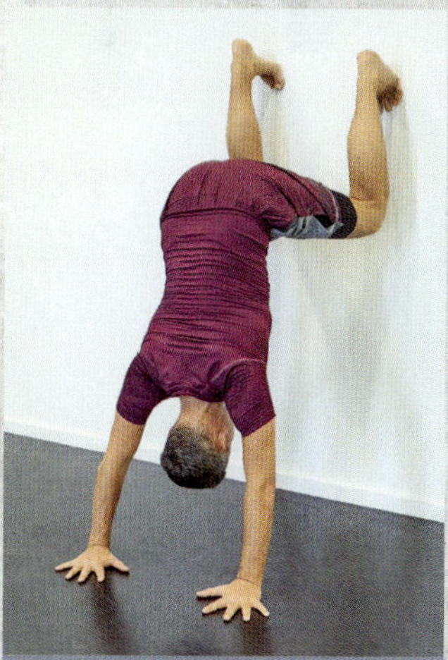
Inverted Wall Crawl

FÜNFTE UND SECHSTE WOCHE

	TAG 1	TAG 3	TAG 5
VORBEREITENDE ÜBUNGEN	**DRUMMING** (s. S. 66) 2× 15 Sekunden **LOW SCREWDRIVER** (s. S. 68) 8× pro Seite **REGULAR WALL CRAWL** (s. S. 100) 4×	**DRUMMING** (s. S. 66) 2× 15 Sekunden **LOW SCREWDRIVER** (s. S. 68) 8× pro Seite **REGULAR WALL CRAWL** (s. S. 100) 4×	**DRUMMING** (s. S. 66) 2× 15 Sekunden **LOW SCREWDRIVER** (s. S. 68) 8× pro Seite **REGULAR WALL CRAWL** (s. S. 100) 4×
CRAWLING	**ADVANCED CRAWL** (s. S. 106) 1 Minute **CROSS SIDE CRAWL** (s. S. 108) 8× in jede Richtung **ADVANCED FRONT SLIDE** (s. S. 105) 8× pro Seite **EXTENDED CROSS SLIDE** (s. S. 116) 8× pro Seite **HOVERING CRAWL** (s. S. 118) 6× **CATERPILLAR STRAIGHT LEGS** (s. S. 112) 6× **INVERTED WALL CRAWL** (s. S. 124) 2×	**ADVANCED CRAWL** (s. S. 106) 1 Minute **CROSS SIDE CRAWL** (s. S. 108) 8× in jede Richtung **ADVANCED FRONT SLIDE** (s. S. 105) 8× pro Seite **EXTENDED CROSS SLIDE** (s. S. 116) 8× pro Seite **HOVERING CRAWL** (s. S. 118) 6× **CATERPILLAR STRAIGHT LEGS** (s. S. 112) 6× **INVERTED WALL CRAWL** (s. S. 124) 2× **WALL RUN** (s. S. 126) 4 Schritte in jede Richtung	**ADVANCED CRAWL** (s. S. 106) 1 Minute **CROSS SIDE CRAWL** (s. S. 108) 8× in jede Richtung **ADVANCED FRONT SLIDE** (s. S. 105) 8× pro Seite **EXTENDED CROSS SLIDE** (s. S. 116) 8× pro Seite **HOVERING CRAWL** (s. S. 118) 6× **CATERPILLAR STRAIGHT LEGS** (s. S. 112) 6× **INVERTED WALL CRAWL** (s. S. 124) 2× **WALL RUN** (s. S. 126) 4 Schritte in jede Richtung

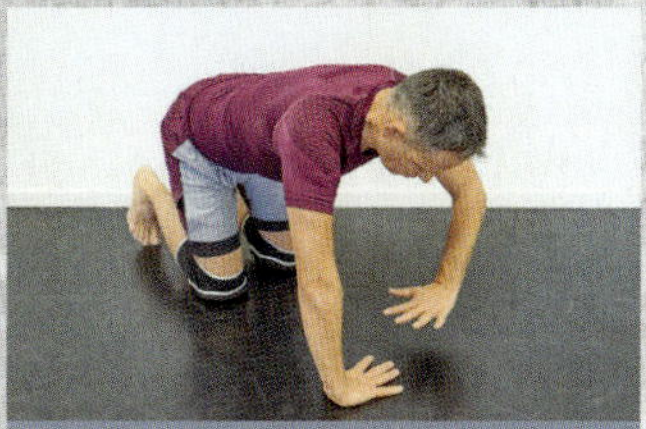
Drumming

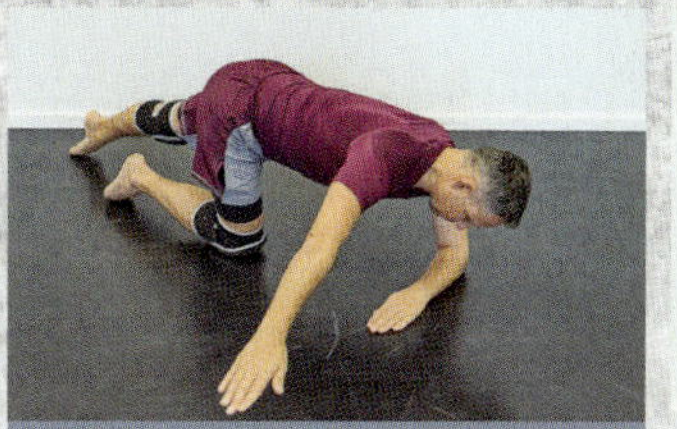
Low Screwdriver

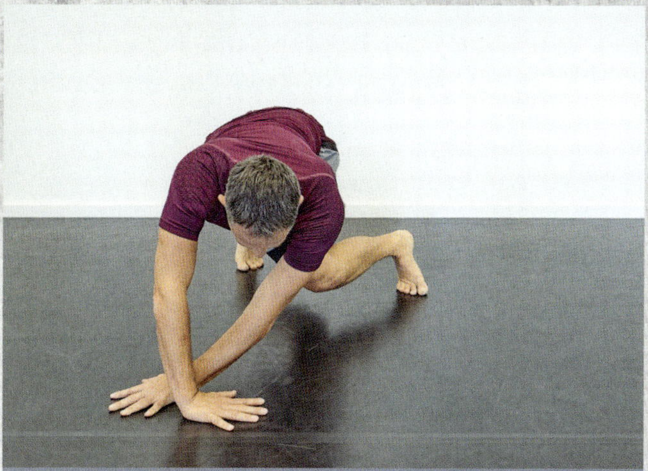
Cross Side Crawl

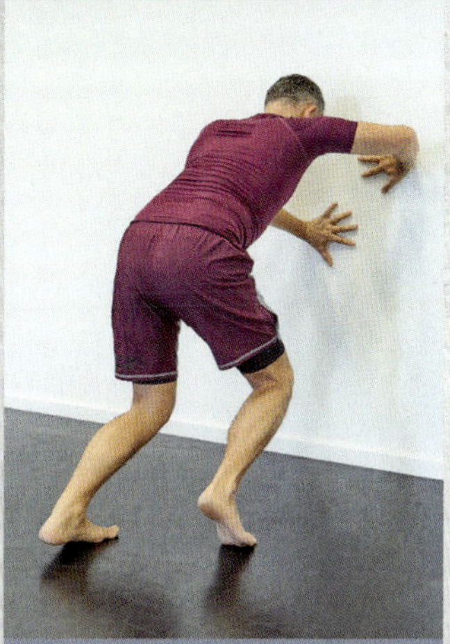
Regular Wall Crawl

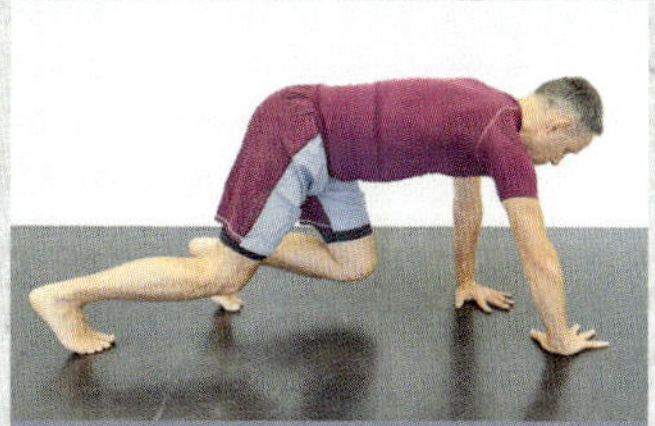
Advanced Crawl

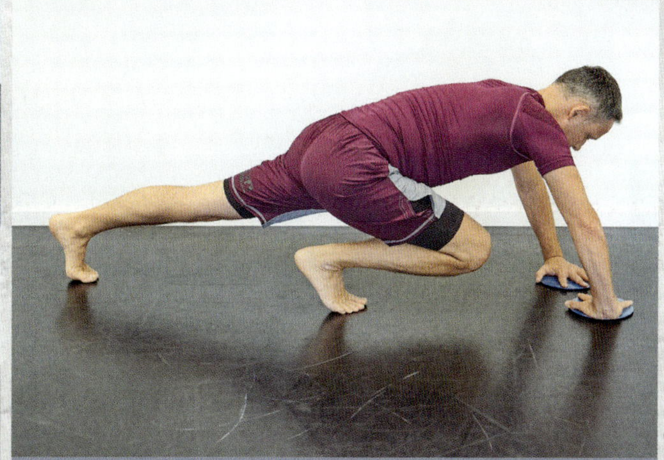
Advanced Front Slide

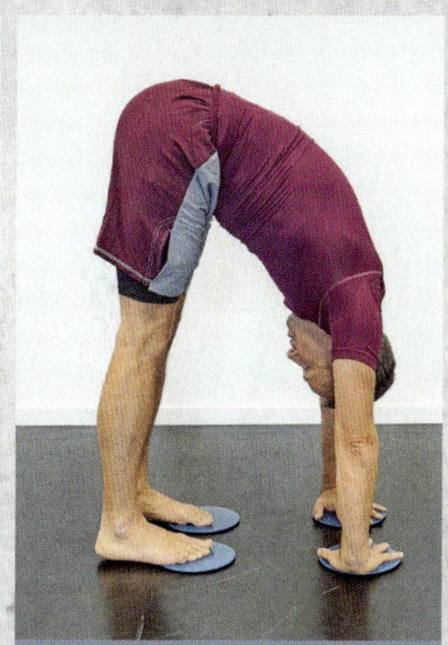
Caterpillar Straight Legs

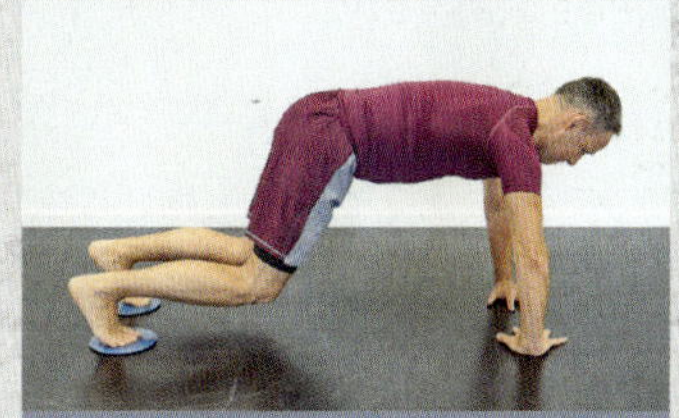
Extended Cross Slide

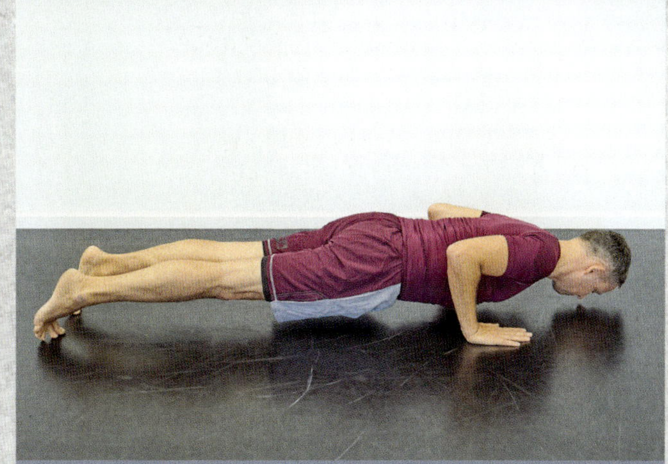
Hovering Crawl

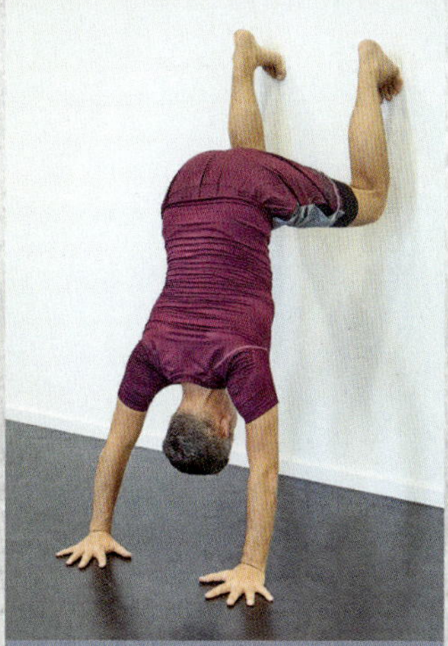
Inverted Wall Crawl

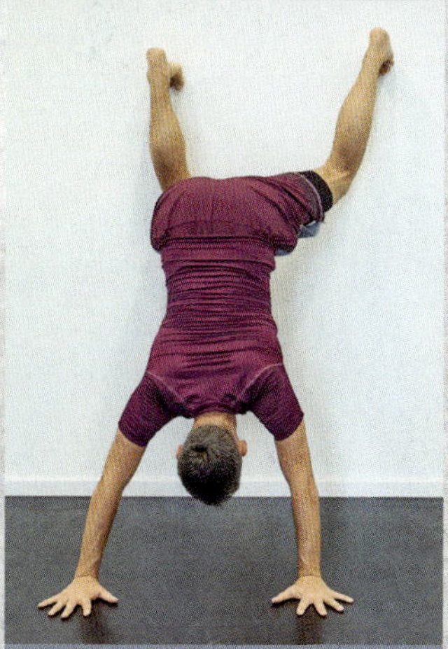
Wall Run

ALLE ÜBUNGEN AUF EINEN BLICK

BASIS- UND AUFBAUÜBUNGEN

ÜBUNGEN FÜR FORTGESCHRITTENE

CRAWLING-FLOWS

ABSCHLIESSENDE DEHNUNG UND ENTSPANNUNG

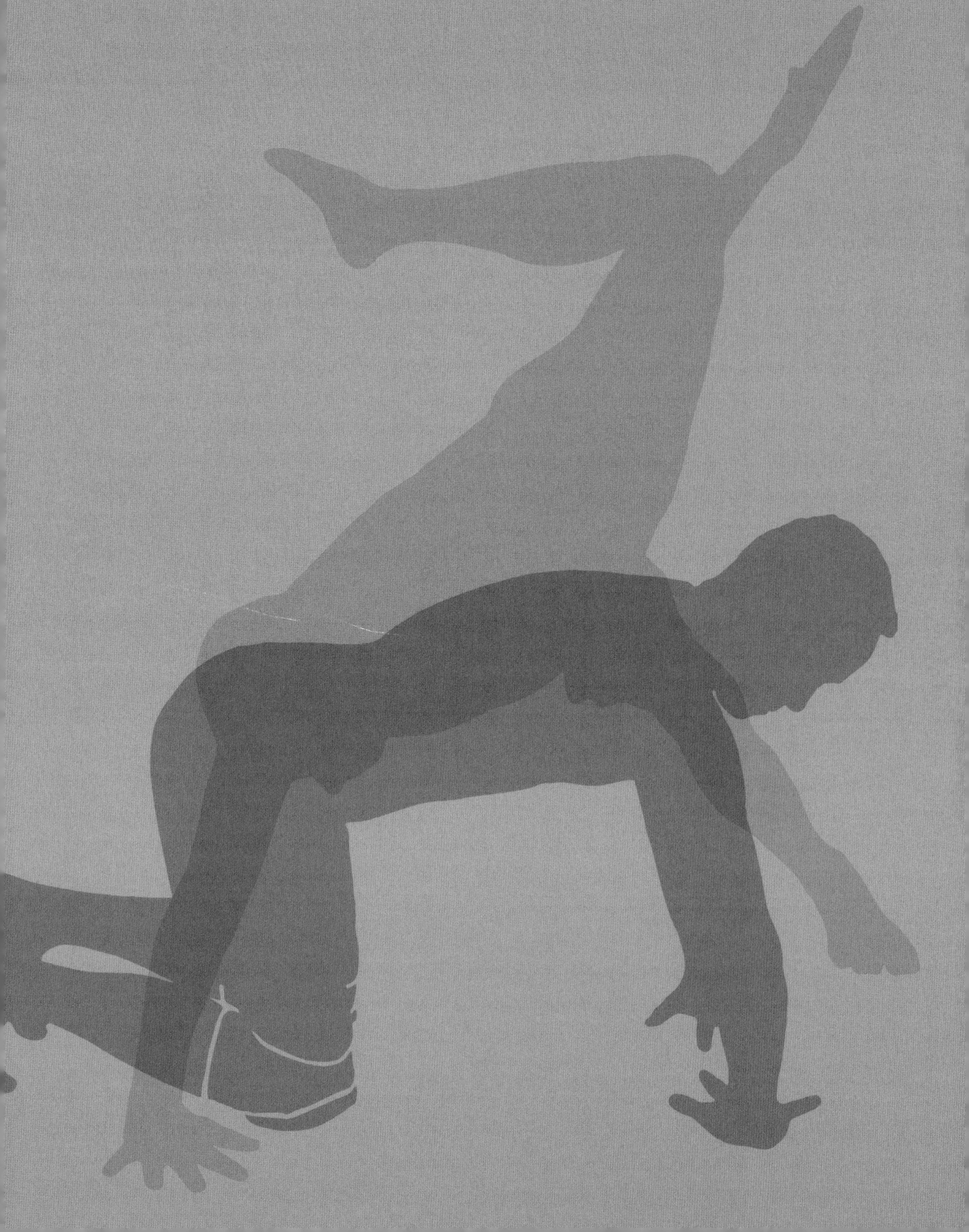

ÜBER DEN AUTOR

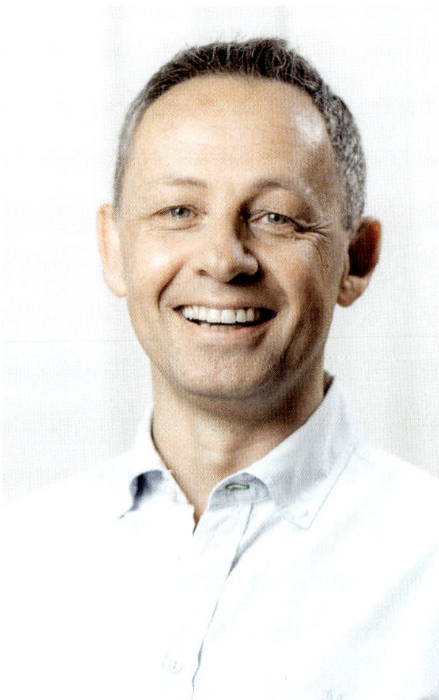

Johannes Randolf ist Physiotherapeut mit Zusatzausbildungen in Osteopathie, Applied Kinesiology und Craniosacraler Therapie nach John Upledger sowie zertifizierter Trainer für Gyrotonic Expansion System® und Master Trainer für Gyrokinesis®. Er lehrt Tanz an der Anton-Bruckner-Universität Linz und betreibt eine Praxis für Physiotherapie, in der er Spitzensportler wie die österreichische U21-Fußballnationalmannschaft oder das Ballettensemble und Schauspieler des Landestheaters Linz betreut. Auf der Suche nach physiotherapeutischen Ansätzen, die Spaß machen, entwickelte er sein eigenes Krabbel-Programm und gilt damit als der Crawling-Experte im deutschsprachigen Raum. Er gibt zahlreiche Workshops und bildet auch zum Crawling-Fitness-Instructor aus.

DANK

Ich möchte mich bei einigen lieben Menschen für das Zustandekommen dieses Buches bedanken. Zuerst bei meiner Familie: bei meiner Frau Randi, meinem Sohn Aaron und meiner Tochter Lilly für das Verständnis dafür, dass sie mich viele Stunden entbehren mussten. Ich danke euch von ganzem Herzen für eure Unterstützung! Ich danke auch Eva und Harry Wagner-Unter vom Schlosscafe in Linz für die freundschaftliche Unterstützung und Bewirtung während des Schreibprozesses. Mein Dank gilt den vielen Therapie- und Tanzlehrern, die mich im Laufe der letzten drei Jahrzehnte begleiteten und mir immer wieder neue Impulse gaben, die mich auch zu diesem Buch führten. Stellvertretend für alle seien hier nur ein paar namentlich erwähnt: Ivan Wolfe, Nicole Caccivio, Roberto Galvan, Hans Meirhofer, Dr. Hans Garten. Katharina May danke ich für ihre Unterstützung bei der Organisation und Strukturierung des Buches und für die vielen konstruktiven Gespräche zu den Inhalten und Beschreibungen. Vielen Dank an das ganze Team des riva Verlages für den Glauben an dieses Buch und für die wunderbare Zusammenarbeit. Vielen Dank an die Anton Bruckner Privatuniversität für die Möglichkeit, die Fotoaufnahmen in den wunderschönen Räumlichkeiten machen zu dürfen.

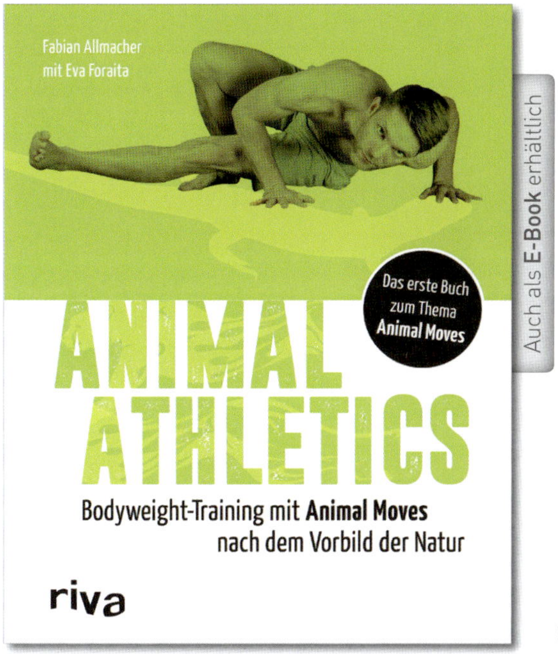

176 Seiten
19,99 € (D) | 20,60 € (A)
ISBN 978-3-7423-0007-2

Fabian Allmacher
Eva Foraita

Animal Athletics

Bodyweight-Training mit Animal Moves nach dem Vorbild der Natur

Tiere sind die geborenen Athleten. Die geballte Kraft eines Bären, die Laufgeschwindigkeit eines Geparden oder die enorme Beweglichkeit einer Wildkatze versetzen uns immer wieder in Erstaunen. *Animal Athletics* beruht auf diesen natürlichen, intuitiven Bewegungsmustern und ermöglicht Ihnen, ohne Ausrüstung und nur mit Ihrem Körper, ein bisschen Platz und Ihrem hundertprozentigen Fokus auf sich selbst, maximale Trainingsergebnisse zu erzielen und Ihre natürliche Bewegungsintelligenz zurückzuerobern. Der Tierarzt, Functional-Training-Experte und Athletikcoach Fabian Allmacher stellt die wichtigsten Animal Moves wie Eagle Wings, Lizard Crawl oder Wildcat Push-up vor und gibt zahlreiche praktische Anregungen, wie sich diese zu kreativen Trainingsprogrammen und Zirkeln verknüpfen lassen. Abrufbar über QR-Codes haben Sie zudem die Möglichkeit, sich ausgewählte Moves und Workouts als Videos einfach und schnell aufs Handy zu holen.

riva